FORMAÇÃO PROFISSIONAL EM SAÚDE
ANÁLISE DOS PROGRAMAS INTERMINISTERIAIS DE FORMAÇÃO EM SAÚDE A PARTIR DE 2003

Editora Appris Ltda.
1ª Edição - Copyright© 2024 dos autores
Direitos de Edição Reservados à Editora Appris Ltda.

Nenhuma parte desta obra poderá ser utilizada indevidamente, sem estar de acordo com a Lei nº 9.610/98. Se incorreções forem encontradas, serão de exclusiva responsabilidade de seus organizadores. Foi realizado o Depósito Legal na Fundação Biblioteca Nacional, de acordo com as Leis nos 10.994, de 14/12/2004, e 12.192, de 14/01/2010.

Catalogação na Fonte
Elaborado por: Josefina A. S. Guedes
Bibliotecária CRB 9/870

B273f
2024
	Barreto, Liliádia da Silva Oliveira
	    Formação profissional em saúde : análise dos programas interministeriais de formação em saúde a partir de 2003 / Liliádia da Silva Oliveira Barreto, Mario Roberto Dal Poz. – 1. ed. – Curitiba : Appris, 2024.
	    300 p. ; 23 cm.
	
	    Inclui referências
	    ISBN 978-65-250-4944-1
	
	    1. Formação profissional – Pessoal da área de saúde. 2. Educação permanente. 3. Saúde pública. 4. Política de saúde. I. Dal Poz, Mario Roberto. Título. II. Série.
	
	                                                                    CDD – 362.1

Livro de acordo com a normalização técnica da ABNT

Appris editora

Editora e Livraria Appris Ltda.
Av. Manoel Ribas, 2265 – Mercês
Curitiba/PR – CEP: 80810-002
Tel. (41) 3156 - 4731
www.editoraappris.com.br

Printed in Brazil
Impresso no Brasil

Liliádia da Silva Oliveira Barreto
Mario Roberto Dal Poz

FORMAÇÃO PROFISSIONAL EM SAÚDE
ANÁLISE DOS PROGRAMAS INTERMINISTERIAIS DE FORMAÇÃO EM SAÚDE A PARTIR DE 2003

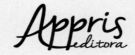

FICHA TÉCNICA

EDITORIAL	Augusto V. de A. Coelho
	Sara C. de Andrade Coelho
COMITÊ EDITORIAL	Marli Caetano
	Andréa Barbosa Gouveia - UFPR
	Edmeire C. Pereira - UFPR
	Iraneide da Silva - UFC
	Jacques de Lima Ferreira - UP
SUPERVISOR DA PRODUÇÃO	Renata Cristina Lopes Miccelli
ASSESSORIA EDITORIAL	Nicolas da Silva Alves
REVISÃO	Júlia de Oliveira Rocha
	Nathalia Almeida
PRODUÇÃO EDITORIAL	Sabrina Costa
DIAGRAMAÇÃO	Luciano Popadiuk
CAPA	Sheila Alves

Aos professores e alunos de saúde que fazem da vida humana o principal objetivo para continuarem aprendendo.

PREFÁCIO

Lideranças na formulação e implantação de inovações na gestão e formação profissional, os autores do livro *Formação Profissional em Saúde: Análise dos Programas Interministeriais de Formação em Saúde a partir de 2003* agora se dedicam a analisar as políticas públicas na interface entre saúde e educação superior no Brasil. O trabalho aqui apresentado amadureceu na confluência de duas universidades engajadas na inovação da formação em saúde: a Universidade do Estado do Rio de Janeiro (Uerj) e a Universidade Federal de Sergipe (UFS), fortalecendo sua presença no debate contemporâneo.

A trajetória dessas políticas e programas vem de antes: desde a homologação da Lei Orgânica da Saúde e criação do Sistema Único de Saúde (SUS) em 1990. Grandes eram as expectativas sobre a oferta efetiva de serviços de saúde de qualidade, com acesso universal. Mas naqueles anos finais do século XX faltava muita coisa para estabelecer, a começar por mecanismos de gestão e governança, numa orientação democrática e participativa, que ensejassem o trabalho integrado em rede assistencial, no marco da intersetorialidade. Só assim seria possível efetivar o conceito ampliado de saúde, incluindo sua determinação social. Faltava uma rede hierarquizada com mecanismos de referência e contrarreferência, mecanismos de avaliação dos serviços e correspondentes incentivos às boas práticas. Também, carecíamos da *expertise*, à qual agregamos muito valor, para incentivar mudanças sistêmicas que aprimorem a força de trabalho.

Com a regulação da educação superior e a chancela dos processos certificativos a cargo do Ministério da Educação, a Constituição Brasileira de 1988 determina que o SUS seja ordenador da formação profissional. Mas como operar essa ordenação? Como diretora executiva da Associação Brasileira de Educação Médica (ABEM), fui testemunha e partícipe da formulação de alguns dos programas abordados pelos autores no presente livro. Esse trabalho nos moldes da Educação Permanente em Saúde agregou materialidade ao conceito de ordenação, fortalecido pela interlocução, nem sempre simples, entre o Ministério da Saúde e o Ministério da Educação, em tempos de governos democráticos.

Como coordenadora de cursos de Medicina, experimentei também os desafios de implementar diretrizes dos programas de indução de mudanças na graduação, tendo debatido suas premissas desde as consultas públicas sobre Diretrizes Curriculares Nacionais, conforme estipulado pela Lei de Diretrizes e Bases da Educação Nacional (LDB), de 1996. Observei as dificuldades de transpor as balizas normativas para a prática da saúde e da educação. Novos currículos, novas estratégias avaliativas, pactuações entre academia e serviços, tudo numa escala continental como a brasileira, portanto envolvendo milhares de lideranças, serviços e escolas. Foram tempos de intenso e criativo trabalho, o que resultou em consequências benéficas para a sociedade.

Novas competências profissionais: enquanto nos debruçávamos sobre esse conceito e suas consequências para o desenvolvimento docente e de currículos, ansiávamos por evidências sobre as necessidades formativas. Como estimar a necessidade de médicos, de enfermeiros, dentistas, técnicos, enfim, quantos profissionais de saúde e com que perfis deveríamos formar, com que tipo de sociedade em mente? A noção de direito à saúde ainda precisava perpassar os estratos sociais, cujo apoio e pressão política são fundamentais para a priorização na alocação de recursos. Assim, vivemos e trabalhamos, os autores do presente trabalho, eu e tantos outros estudiosos, auscultando a sociedade e por outro lado formulando e propondo modelos para aperfeiçoar e subsidiar as atividades da força de trabalho em saúde.

Com o tempo, tornou-se mais evidente que não se tratava de mudar a graduação apenas. A formação de especialistas é intrínseca à oferta de saúde de boa qualidade, o que implica envolver muitos atores sociais organizados nas sociedades de especialidades, conselhos de secretários de saúde, gestores de serviços, instâncias do MEC e do MS que influem nas residências. O Pró-Residência veio a ocupar um lugar de indução da formação especializada com a ambição de ocupar vazios assistenciais. O trabalho em equipe se beneficiaria da regulação da oferta de residências multiprofissionais, ocorrida em 2005.

Desde a criação da Secretaria de Gestão do Trabalho e da Educação na Saúde, muitas iniciativas ocorreram e muitas outras se fazem necessárias. A formulação de novos programas e políticas, no entanto, deve assentar-se na reflexão sistemática do que foi implementado, buscando compreender a diferentes vozes e interesses envolvidos.

Capacidade inovadora, estimativas fidedignas e diagnóstico de necessidades formativas, novos currículos, novas abordagens, orientadas para o trabalho cooperativo em equipe e em rede... muito foi possível avançar, mas ainda temos muito o que inovar. A pandemia da Covid-19 nos últimos anos veio a reiterar o que muitos já sabíamos: é preciso direção para mudar a prestação de serviços, de modo a acompanhar a dinâmica de saúde-doença. Por isso, o livro dos professores Liliádia Barreto e Mario Dal Poz é tão oportuno: a fotografia que ele registra é uma etapa, muitas outras se somarão, na direção de um país saudável. A dinâmica da sociedade em suas múltiplas facetas requer um conhecimento integrado à convivência do trabalho em seu movimento para atender necessidades de saúde e melhorar a qualidade de vida das pessoas. Estrategicamente, o desenvolvimento de competências técnicas e políticas devem andar juntas para o fortalecimento do Sistema Único de Saúde em seus princípios cidadãos da equidade, integralidade, trabalho em rede e controle social.

Rio de Janeiro, outubro de 2022

Adriana Cavalcanti de Aguiar

Médica.

Mestre e doutora em Educação (Harvard University), pós-doutora em Comunicação (UFRJ). Pesquisadora do Instituto de Comunicação e Informação Científica e Tecnológica (ICICT) da Fundação Oswaldo Cruz e do Instituto de Medicina Social da Universidade do Estado do Rio de Janeiro

LISTA DE ABREVIATURAS E SIGLAS

AB Atenção Básica

Abem Associação Brasileira de Educação Médica

ABP Aprendizagem Baseada em Problemas

AprenderSUS Política do SUS para o diálogo com o ensino de graduação nas profissões da área da saúde

APS Atenção Primária à Saúde

Ares Acervo de Recursos Educacionais em Saúde

Bird Banco Internacional de Reconstrução e Desenvolvimento

Bireme Centro Latino-Americano de Informação de Ciências em Saúde

BVS Biblioteca Virtual da Saúde

Caipe Centro para o Avanço da Educação Interprofissional (do inglês The Centre for the Advancement of Interprofessional Education)

Capes Coordenação de Aperfeiçoamento de Pessoal de Nível Superior

CEB Câmara de Educação Básica

CEP Comitê de Ética em Pesquisa

CF Constituição Federal

CFM Conselho Federal de Medicina

CNE Conselho Nacional de Educação

Cinaem Comissão Interinstitucional Nacional de Avaliação das Escolas Médicas

Cies Comissões Permanentes de Integração Ensino-Serviço

CIRH Comissão Intersetorial de Recursos Humanos

CNE Conselho Nacional de Educação

CNPq Conselho Nacional de Desenvolvimento Científico e Tecnológico

CNRHS Conferência Nacional de Recursos Humanos em Saúde

CNRM Comissão Nacional de Residência Médica

CNRMS Comissão Nacional de Residência Multiprofissional em Saúde

CNS	Conferência Nacional de Saúde
CNS	Conselho Nacional de Saúde
CNRM	Conselho Nacional de Residência Médica
CNRMS	Conselho Nacional de Residência Multiprofissional em Saúde
Coapes	Contratos Organizativos de Ação Pública Ensino-Saúde
Codep/MS	Coordenação de Desenvolvimento de Pessoas do Ministério da Saúde
Cochrante	Coleção de fontes de informação de boa evidência em atenção à saúde ColecionaSUS Coleção Nacional das Fontes de Informação do Sistema Único de saúde
Conasems	Conselho Nacional de Secretarias Municipais de Saúde
Conass	Conselho Nacional dos Secretários de Saúde
DCN	Diretrizes Curriculares Nacionais
DeCS	Descritores em Ciências da Saúde
Degerts	Departamento de Gestão da Regulação do Trabalho na Saúde
Deges	Departamento de Gestão da Educação na Saúde
DHU	Diretoria dos Hospitais Universitários Federais
DHR	Diretoria de Residências em Saúde
Depreps	Departamento de Planejamento e Regulação da Provisão de Profissionais de Saúde
EBC	Educação Baseada na Comunidade
EC	Educação Continuada
ECs	Evidências Científicas
EaD	Educação a Distância
EIP	Educação Interprofissional
Ensp	Escola Nacional de Saúde Pública
EnsinaSUS	Ensino, Desenvolvimento, Pesquisa e Documentação para a Construção de Práticas de Apoio Integralizadoras do Sistema Único de Saúde
EP	Educação Permanente
EPS	Educação Permanente em Saúde
ESCS	Escola Superior de Ciências da Saúde de Brasília/DF
ESF	Estratégia Saúde da Família
Famema	Faculdade de Medicina e de Enfermagem de Marília
Faperj	Fundação de Amparo à Pesquisa do Estado do Rio de Janeiro

Fasa-ISC/UFBA	Programa Integrado de Pesquisa e Cooperação Técnica em Comunidade, Família e Saúde: Contextos, Trajetórias e Políticas Públicas do Instituto de Saúde Coletiva da Universidade Federal da Bahia
Fentas	Associações de Ensino das respectivas áreas da Federação Nacional dos Trabalhadores da Área da Saúde
Fiocruz	Fundação Oswaldo Cruz
FM/UEL	Faculdade de Medicina da Universidade Estadual de Londrina/PR
FMI	Fundo Monetário Internacional
FNEPAS	Fórum Nacional de Educação das Profissões na Área de Saúde
FT	Força de Trabalho
FTS	Força de Trabalho em Saúde
GESC/ UFMG	Grupo de Estudos de Saúde Coletiva da Universidade Federal de Minas Gerais
GESC/UFRGS	Grupo de Estudos em Saúde Coletiva da Universidade Federal do Rio Grande do Sul
GHWA	Aliança Global para a Força de Trabalho em Saúde (*do inglês* Global Health Workforce Alliance)
HIV	Vírus da Imunodeficiência Humana
ICICT/ Fiocruz	Instituto de Comunicação e Informação Científica e Tecnológica em Saúde da Fundação Oswaldo Cruz
IDA	Programa de Integração Docente Assistencial
INDS-IC-UFMT	Núcleo de Desenvolvimento Saúde e o Instituto de Saúde Coletiva da UFMT – Universidade Federal do Mato Grosso
IES	Instituições de Ensino Superior
IMS	Instituto de Medicina Social
Inep	Instituto Nacional de Estudos e Pesquisas Educacionais Anísio Teixeira
ISC-UNB	Instituto de Saúde Coletiva da Universidade de Brasília
Labic da UFES	Programa de Pós-Graduação de Psicologia Institucional e o Laboratório de Estudos sobre Cibercultura e Imagem da Universidade Federal do Espírito Santo
Lappis	Laboratório de Pesquisas sobre Práticas de Integralidade em Saúde
LDB	Lei de Diretrizes e Bases da Educação Nacional

Lilacs	Literatura Latino-Americana e do Caribe em Ciências da Saúde
Legis	Legislação do SUS
Leyes	Legislação Básica do Setor de Saúde na América Latina e Caribe
LIS	Localizador de Informação na Saúde
LOS	Lei Orgânica de Saúde
MCT	Ministério de Comunicação e Tecnologia
Minc	Ministério das Comunicações
MEC	Ministério da Educação
MNNP-SUS	Mesa Nacional de Negociação Permanente do SUS
Mova	Movimento de Alfabetização de Jovens e Adultos
MS	Ministério da Saúde
NOB/RH-SUS	Norma Operacional Básica de Recursos Humanos para o SUS
Nucem	Núcleo de Cidadania e Processos de Mudança
ODM	Objetivos para o Desenvolvimento do Milênio
OMS	Organização Mundial da Saúde
Opas	Organização Pan-Americana da Saúde
OS	Organizações Sociais
Osip	Organizações Sociais de Interesse Público
PBE	Prática Baseada em Evidências
PEP	Plano de Educação Permanente em Saúde
PEPS	Polos de Educação Permanente em Saúde
PET	Programa de Educação pelo Trabalho na Saúde
PMAQ-AB	Programa de Melhoria do Acesso e da Qualidade da Atenção Básica
PMM	Programa Mais Médicos
Pnab	Política Nacional de Atenção Básica
Pneps	Política Nacional de Educação Permanente em Saúde
PPP	Projeto Político Pedagógico
Profaps	Programa de Formação de Profissionais de Nível Médio para Saúde
Pró-Ensino na Saúde	Programa Nacional de Desenvolvimento Docente na Saúde
Pró-Residência	Programa Nacional de Apoio à Formação de Médicos Especialistas em Áreas Estratégicas do SUS

ProgeSUS	Programa de Estruturação e Qualificação da Gestão do Trabalho e da Educação no SUS
Promed	Programa Nacional de Incentivo a Mudanças Curriculares nos Cursos de Medicina
Pró-Saúde	Programa Nacional de Formação Profissional em Saúde
Provab	Programa de Valorização do Profissional da Atenção Básica
PTBR-Redes	Programa Telessaúde Brasil em Redes
RBEP	Revista Brasileira de Estudos Pedagógicos
RDA	Rede Docente Assistencial
Rede Nutes	Rede de Núcleos de Telessaúde
ReforSUS	Reforço à Reorganização do SUS
Reuni	Programa de Apoio ao Plano de Reestruturação e Expansão das Universidades Federais
RHS	Recursos Humanos em Saúde
Ripsa	Rede Interagencial de Informações para a Saúde
RM	Residência Médica
RMS	Residência Multiprofissional em Saúde
RP/MFC	Residência Profissional / Médico de Família e Comunidade
Rute	Rede Universitária de Telemedicina
SBMFC	Sociedade Brasileira de Medicina de Família e Comunidade
SciELO	Biblioteca Científica Eletrônica Online
SES	Secretarias de Estado da Saúde
SESu	Secretaria de Educação do Ensino Superior
SGTES	Secretaria de Gestão do Trabalho e da Educação na Saúde
Siab	Sistema de Informação da Atenção Básica
SIG Residências	Sistema de Informações Gerenciais do Pró-Residência
SMS	Secretaria Municipal de Saúde
SUS	Sistema Único de Saúde
TIC	Tecnologias da Informação e Comunicação
UBS	Unidade Básica de Saúde
UERJ	Universidade do Estado do Rio de Janeiro
UFAC	Universidade Federal do Acre
UFF	Universidade Federal Fluminense
UFMG	Universidade Federal de Minas Gerais

UFRGS	Universidade Federal do Rio Grande do Sul
UFBA	Universidade Federal da Bahia
UNA-SUS	Universidade Aberta do SUS
UNB	Universidade de Brasília
UNE	União Nacional dos Estudantes
Unesco	Organização para a Educação, a Ciência e a Cultura das Nações Unidas
Unesp	Universidade Estadual Paulista
UNI	Programa União com a Comunidade
Unicamp	Universidade de Campinas
Unimar	Universidade de Marília
VER-SUS/Brasil	Programa de Vivência de Estágio no SUS

SUMÁRIO

INTRODUÇÃO 21

1
CONTEXTO TEÓRICO-CONCEITUAL DO ESTUDO...................... 33

1.1 Mundo Contemporâneo e o Mercado de Trabalho em Saúde 35

1.1.1 Demandas do Trabalho em Saúde – Desafios para a
Formação Profissional de RHS.. 44

1.2 Movimento de Reorientação da Formação Profissional de RHS no Brasil.......51

1.2.1 Modelos que Mudaram o Modelo da Formação Profissional
de RHS no Brasil.. 60

1.2.2 A Trajetória Sócio-histórica e Política de Reorientação do
Modelo da Formação Profissional em Saúde no Brasil........................... 69

1.2.3 O Planejamento da FTS e a Regulamentação da Reorientação do
Modelo de Formação Profissional de Saúde no Brasil 72

1.2.4 Os Desafios da Integralidade para a Formação dos Profissionais de Saúde....76

1.3 Modelo da Educação pelo Trabalho em Saúde: A Orientação para a Mudança 83

1.3.1 Fundamentação Teórico-Metodológica e Crítica à Centralidade da F
ormação Profissional em Saúde – Educação Permanente......................... 87

1.3.2 A EP e o Modelo de Educação Permanente em Saúde no Brasil 92

1.3.3 Modelo de Educação Interprofissional – EIP.............................. 100

1.3.4 Educação Permanente em Movimento – "Agenda de EPS para
Trabalhadores do MS 2014" 105

1.4 Precursores da Reorientação do Modelo de Formação Profissional em
Saúde no Brasil.. 115

1.4.1 O Pró-Mudança e as Experiências da Rede de Integração
Docente Assistencial (IDA) e do Programa União com a Comunidade (UNI) 116

1.4.2 O Movimento de Reforma Sanitária e as Práticas 120

1.4.2.1 Associação Brasileira Rede Unida 120

1.4.2.2 Comissão Interinstitucional Nacional de Avaliação das
Escolas Médicas – Cinaem 121

1.4.2.3 Programa Nacional de Incentivo a Mudanças Curriculares nos
Cursos de Medicina – PROMED 122

1.5 O Papel da Secretaria de Gestão do Trabalho e da
Educação na Saúde SGTES/MS...124
1.6 Alternativas Curriculares nas Escolas de Saúde da
Graduação e Pós-Graduação...129

2
MARCO TEÓRICO CONCEITUAL - CONSTRUÇÃO DO MODELO DE REORIENTAÇÃO DA FORMAÇÃO PROFISSIONAL DE RHS NO BRASIL...143

3
MAPEAMENTO DOS PROGRAMAS DE FORMAÇÃO PROFISSIONAL EM SAÚDE ENTRE OS ANOS DE 2003 A 2016..........153

3.1 Análise do Contexto das Mudanças: Reorientação do Modelo de
Formação Profissional em Saúde...153
3.2 Análise da Política de Formação Profissional de RHS 158
3.3 Apresentação dos Programas Interministeriais de Formação
Profissional de RHS...164
   3.3.1 Identificação dos Programas da SGTES/MS:
   Regulamentação e Formatação do Modelo......................................166
   3.3.2 As Bases de Fundamentação dos Programas de Formação Profissional em
   Saúde Elaborados pela SGTES/MS entre os anos de 2003 e 2016 176
   3.3.3 Estrutura de Organização e Funcionamento: Programas de Formação
   Implantados pela SGTES/MS entre os anos de 2003 e 2016.....................180
3.4 Análise do Conteúdo e Execução: Detalhamento dos Projetos Políticos
Pedagógicos de Cada Programa Implantado pela SGTES/MS
entre os anos de 2003 a 2016...202
   3.4.1 Detalhamento das Ações Programáticas "EnsinaSUS e AprenderSUS",
   dos Programas "VER-SUS Brasil e PRÓ-Saúde" – Fase de
   Implantação da PNEPS (2003 a 2005)..203
   3.4.2 Detalhamento dos Programas "RM e/ou RP/MFC e "RMS",
   "PET-SAÚDE" e PTBR-Redes" – Fase Indutora da PNEPS (2006 a 2008).......214
   3.4.3 Detalhamento dos Programas "Pró-Residência", "Pró-Ensino na Saúde",
   "UNA-SUS" e "Provab" – Fase de Fortalecimento da PNEPS (2009 a 2012).....221
   3.4.4 Detalhamento do Programa "Mais Médicos" –
   Fase de Consolidação da PNEPS (2013 a 2016).................................235
3.5 Componentes e Elementos Comuns: Mapeamento das Categorias
Conteúdo e Execução dos Programas de Formação da SGTES/MS................239

3.5.1 Componentes e elementos comuns evidenciados entre os programas
elaborados pela SGTES/MS com base nos documentos DCNs
para os cursos de saúde e PNEPS 239
3.5.2 Componentes e Elementos Comuns: Análise do Conteúdo nas Ações de
Execução dos Programas de Formação de RHS da SGTES/MS 246

4
DISCUSSÃO DOS RESULTADOS 253
4.1 Mudanças Observadas na Política de Reorientação do Modelo de
Formação Profissional em Saúde no Brasil 255
4.2 Fatores Colaboradores e Obstaculizadores da Mudança na
Formação Profissional em Saúde 257
4.3 Lacunas e Barreiras: Reorientação do Modelo de
Formação Profissional em Saúde no Brasil 260

CONSIDERAÇÕES FINAIS 265

REFERÊNCIAS 271

INTRODUÇÃO

Esta obra representa a síntese de uma discussão que fez parte da tese de doutoramento sobre formação profissional em saúde e norteou discutir a dissociação que há entre o modelo de formação profissional em saúde a nível de graduação e pós-graduações e o serviço de saúde implantado pelo SUS.

Lembro-me de uma professora que dizia: "o ensinar a aprender está dentro daquilo que você é capaz de desenvolver para que seus alunos descubram", e esse dizer me remetia a indagações sobre saberes, descobertas, buscas, conhecimentos, experiências etc.

Algumas leituras que demarcaram indagações me vem à memória, às quais insistem no saber dos professores como o saber deles, relacionadas à pessoa e sua identidade, experiências de vida e história profissional, suas relações com os alunos em sala de aula, com os outros atores escolares etc.

A docência exige deles saberes para compreender o aluno, não descritos em livros e por nenhum autor, mas com certeza aprendidos com a própria dinâmica da aprendizagem no cotidiano do trabalho em sala de aula.

O entendimento obtido é da integração de conhecimentos da técnica com os saberes próprios dos professores, de uma estratégia metodológica de competência para o exercício da docência praticada numa relação de reciprocidade e de diálogos compartilhados e socialmente discutidos entre as partes.

A investigação sobre a formação profissional em saúde demonstra um saber de natureza social e não apenas formação profissional técnica assistida. Ela deve ser estabelecida na articulação entre os aspectos sociais e individuais do saber dos professores, assentado na ideia de que esse "saber é social", mesmo que não dependa somente do professor para acontecer por envolver "o saber com o trabalho, a diversidade, a temporalidade e a experiência do próprio trabalho com seres humanos e os saberes da formação dos professores" (TARDIF, 2002, p. 15).

Paulo Freire[1] corrobora esses dizeres quando defende a educação popular de aproximação do saber do professor com o contexto em que o

---

[1] Paulo Freire – teórico de grande influência pedagógica para a implantação do ensino integral, contribuiu com a educação permanente trazendo ideias da educação popular e método de ensino contextualizado com a realidade da prática social viva. Grifo nosso.

aluno vive. Os efeitos desta representação foram significativos no pensamento da escola do futuro ou do século XXI "do saber", "saber-fazer" e "saber-ser" e da continuidade da aprendizagem de forma permanente, observados em relatórios documentados pela UNESCO de que "a educação é, também, uma experiência social, desenvolvida nas relações com os outros, iniciada antes da idade da escolaridade obrigatória, sob formas diferentes, conforme as circunstâncias" (UNESCO, 2003, p. 16).

Autores que corroboraram esse pensamento reconheceram haver distanciamento entre conhecimento teórico e o conhecimento prático nos cursos de formação profissional. Eles identificaram a necessidade de aproximação interativa entre partes envolvidas com uma alternativa de condução profissional para responder às necessidades de formação para os novos tempos que integram tecnologias inovadoras, comunicação virtual e produção do conhecimento em acelerado processo qualitativo de desenvolvimento humano para responder técnica e socialmente às necessidades de saúde da população.

Fatos históricos da minha vida pessoal e o desenvolvimento da competência pedagógica no cotidiano da sala de aula amadureceram as primeiras inquietações para reflexões quanto à formação profissional para novos tempos.

A escola de hoje passou a discutir formação profissional sobre novos enfoques. Em especial no âmbito da saúde, inovou-se com a compreensão de educação para o trabalho em saúde. O processo de trocas e práticas colaborativas envolveu a dinâmica da sala de aula e a competência docente tomou novos rumos, pois, aproximou-se de outros campos do saber e de diferentes cenários de aprendizagem, com dimensões do ensino voltadas para a análise dos fatos e acontecimentos do dia a dia das pessoas e metodologias de aprendizagem ativadoras da indissociabilidade entre teoria e prática, apresentando-a como diferente de outras épocas.

A indissociabilidade entre teoria/prática sempre foi uma realidade no processo de trabalho, como algo dinâmico e natural. Reflexões que me foram tão caras tomaram novas dimensões com abrangência e significados de maior complexidade, cujo patamar ultrapassou as razões do que se conhece e domina para responder a contextos de incertezas. As inquietações sobre o que ensinar foram redirecionadas para questionamentos sobre se deveria ou não continuar ensinando.

FORMAÇÃO PROFISSIONAL EM SAÚDE

Contribuições para essas indagações vieram de uma outra leitura que fiz sobre competência profissional médica, em que Aguiar e Ribeiro (2010, p. 372) analisavam que "os padrões acadêmicos valorizavam, predominantemente, o conhecimento científico disciplinar em detrimento do conhecimento do profissional".

Segundo as autoras, por quase 100 anos, a competência para a formação médica seguiu um modelo tradicional, de formato linear, transmitido num ciclo da formação profissional pelo qual o conhecimento científico se acumulava de saberes descontextualizados do saber do médico. A academia priorizava o saber científico e o colocava distante das práticas dos saberes cotidianamente executados, indicando uma postura de ideias hegemônicas, preferenciais de desconsideração da prática, porque não poderiam ser evidenciadas em livros.

O entendimento da competência pedagógica estava próximo à racionalidade científica imposta pela acadêmica de valorização do rigor científico, para uma assistência técnica e altamente especializada que não respondia às demandas do serviço médico.

Sobre essa questão, Aguiar e Ribeiro (2010) trouxeram alguns esclarecimentos importantes, evidenciados em outras leituras, nas quais observei uma tendência acadêmica para a reorientação do entendimento de competência por sua capacidade de integrar, de forma indissociável, teoria/prática.

Leituras qualificadas, cientificamente válidas, apontaram para a urgente necessidade de se preparar profissionais competentes que realizem atendimento em contextos incertos e numa dinâmica complexa de problemas de saúde que se evidenciavam cotidianamente.

Nesse âmbito, os primeiros anos da década de 2000 que demarcaram um cenário brasileiro de amplas discussões e críticas sobre modelo de formação profissional em saúde, cuja lógica de aproximação teoria/ prática, de forma indissociável e integrada à realidade e necessidades de saúde da população, despertaram novo interesse em investigar a formação profissional em saúde.

Segundo Aguiar e Ribeiro (2010, p. 373-374) "os conhecimentos sistematizados no âmbito escolar são contextualizados para uso no meio acadêmico, e seu emprego em outros ambientes (de prestação de serviços, por exemplo) implicaria sua reelaboração por docentes e alunos".

A análise das autoras compreende que o saber científico dimensionou o conhecimento teórico e o trabalho em contextos reais da prática profissional, porém não encontrou seu espaço dentro da academia. Estes saberes estavam descobertos de fundamentos que pudessem ser cientificamente comprovados. Os saberes da prática se "apresentavam nas múltiplas dimensões implícitas nas rotinas e relações estabelecidas entre agentes do cuidado" (AGUIAR; RIBEIRO, 2010, p. 373).

Para elas, apesar do entendimento e da importância do conhecimento empírico, "a academia não o reconheceu como saber por não ter o mesmo *status* do conhecimento técnico" (AGUIAR; RIBEIRO, 2010, p. 373, grifo no original). Contudo, reportaram "ser inegável seu impacto no ensino e nas atitudes profissionais", ainda que não estivesse incluída "a problematização na pauta do desenvolvimento curricular na área da saúde e seus alunos não o reconhecessem pelo fato de não fazer parte do currículo escolar" (AGUIAR; RIBEIRO, 2010, p. 374).

A experiência em cursos de formação profissional em saúde tem evidenciado, para mim, o amadurecimento profissional docente como um feito para substituir inquietações pelo enfrentamento de novas construções de saberes da, e na escola. Entendo que "o saber se elabora segundo uma ordem pessoal e a partir da experiência de cada um, é gerado e compartilhado culturalmente e está em constante transformação" (AGUIAR; RIBEIRO, 2010, p. 377), razões que me levaram a voltar para a formação profissional em saúde e discutir sobre o tema.

A rede de AB deu oportunidade para conhecer a prática do tratamento de doenças e a importância de sua substituição pela prática da promoção do cuidado em saúde, ao tempo que evidenciou dificuldades para realizar integralidade da atenção do cuidado diante das condições efetivas do trabalho em saúde, oferecidas aos seus profissionais para atender demandas de doenças complexas que exigiam deles qualificação adequada para atendimento humanizado e tecnicamente orientado para as especificidades de problemas de saúde que se evidenciavam.

Integrar formação profissional em saúde ao modelo de educação pelo trabalho exigia racionalizar os caminhos possíveis para dialogar, refletir conceitos e produzir conhecimentos. Dessa forma, o caminho escolhido foi a pesquisa sobre formação profissional em saúde e seus programas de formação implantados como estratégia pedagógica inovadora que passou a colaborar para a mudança curricular dos cursos de graduação e pós-graduação em saúde a partir de 2003, quando a SGTES/MS iniciou o processo de reorientação do modelo de formação profissional em saúde por meio de programas interministeriais de formação em saúde no ensino superior.

A vivência com alunos de diferentes cursos de graduação e pós-graduação em saúde nos programas interministeriais de formação profissional foi importante para perceber a dinâmica da aprendizagem interativa, as exigências por trocas de conhecimentos e estímulo à aproximação colaborativa entre as partes como um processo pedagógico contínuo e de aprendizagem permanente.

Foi, sem dúvida, desafiador transformar a promoção do cuidado e a integralidade da atenção, enquanto modelo teórico conceitual, em práticas de ensino inovadoras mais adequadas. No acompanhamento dos programas de formação em saúde havia uma apropriação pelos alunos da dinâmica e da interatividade que ativavam seus cérebros à produção de conhecimentos e à satisfação com o que se aprendia.

Da parte do professor/facilitador havia adesão gradativa para apropriação do modelo, estimulada quando era percebido o interesse do aprendiz pelo modelo integrado de educação pelo trabalho em saúde. Entretanto, dificuldades relacionadas à dinâmica do ensino, levado como atividade da prática do trabalho em saúde, evidenciavam problemas para a implantação desse modelo, pois se percebia certa insegurança do corpo acadêmico e do próprio serviço de saúde, envolvidos com os programas de formação.

Entre os eixos centrais de mudança orientados pelos programas se observava interesse pela produção do conhecimento contextualizado com os problemas de saúde, porém havia falta de clareza na abordagem pedagógica da aprendizagem contextualizada e dificuldades de apropriação dos espaços do serviço para inserir o aluno no cenário de ensino da prática. Além disso, eram poucas as evidências quanto às garantias para assegurar a qualidade da formação profissional que se fortalecia nas relações com o desconhecido e com a incerteza quanto aos resultados futuros e possibilidades para realização das ações do presente.

Foram vários os conflitos pedagógicos observados e vivenciados que partiam ora dos alunos, ora dos professores e/ou das representações institucionais de saúde parceiras, colaboradores desse modelo. O cotidiano apresentava necessidades que incitavam para a mudança, ao mesmo tempo que revelavam suas limitações para a efetiva substituição de modelos e caminhos para a superação aos desafios enfrentados.

Essa realidade teve seus efeitos percebidos nos diálogos da sala de aula, na limitação que o aluno tinha para a participação nos programas de formação elaborados pela SGTES/MS por serem reconhecidos como experiências pedagógicas de extensão universitária e de pesquisa contando como atividade complementar ao ensino.

As atividades pedagógicas organizadas pelos programas interministeriais não faziam parte da estrutura curricular do ensino obrigatório das escolas de saúde do ensino superior, por isso estavam sempre condicionadas ao cumprimento das atividades do currículo tradicional pelo aluno, oficialmente exigido para sua titulação, tendo em vista a sua capacidade de cumprir com a obrigatoriedade do currículo tradicional.

O cumprimento destas atividades divergia da dinâmica de cada curso e das prioridades de avaliação do currículo obrigatório exigido. Os projetos pedagógicos desses programas se apresentavam para colaboração da mudança curricular das escolas de saúde de graduação e pós-graduação, voltados para práticas de ensino-aprendizagem democraticamente instrutivas para o exercício do senso crítico das condições de vida, saúde e trabalho dos formandos e formadores.

Esses projetos eram desafiados a romper com os currículos tradicionais das escolas de saúde sem apresentar evidências normatizadoras instrucionais e institucionais capazes de assegurar o enfrentamento dos riscos que a mudança curricular poderia provocar. Eles se bastavam para fazer a substituição dos currículos dentro e fora das escolas por envolver também os trabalhadores dos serviços de saúde.

As condições de participação nos programas pelos alunos e professores evidenciavam problemas institucionais da administração pedagógica curricular dos cursos, ausência de instruções normatizadores advindas do MEC para a inclusão do "novo currículo", orientação pedagógica das pró-reitorias com instruções para a mudança curricular dentro das universidades participantes, entre outros.

Os Projetos Políticos Pedagógicos (PPP) dos cursos de saúde das escolas de ensino superior não eram parceiros dos programas de formação implantados pela SGTES/MS para assegurar, estrategicamente a conversão de currículos sem prejuízos maiores para a formação dos alunos.

As condições do trabalho docente e a execução dos PPP dos cursos de saúde não eram gerenciadas na mesma proporcionalidade das intenções gerenciadas pela SGTES/MS para mudança de currículos orientada pela implantação dos programas interministeriais para os cursos de saúde. O descompasso entre formação por currículos mais tradicionais e currículos implantados por programas interministeriais evidenciaram a convivência paralela entre ambos para a formação dos alunos da graduação e pós-graduação.

Reflexões elucidativas para a formulação desta obra identificaram a necessidade de repensar a saúde dentro do seu conceito mais amplo e de se posicionar frente aos fundamentos que davam sustentabilidade ao modelo de reorientação da formação profissional por programas elaborados pela SGTES/MS.

A ruptura com modelos de currículos mais tradicionais estava representada nos editais de convocação do MS para que instituições do ensino e do serviço, em parceria, pudessem apresentar projetos pedagógicos voltados para a substituição de currículos dentro dos cursos de saúde do ensino superior, com atribuições dadas aos trabalhadores da saúde para efetivamente colaborar com esta mudança por meio do ensino da prática integrada às necessidades de saúde da população assistida pelo SUS, especialmente na atenção básica.

Documentos comprobatórios dessa realidade foram consultados confirmando a proposta curricular e os objetivos dos programas implantados. A consulta feita a documentos reguladores, instruções normativas, livros textos e outros formatos encontrados evidenciavam uma trajetória do MS e instituições parceiras para efetivamente redirecionar o modelo da formação profissional e do currículo das escolas de saúde do ensino superior.

Toda leitura apresenta clara necessidade de mudança no modelo de formação profissional em saúde com orientação interministerial de integração ensino-serviço-comunidade e qualificação para o SUS.

A mudança se faz representada no cotidiano dos programas executados dentro das instituições do ensino superior em saúde, organizados para funcionarem em cenários de práticas de ensino na rede de serviços, especialmente na Atenção Básica.

Os alunos ao serem confrontados com esta realidade se posicionam em melhor condição para produção do conhecimento e intervenção de práticas colaborativas e qualificadas, tratadas em equipes de saúde.

A educação pelo trabalho em saúde permite aproximar o aluno das necessidades de saúde da população, colaborar com a prática dos profissionais do serviço e confrontar o conhecimento teórico elaborado.

A limitação do PPP dos cursos de saúde para formar alunos com perfil de atendimento técnico humanizado com respostas às necessidades de saúde da população, observada nos currículos mais tradicionais, e a percepção das ações pedagógicas do ensino por meio dos programas, evidenciaram forte tendência para a mudança com recomendações interministeriais instituídas.

O redirecionamento do modelo assistencial da saúde formulado pelo SUS demonstra a incompatibilidade dos modelos de currículos mais tradicionais, orientados dentro das escolas de ensino superior, com o trabalho dos profissionais para responder às demandas de saúde da população.

A regulamentação da reorientação do modelo de formação profissional compatível com o PPP dos programas elaborados pela SGTES/MS de formação integrada ensino-serviço trouxe as inquietações que levaram a pesquisa a procurar novos caminhos para apresentar respostas mais bem fundamentadas sobre formação dos profissionais de saúde no Brasil.

A tendência era de uma progressiva reorientação no modelo da formação profissional em saúde. Se não efetivamente, as mudanças eram reconhecidas oficialmente e faziam parte das instruções normativas da política de formação profissional de RHS do país.

A pesquisa apresentada nesta obra busca compreender a formação profissional em saúde tomada pelo conjunto de competências que dão significado à aprendizagem do cuidado, partindo, preferencialmente, da caracterização de um conjunto de ações de saúde, no âmbito individual e coletivo conforme é discutido pela literatura especializada sobre o tema e orientada pela Política Nacional de Educação Permanente em Saúde (PNEPS) – Portaria GMS n.º 1996 de 2007.

Compreender a formação profissional em saúde parte dos pressupostos teórico-metodológicos orientados pelas Diretrizes Curriculares Nacionais (DCN), criados para todos os cursos de saúde do ensino superior a partir da década de 2000, que apresentou um padrão geral de orientação para a elaboração dos PPP e currículos pelas Instituições de Ensino Superior (IES) no Brasil.

A base da orientação vem do Conselho Nacional de Educação (CNE) e da Câmera de Educação Superior (CES) descrita na Resolução CNE/CES n.º 1.133/2001 que dispôs pela primeira vez sobre as DCNs para os cursos de Medicina, Enfermagem e Nutrição, apresentou elementos sobre perfil, competências e habilidades dos egressos, conteúdos curriculares, estágios e atividades complementares, organização do curso, acompanhamento e avaliação para atendimento às demandas do SUS.

As DCNs têm representação no processo de reforma educacional brasileira se constituindo resultado de um longo processo de lutas, debates, reflexões e propostas advindos de movimentos sociais reivindicadores da mudança na política de saúde e da educação, fortemente influenciados pelo Movimento de Reforma Sanitária, pela lei de Diretrizes e Bases da Educação (LDB) – Lei 9394/1996 e das contribuições da Lei Orgânica da Saúde (LOS) n.° 8080/1990 e 8142/1990.

O modelo de formação profissional orientado pelas DCNs para os PPP dos cursos de saúde caracterizam o modelo de currículo inovador que tende a substituir a orientação dos currículos mais tradicionais de fragmentações entre teoria e prática, desarticulação entre disciplinas, descontextualização de saberes, o predomínio do uso de metodologias passivas de ensino-aprendizagem, o privilégio da memorização em detrimento do raciocínio e a abordagem mecânica da competência voltada para o saber técnico-assistencial.

Os PPP dos cursos de saúde orientados pelo currículo inovador, têm aproximação com um modelo de competência que dialoga, necessariamente, com a articulação entre a formação e o mundo do trabalho.

Essa competência expressa uma articulação de atributos cognitivos, psicomotores e afetivos que, combinados, ensejam distintas maneiras de realizar, com sucesso, tarefas essenciais e características de determinada prática profissional.

Nesse sentido, o modelo de formação profissional orientado para substituir currículos mais tradicionais da formação profissional em saúde tem características da ação pedagógica interdisciplinar no processo ensino--aprendizagem; valorização das dimensões éticas e humanísticas; inserção de professores e estudantes nos serviços de saúde; fortalecimento da parceria ensino-serviço; diversificação de cenários; gestão participativa desenvolvida junto com a comunidade e pelo controle social de corresponsabilização.

A obra apresentada procura evidências cientificamente válidas para explicar a mudança no modelo da formação profissional em saúde, fundamentadas por bases teórico-metodológicas mais sólidas, contextualizadas com o cenário contemporâneo das grandes mudanças, observadas em todo mundo pelos traços, historicamente evidenciados, de interesses sócio-políticos e econômicos divergentes, lutas dos trabalhadores e da população por melhores condições de vida, saúde e trabalho.

O modelo de educação pelo trabalho em saúde fundamentado na EPS, que toma como eixos centrais para a mudança a pesquisa como produto das experiências do trabalho, organizada por métodos de ensino contextualizados com as necessidades de saúde da população e cenários da prática de ensino tomados como a sala de aula formam o conjunto de elementos complexos em que estão submergidos e devem ser analisados para compreender a formação profissional dos trabalhadores da saúde sob novos olhares.

Com base em discussão fundamentada criticamente sobre os eixos centrais da mudança, este livro se propôs apresentar os elementos evidenciados na literatura para a superação dos problemas que envolvem a reorientação do modelo de formação profissional em saúde, observada a necessidade de investimento em pesquisas que apresentem elementos bem fundamentados para esta interpretação e a substituição da excessiva produção científica de relatos de experiências bem sucedidas das escolas de saúde do ensino superior.

A hipótese levantada foi de que a reorientação do modelo profissional de formação em saúde implicou a urgente necessidade de substituição de modelos e currículos mais tradicionais. Apesar do investimento feito pelos órgãos governamentais, em especial, entre os primeiros anos da década de 2000 em diferentes políticas, essa mudança não se realizou efetivamente.

Elementos divergentes da reorientação do modelo de formação profissional em saúde constituíram lacunas a serem observadas e discutidas entre as evidências que demonstraram a mudança na formação dos alunos de saúde do ensino superior. Fatores de colaboração e de obstaculização identificados neste modelo de formação se constituem elementos representativos que incidem na discussão sobre os eixos centrais da mudança: orientação teórica, abordagem pedagógica e canários de práticas.

As contribuições deste livro estão relacionadas à análise crítica elucidativa da identificação dos componentes e elementos comuns que fizeram parte dos programas mapeados, sendo detalhados os PPP de cada um deles à colaboração que identificou as principais barreiras a serem superadas para haver efetiva substituição de currículos nos cursos de graduação e pós-graduação em saúde e à necessidade de mudança de currículos orientadas por fundamentos teórico metodológico de base cientificamente válida, evidenciada pelo contexto de grandes mudanças, registros da literatura e documentação produzida pelo governo federal, representado nas ações interministeriais.

O livro está estruturado em quatro capítulos, organizados para melhor discussão do tema proposto, considerando uma apresentação introdutória que descreve o contexto que problematizou a discussão que introduz o assunto, e segue com os demais capítulos, a saber:

Capítulo 1 – *Contexto Teórico-Conceitual do Estudo* traz em discussão o mundo contemporâneo e o mercado de trabalho como influenciadores das novas configurações que são exigidas para a formação profissional em saúde.

Destacam-se dois pontos de análise, primeiramente o redirecionamento das grandes transformações ocorridas com a inserção das novas tecnologias que alteram o modo de produção do trabalho com mudanças no paradigma do comportamento humano por uma nova visão de mundo.

O segundo ponto considera os movimentos sociais influenciadores para a mudança do modelo de formação profissional em saúde no mundo, as bases nas quais foi fundamentado a organização do serviço de saúde no Brasil e o papel sócio-político das instâncias do Estado que ordenaram a criação do SUS e da SGTES/MS. Neste ponto se discute sobre o movimento de reorientação profissional em saúde no Brasil e os modelos educacionais de maior relevância para a perspectiva de educação pelo trabalho em saúde.

Capítulo 2 – apresenta o *Marco Teórico Conceitual para A Construção do Modelo de Reorientação da Formação Profissional de RHS No Brasil* que traz as reflexões elucidativas para compreender o contexto determinante das mudanças ocorridas no Brasil, influenciadas pelas grandes transformações do mundo contemporâneo que ressaltou as fortes recomendações dadas pela Organização Mundial da Saúde (OMS) e Organização Pan-Americana de Saúde (OPAS), sustentadas no conceito ampliado de saúde, da promoção e da integralidade do cuidado da saúde, e na reorientação do modelo de formação profissional com perspectiva de preparar trabalhadores da saúde com competência técnica e humanizada.

Destaca-se compreender três premissas que dão a sustentação ao discurso apresentado: as novas tecnologias influenciando mercado de trabalho em saúde, o acelerado processo do envelhecimento humano, especialmente no Brasil que configura uma inversão da pirâmide etária da população e o quadro epidemiológico complexo de convivência social com antigas e novas doenças que alterou o mercado de trabalho em saúde e redirecionou seus profissionais para novos parâmetros de condução ética humanizada.

Capítulo 3 – apresenta o *Mapeamento dos Programas Interministeriais de Formação profissional em Saúde implantados a partir de 2003 no Brasil.*

Este capítulo analisa, primeiramente, o contexto e a política que favoreceu a SGTES/MS fomentar substituição de currículos mais tradicionais por currículos de integração ensino-serviço em todos os cursos de graduação e pós-graduação em saúde do Brasil. Também, segue com o detalhamento dos PPP de cada programa evidenciado pelo conteúdo e execução de suas propostas, identificação dos componentes e elementos comuns discutidos e analisados com base em dois documentos: as DCNs para os cursos de saúde e a PNEPS.

Capítulo 4 – *Discussão dos Resultados* apresenta a discussão que compreende a formação profissional em saúde no Brasil com base nas recomendações mundiais de reordenamento do modelo de formação e dos sistemas de saúde em todos os países, consequência das grandes transformações tecnológicas ocorridas no mundo contemporâneo, do processo acelerado de envelhecimento humano e do quadro epidemiológico complexo que juntos instituíram o contexto de urgentes mudanças no campo da política de saúde para enfrentamento das desigualdades sociais entre os países e dentro deles.

Os fatores colaboradores e obstaculizadores foram evidenciados neste contexto de grandes mudanças observadas no Brasil. A superação dos problemas e o enfrentamento das barreiras para maiores avanços na implantação do currículo de integração ensino-serviço das escolas de saúde do ensino superior foram evidenciados pelas lacunas do modelo apresentado pela SGTES/MS.

Finalmente, nas *Considerações Finais* retomamos as reflexões assinaladas ao longo da análise do estudo para apresentar evidências científicas válidas sobre a formação profissional em saúde que compreende a necessidade de substituição de modelo de currículos tradicionais para currículos integrados ensino-serviço-comunidade.

A autora

1

CONTEXTO TEÓRICO-CONCEITUAL DO ESTUDO

Esta análise tem início pela discussão sobre as grandes transformações ocorridas no mundo contemporâneo que deflagraram uma nova ordem mundial de reorientação das relações de produção do trabalho que afetaram, diretamente, as condições de vida e saúde das pessoas.

O contexto apresenta a dimensão do trabalho multifacetado, consequência das grandes transformações ocorridas no mundo contemporâneo, caminho traçado para encontrar as evidências científicas da necessidade de mudanças no modelo de formação profissional em saúde no Brasil.

Três elementos básicos consultados na literatura dão sustentação para fundamentar e reorientar o trabalho do profissional da saúde, e consequentemente a formação de seus trabalhadores: as inovações tecnológicas, o complexo quadro epidemiológico da saúde e o acelerado processo de envelhecimento humano.

Agravantes dessa realidade foram apresentados pela OMS (2006) como a forte crise da FTS e as demandas da saúde global como desafios a serem enfrentados pelos trabalhadores da saúde. Decorrência desse cenário foram as orientações dadas por movimentos sociais organizados em todos os países para promoção da saúde e integralidade do cuidado como melhor opção para responder às necessidades de saúde da população mundial e melhorar a qualidade de vida das pessoas conforme Figura 1.

Figura 1 – Evidências Científicas dos Elementos da Reorientação do Modelo de Formação Profissional no Brasil

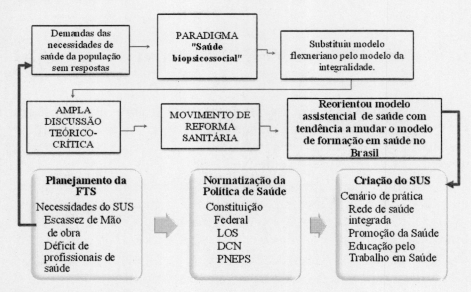

Fonte: Barreto (2019)

A ampla discussão teórico-crítica encontrada na literatura apresenta tendência de substituição de modelos na formação profissional de RHS em vistas das grandes mudanças ocorridas no mundo contemporâneo. O modelo de trabalho ressignificado pela nova ordem mundial imputou mudar a formação profissional dos trabalhadores e fundamentou a análise crítica que explicou o contexto para a reorientação do modelo de formação profissional em saúde no Brasil.

As grandes transformações ocorridas no mundo que afetaram o Brasil são analisadas de acordo com o posicionamento tomado pelo Movimento de Reforma Sanitária, as influências recebidas de órgãos internacionais, especialmente da OMS e OPAS e as construções internas que desenharam a mudança na política de formação de RHS.

A análise do contexto sócio-histórico determinante das mudanças, que alteraram o mundo do trabalho em saúde no Brasil, permite compreender o paradigma de reorientação do modelo da formação profissional em saúde recomendado por documentos, tratados pelos ministérios da Saúde e da Educação, formuladores da nova política de formação profissional de RHS,

FORMAÇÃO PROFISSIONAL EM SAÚDE

fundamentada em princípios e diretrizes que se integraram, para atender necessidades de saúde da população.

A análise da literatura evidencia as principais manifestações sociais precursoras das mudanças, as influências de organismos internacionais precedentes ao Movimento de Reforma Sanitária e os desdobramentos decorrentes desse movimento, que caracterizaram a trajetória sócio-histórica das mudanças ocorridas no Brasil para fundamentar a reorientação do modelo de formação profissional em saúde.

1.1 MUNDO CONTEMPORÂNEO E O MERCADO DE TRABALHO EM SAÚDE

Premissa para essa análise parte da compreensão de que o trabalho deixou de ser reflexo de um contrato, com normas para cumprimento de tarefas, para ser substituído pelo desenvolvimento da expectativa de serviços de normas comportamentais.

Ampliando o campo da formação profissional da aprendizagem de técnicas da reprodução material em massa para o desenvolvimento de competências multidimensionais, "de exigência da capacidade física e psíquica do trabalhador, direcionadas para ações flexíveis, habilidades e disponibilidades para alcançar metas" (MARQUES, 2012, p. 64), os contratos de trabalho passaram a dimensionar relações cognitivas, subjetivas, de maiores exigências pela qualificação constante, permanente e disponível.

Fundamentos teóricos críticos dessa análise creditam essas mudanças ao caráter extensivo de múltiplas e ambíguas atribuições e significados de uma nova ordem mundial, que substitui a produção material do trabalho pela produção do conhecimento como a base principal da economia mundial no final do século XX (KOVÁCS, 2012).

A vida material e social das pessoas é substituída com fortes vínculos de reordenamento de seus princípios básicos de formação para o trabalho com natureza sistêmica da produção subjetiva, que substitui a força motora do homem por sua capacidade intelectual para produzir tecnologia imaterial reordenando seus valores, comportamentos e escolhas, tornando-o a própria representação do produto e do serviço ofertado.

O trabalho multidimensional se propôs às "novas formas de emprego", estabeleceu mudanças na organização e gestão dos serviços com formulação de novos postos de empregabilidade, redefinição de profissões e extinção de outras. Simultaneamente e de forma dinâmica, "anunciou o novo paradigma de acumulação flexível[2], cujas características não se compadeceram do trabalho assalariado realizado em organizações tradicionais mais rígidas" e nem a "favor de novos modelos de trabalho" e de "novas formas de empregos" inseridas em novos "modelos organizacionais" (KOVÁCS, 2012, p. 40-41), o coletivo dando lugar ao individual e a formação de equipes multiprofissionais dando lugar ao conhecimento específico e limitado de um único conhecimento.

A relação contratual do trabalho multidimensional passou a ter alcance de objetivos e metas pagas mediante aos resultados apresentados em um cenário sociopolítico e econômico contemporâneo, intimamente ligado às grandes mudanças tecnológicas e organizacionais das estruturas produtivas com "tendência à mundialização de mercado; internacionalização das relações de trabalho, globalização da economia e redefinição do papel do Estado com impactos profundos na rede de proteção trabalhista e de direitos consolidados" (KOVÁCS, 2012, p. 65), "configurando alterações profundas que se deslocaram das relações do trabalho para relações da vida dos sujeitos" (KOVÁCS, 2012, p. 66).

Exigências que foram vinculadas a essas novas relações do trabalho provocaram alterações profundas no processo civilizatório de todas as sociedades por colocar na linha do confronto as relações de produção e reprodução das pessoas, "observadas pelo comportamento de aceitação passiva de alguns e/ou da resistência conflituosa de outros, seguindo a lógica do romper das fronteiras para consolidar a nova ordem mundial — a globalização[3]" (KOVÁCS, 2012, p. 68).

Causas da globalização foram representadas pela Revolução Tecnológica e Científica de base microeletrônica originada na década de 1970, que sustentou, desde sua origem, a ampliação e substituição das capacidades intelectuais humanas por automação/robotização da capacidade produtiva do homem (ANTUNES, 2002).

Ultrapassando essa fronteira na década de 2000, a Revolução Microbiológica ou da Engenharia Genética de decifração gradual do código

---

[2] Paradigma que caracterizou a produção de acordo com a demanda, objetivando a não acumulação de produtos e matérias-primas ou a produção em massa, discutido por Antunes (2002) no modelo de produção Toyotismo.

[3] A globalização representou uma nova ordem econômica aliada a uma ordem política, cultural, informacional e comunicativa de alcance mundial. É um processo de interdependência planetária que resulta na diminuição da importância e do poder de governos e na transformação do papel desempenhado pelos Estados. Consultar: Fortes (2014).

genético dos seres vivos permitiu ao homem interferir, de forma eficaz, nas leis de desenvolvimento da natureza orgânica (NEVES, 2007). Não se teve como medir a capacidade do que pode ser produzido pelo uso e o desenvolvimento dessas novas tecnologias que, associadas às Tecnologias da Informação e Comunicação (TIC), dimensionaram a proliferação de saberes da ciência e as demandas de trocas, estrategicamente capazes de produzir e reproduzir conhecimentos e tendências ideológicas, culturais e paradigmáticas, as quais exigiram mudanças para além das demandas do trabalho e do perfil do emprego.

Ante a ordem da globalização, essas tecnologias foram determinantes na orientação de potencializar as capacidades intelectuais e técnicas do trabalhador com determinação de mais formação geral e específica, as quais propuseram mudanças nos modelos de formação dos sujeitos para responder às "novas" demandas do processo de transformação e construção desse novo mundo. Conjuntamente, se propuseram mudar modos de ver a vida e de viver. Além disso, houve a promoção de relação existencial com o mundo, extensiva revisão de valores, atitudes, comportamentos, linguagens, culturas etc.

No ordenamento da formação profissional, o modelo se estendeu orientado para "dar continuidade" ao processo de desenvolvimento humano por meio da utilização dos mesmos recursos provenientes do mercado de trabalho.

O modelo de formação profissional em saúde estabeleceu percursos intencionais para desenvolvimento de aptidões potencializadores das habilidades e competências necessárias para responder às demandas do mercado de trabalho. Questionou as diferentes correntes pedagógicas na construção de currículos, procurou aproximar o aluno do contexto e da realidade pelo vínculo da interatividade com o mundo do trabalho e da vida, fez da conectividade e das TICs instrumentos úteis para inovações pedagógicas educacionais que redirecionaram o processo de ensino-aprendizagem.

Temas transversais passaram a fazer parte da formação dos profissionais de saúde, da mesma forma que fizeram parte das demais profissões, incorporando-se em todo processo educativo, integrados a contextos mais amplos, tais como econômico, político, social e cultural discutidos para a aquisição de competências sociais dialogadas pelos valores da ética, cidadania, liberdade, justiça social e da igualdade entre todos.

A consciência da totalidade do ser humano e o poder do conhecimento começaram a ser incorporados à realidade das condições sociais determinantes da saúde humana. Outros contextos mais próximos dimensionaram e discutiram a própria realidade do indivíduo e seu coletivo aproximando seu cotidiano local da vida real contemporânea de largas dimensões.

Imputaram, na lógica dos objetivos da aprendizagem contemporânea, a expansão de conhecimentos que partiram do cognitivo abrangendo a aprendizagem intelectual, aquela que dá capacidade de aprender o "saber" sobre determinado conceito ou conteúdo, seguindo-se para a habilidade de abrangência da aprendizagem para executar tarefas e aplicar conhecimentos alcançando o desenvolvimento do "saber-fazer", e a habilidade atitudinal de abrangência da aprendizagem do "ser-postura" com alcance da capacidade para exercer atitudes comportamentais sobre o que se aprendeu e se inserir no âmbito da subjetividade e da postura do "saber-ser" sobre determinado conceito ou conteúdo aprendido (MORIN, 2000).

A dinâmica do trabalho em saúde envolve processo formativo de continuidade e permanência com dimensões que se ampliam do âmbito profissional para a vida e vice-versa, em um ciclo articulado de saberes e necessidades indissociáveis. Nesse ciclo de aprendizagem, os sujeitos foram reconhecidamente induzidos a uma sistemática de treinamentos para condução de saberes que os levaram a produzir novos conhecimentos.

Discussões do sistema educacional regular para a formação de outros profissionais também foram incluídas para formação dos trabalhadores da saúde. Anastasiou (2009) apresenta um modelo mais abrangente de vínculo direto da participação social de maior alcance com um sujeito produtor de conhecimento que não pode ser um mero receptáculo que absorva e contemple o real, nem o portador de verdades oriundas de um plano ideal; pelo contrário, deve ser um sujeito ativo que, em sua relação com o mundo, com seu objeto de estudo, ressignifique esse mundo.

O conhecimento deve envolver sempre um fazer, um atuar do homem, com princípios e diretrizes baseados na concepção de que o saber se faz sobre outros patamares que registraram seu foco no "aprender a aprender" (UNESCO, 1998; CUNHA, 2005).

Esse cenário que incluiu, na formação profissional, mecanismos de estimulo à capacidade dos sujeitos "saber, saber-fazer e saber-ser", exigiu dos profissionais atitudes proativas como a capacidade de gestão de trabalho em equipes; dinamicidade no processo de produção; criatividade acrescida de persuasão; convencimento e competitividade; uso adequado de convívio tecnológico e de comunicação virtual ascendente; além da necessidade permanente de gerir mudanças e de mudar, constituindo assim o que se requer dos sujeitos — a competência produtiva que vai além da habilidade profissional e maturidade pessoal cujo processo os tornaram indissociáveis em uma dinâmica permanente de produção do conhecimento (DELUIZ, 2001).

Em vista disso, estudos sobre a educação profissional em saúde, especialmente da formação médica, passaram a ser pauta de agendas internacionais, ao considerar que tais dimensões tecnológicas e da comunicação associadas foram responsáveis por uma dinâmica de circularidade entre as nações aproximativas do aumento da violência urbana, crime organizado e proliferação de doenças antigas e novas com aumento de riscos e vulnerabilidades entre as nações que se permutaram e alteraram o mercado das demandas do trabalho em saúde em dimensões globais.

Sobre isso, a literatura destaca o documento "Educação Médica nos Estados Unidos e Canadá – Um relatório para a Fundação Carnegie para o Avanço do Ensino" (do inglês *Medical Education in the United States and Canada – A Report to the Carnegie Foundation for the Advancement of Teaching*), conhecido mundialmente como Relatório Flexrner (do inglês *Flexrner Report*) de 1910 que disseminou a ideia de substituição do senso comum para o conhecimento técnico-assistencial como modelo de formação profissional em saúde de base científica especializada para tratamento de doenças. Propôs a formação em currículos de divisão clara para períodos ou ciclo inicial de disciplinas básicas, seguido do ciclo de estudos clínicos.

Em 2010 outro documento foi apresentado nos EUA redefinindo a proposta de Flexrner e se contrapondo em argumentos elucidativos para maiores alcances profissionais.

O estudo liderado por Frenk e Chen (2010) intitulado de "Profissionais de Saúde por um Novo Século: Transformando a Educação para Fortalecer os Sistemas de Saúde de Forma Interdependente" (do inglês Health professionals for a new century: transforming Education to strengthen health systems in an interdependent) procurou trabalhar um modelo de competência pedagógica de formação inovadora em saúde, inspirado no trabalho em equipes e práticas de colaboração com base na cultura profissional. Potenciado pela valorização das dimensões experienciais, redefiniu o perfil profissional a respeito da dualidade da tecnologia e das humanidades como um recurso atitudinal na educação profissional em saúde para a aquisição de competências transversais e "transferíveis", competências humanísticas, capacidade de autoconhecimento e competências de reflexão crítica e profissional.

Esses dois documentos representam as preocupações com modelos desejáveis para responder às necessidades de saúde da população. Entre Concomitante a produção dessas duas obras, outros mecanismos ensejaram a realização de acordos bilaterais e multilaterais entre países, com forte inserção de organizações internacionais apoiando mudanças nas políticas de saúde em todos os continentes e nos sistemas de saúde dos governos de forma associada a outras ações.

No campo da formação profissional em saúde, registram-se reformas inovadoras acendendo-se por meio da integração da ciência moderna nos currículos das universidades, especialmente, em escolas de medicina. Essas reformas subsidiaram profissionais de saúde para aquisição de conhecimentos de contribuição para a duplicação da vida, e se estenderam durante todo o século XX.

No século XXI, a fomentação por novas configurações para a formação dos profissionais de saúde passou a ser direcionada para atender problemas de saúde que não respeitaram fronteiras e migraram entre países pobres e ricos com maior incidência de agravos relacionados às desigualdades sociais e econômicas entre as nações.

Acordos técnicos, bilaterais e multilaterais registram as evidências científicas dos grandes avanços para o campo da educação em saúde e formação de seus profissionais, numa dinâmica tecnológica operacional intensa. Governos de todos os países reconheceram a necessidade de voltar os olhos para a saúde do mundo em decorrência do aumento do processo migratório e riscos eminentes causadores e multiplicadores de doenças antigas e novas sem distinção de pobreza, cultura ou localização, reconduzindo tratamento de doenças numa dimensão de cuidado da saúde global.

Segundo Fortes (2014), para responder a uma concepção secular, até o século XX, bastava entender a saúde internacional, representada pelos esforços de nações fortes e industrializadas em ajudar nações mais pobres, e fundamentada em bases médicas e biológicas e em relações assistencialistas, para controle e prevenção de moléstias infectocontagiosas, notadamente aquelas disseminadas por via marítima, protegendo os interesses sanitários e comerciais.

Em decorrência das grandes transformações tecnológicas ao final do século XX, os problemas de saúde se tornaram mais complexos, e as respostas para enfrentamento deles precisaram ser desenvolvidas em condições de melhor planejamento e monitoração entre os países em forma de políticas articuladoras que potencializassem propostas coletivas associadas para enfrentar os riscos das doenças prevalentes, persistentes e novas encontradas em qualquer lugar do mundo por não respeitarem fronteiras.

Configurações do contexto que reforçam as evidências do processo de globalização afetando a vida e a saúde das pessoas e as relações de trabalho de seus profissionais são visíveis e observadas por Fortes (2014, p. 31) pela "abertura de fronteiras com aumento dos fluxos do capital econômico e a crescente incorporação tecnológica, ampliação dos meios de comunicação e introdução de novas tecnologias digitais, da internet e da presença das redes sociais". Agravamento dessas configurações foram as mudanças climáticas e transformações ambientais, a crescente migração das populações em busca de melhores condições de vida e de trabalho, ou fugindo de perseguições políticas ou de desastres naturais e/ou tecnológicos condutoras das necessidades de mais profissionais e profissionais qualificados para o atendimento destas novas demandas.

Dados da OMS (2006) que identificam a necessidade de aumentar o número de profissionais da saúde e reorientar a formação para o alcance da dimensão dos problemas da saúde global apontam para um outro grave problema: os países estão despreparados para suprimento da necessidade de formação em saúde e, consequência falta estruturas organizacionais e de gestão pública para abrir campos de formação em saúde e aumentar o número de vagas.

Agravos decorrentes dessa realidade são apresentados por Poz *et al.* (2013) e Crisp (2014) como "uma severa crise global da FTS" que diminuiu condições para o enfrentamento de problemas da saúde e exigiu "repensar as novas configurações" para que sistemas de saúde em todo mundo "atuassem com práticas colaborativas e interdisciplinares na reelaboração de seus modelos de formação e trabalho em saúde com planejamento da FTS e propostas políticas atrativas e promocionais de fixação de seus trabalhadores".

Considerações conclusivas dessa análise referem-se ao reconhecimento que a literatura traz de que os sistemas de saúde em todo o mundo lutaram para se manter diante dos desafios e das demandas globais provocadas pelas novas tecnologias e complexas realidades de saúde das pessoas.

Os problemas são sistêmicos: competências profissionais incompatíveis para o paciente e para as necessidades da população; trabalho em equipe incipiente e pobre; persistente estratificação de gênero na ação de estatuto profissional; estreito foco técnico, sem compreensão contextual mais amplo; encontros episódicos, em vez de cuidados continuados; orientação hospitalar predominante à custa de cuidados primários; desequilíbrios quantitativos e qualitativos no mercado de trabalho profissional; e fraca liderança para melhorar o desempenho do sistema de saúde entre países e dentro destes (CRISP, 2014).

Em países como a África Subsaariana e países de rendimento baixo e médio, onde não há nenhuma escola ou quase nenhuma, a falta de planejamento e de políticas públicas adequadas para enfrentamento do problema tornou a situação ainda pior (OMS, 2006).

Evidências dessas relações conflituosas e desafiadoras para a formação dos profissionais são apontadas pela literatura em propostas de inovações na educação dos profissionais de saúde discutidas no foco do redirecionamento a um novo papel de atuação dos RHS em cenários de prática, e requer discutir formação que garanta, simultaneamente, a excelência técnica e a relevância (bio)ética e social que redirecione o enfoque usuário para contemplar necessidades de saúde das pessoas em diferentes contextos (BRASIL, 2004).

Observa-se que a crise global da FTS busca incluir essa perspectiva no âmbito da formação, seja em espaços acadêmicos ou no próprio serviço. Esse fator se somou a outros referenciados pela preocupação de todo mundo sobre a disponibilidade atual e futura de trabalhadores de saúde para manter sistemas de saúde eficazes com possibilidade de responder aos Objetivos de Desenvolvimento do Milênio (ODM)[4], à capacidade de liderança política entre os países, financiamento adequado e um plano abrangente de sistemas numa compreensão de construção de saberes e possibilidades para todos, em qualquer espaço e a qualquer tempo.

---

[4] Sobre isto, ressalta-se que, em setembro de 2000, todos os países representados pelas Nações Unidas se comprometeram em trabalhar conjuntamente segundo uma série de objetivos e 18 metas relacionadas com o combate da pobreza e seus fatores determinantes e consequências, numa síntese conhecida como Objetivos de Desenvolvimento do Milênio (ODMs). Esses objetivos foram traçados para serem concluídas suas metas até o ano de 2015. Entre os objetivos voltados para o interesse da saúde se descreveram: a redução da mortalidade infantil, melhora da saúde materna e combate à Síndrome da Imunodeficiência Adquirida/ Vírus da Imunodeficiência Humana (VHI/SIDA), e ao paludismo e outras doenças (Manual de Monitoramento e Avaliação de Recursos Humanos em Saúde, 2009).

As breves considerações dessa análise verificam que a formação profissional em saúde teve reconhecimento da necessidade de ser uma política de compromisso e responsabilidade dos governos e que a tecnologia dimensionou a elevação do tratamento de doenças para o de cuidado da saúde. A saúde deixou de ser uma preocupação com as doenças para ser uma ação política organizada com estratégias de enfrentamento aos problemas que afetaram seus trabalhadores, demandando novas doenças, redefinindo sistemas de saúde e exigindo planejamento da FTS, para repensar a própria saúde como produto imaterial do conhecimento e da ação dos trabalhadores em dimensões globais.

A análise dessa construção evidencia que o trabalho multidimensional e da formação profissional em saúde fazem parte de uma mudança da própria vida pessoal como instrumento da produção imaterial aumentando a capacidade produtiva dos sujeitos em dimensões sem precedentes de exploração da FTS.

Avanços tecnológicos e da comunicação redefinem o trabalho restabelecendo estruturas organizacionais para condições de exploração social sem dimensionar, na mesma proporção, cuidados com os seus trabalhadores incidindo desenvolvimento de problemas nas relações de produção e na crise da FTS que afetaram todos os países.

A condição multidimensional do trabalho fundamentou preocupações teórico-críticas de análise mais profundas sobre os desafios que essa mudança provocou para o desenvolvimento do modo como as pessoas deveriam trabalhar e se preparar para o mercado de trabalho, incidindo, fortemente, no modo de exploração de seus trabalhadores e na indicação de problemas estruturais do contexto. Contudo, houve o reconhecimento de que as novas tecnologias chegaram para potencializar a capacidade humana e social para novas descobertas, com indicações de grandes avanços para melhorar a qualidade de vida das pessoas, sendo isto uma realidade.

O quadro 1 apresenta as principais mudanças do reordenamento do trabalho que valorizou a substituição do trabalho físico pela valorização intelectual do trabalho humano e os elementos pontuais para a formação dos RHS.

Quadro 1 – Trabalho Tradicional X Trabalho Multidimensional

TRABALHO DE DIMENSÃO TRADICIONAL	TRABALHO MULTIDIMENSIONAL
Fator Humano da capacidade técnica operacional	Valorização Intelectual e da capacidade social para alcançar resultados
Capacitação para o "saber fazer" – executar tarefas	Projeto Político-social de implantação de saberes
Mundo do trabalho institucional	Mundo do trabalho social
Produção Material	Produção Imaterial
Acumulação em massa da produção de bens e produtos	Acumulação flexível do conhecimento e da capacidade de se auto-reproduzir
Desenvolvimento da habilidade técnica pontual	Pertencimento crítico da produção imaterial e da competência
Competência condicionada para a atividade de reprodução do próprio trabalho	Competência Múltipla, proativa e propositiva para produzir espaços colaborativos
Modelo linear de produção profissional, disciplinar e setorizado	Modelo sistêmico de produção interprofissional, interdisciplinar e intersetorial

Fonte: Barreto (2019)

1.1.1 DEMANDAS DO TRABALHO EM SAÚDE – DESAFIOS PARA A FORMAÇÃO PROFISSIONAL DE RHS

Relatório Mundial da Saúde sobre RHS apresentado pela OMS em 2006 e documentos desenvolvidos com base nos dados apresentados por ele permitem iniciar a discussão sobre o fato de que governos dos países em todo mundo sofreram com os graves problemas de adequação de seus sistemas de saúde para atender às novas tecnologias do trabalho que demandaram enfrentamento de seus problemas mais sérios.

Dados apresentados por este relatório apontaram para as dificuldades dos sistemas de saúde dos países, especialmente Africanos e países em desenvolvimento, em acompanhar os avanços tecnológicos do mundo contemporâneo pela falta de investimentos adequados em Recursos Humanos (RH) e de gestão em saúde. Evidenciaram falta de políticas públicas de saúde geradoras das condições para melhor atendimento à população

FORMAÇÃO PROFISSIONAL EM SAÚDE

e investimento na FTS por meio de políticas compensatórias de plano de salários e carreiras para assegurar profissionais de saúde em lugares de difícil acesso, regiões rurais e da periferia onde não são apresentadas as melhores condições de vida e trabalho.

O Relatório da OMS sobre RHS evidencia que, em todo o mundo, houve avanços em tecnologias para produção de novos medicamentos, vacinas e recursos clínicos-cirúrgicos de ponta convivendo com as ameaças de doenças persistentes, a exemplo da malária e do HIV/AIDS. Destaca que países pobres e ricos foram e são ameaçados por doenças infecciosas, a exemplo da gripe aviária e precisam enfrentar doenças provocadas por condições do comportamento, a exemplo de doenças mentais e violência doméstica entre outros agravos.

O documento traz, ainda, que apesar de haver recursos financeiros e tecnológicos para enfrentar a maioria dos problemas identificados em todos os países, há fracassados sistemas de saúde, indiferentes à compreensão dessa realidade e inseguros quanto ao enfrentamento dos problemas pela inaptidão de competência de seus governos para administrar e fazer planejamento de políticas públicas de saúde que tragam a valorização dos RHS na representação de maior importância para o enfrentamento aos desafios dos problemas de saúde da população mundial.

Entre os principais destaques do Relatório estão: a importância da implementação de cooperações técnicas e de mútua ajuda entre países; as recomendações de Organizações Internacionais de Saúde para ajudar sistemas de saúde fracassados a tratar e prevenir doenças; promover saúde para a população; e ajudar a construção e fortalecimento de uma FTS qualificada para atender demandas do trabalho globalmente.

Análises desse relatório presentes em documentos subsequentes ao da própria OMS e de outras produções são identificados por Poz, *et al.* (2009, p. 5) como parte da produção de um grupo de atividades internacionais chamando a atenção de decisores e intervenientes nacionais, regionais e internacionais, incluindo os órgãos de comunicação social, a sociedade civil e o público em geral, para a importância vital de RHS em todo o mundo, e a necessidade urgente de se tratar da crise da FTS como uma demanda do trabalho prioritária de todos os países.

Produções[5] mais recentes reforçam o registro do agravamento desta crise apresentando dados e estatísticas sobre seu desdobramento. Demonstram haver uma crise global da FTS, caracterizada por um conjunto de problemas relacionados às necessidades sociais contemporâneas e formado por um déficit global de profissionais de saúde em todo o mundo (POZ *et al.*, 2013).

Em 2006, a OMS registrou uma escassez de mais de 4 milhões de profissionais de saúde. Em 2015, a Aliança Global para a Força de Trabalho em Saúde (*do inglês* Global Health Workforce Alliance - GHWA) identificou que essa escassez seria de mais de 7 milhões. De acordo com as principais informações relatadas pela GHWA, há um déficit global de 12,9 milhões de trabalhadores de saúde estimado para 2035 em relação ao limiar de 34,5 profissionais de saúde qualificados por 10.000 pessoas.

Entre os anos de 2020 e 2021 a Pandemia de Covid-19 trouxe em evidência esta realidade de escassez de trabalhadores da saúde ao se perceber o fracasso dos hospitais de campanha sem profissionais em quantidade para atender à demanda, o esgotamento dos profissionais qualificados e isolados de suas famílias para permanecerem na linha de frente do combate ao vírus Sars-Cov-2 e a falta de profissionais qualificados para o atendimento do cuidado com a saúde da população em meio ao caos que a disseminação da doença provocou em todo o mundo.

Razões que explicam ou tentam argumentar os motivos que revelaram o cenário para a existência desta crise são descritas pelas consequências negativas de ajustes financeiros e reformas em programas apoiados pelo FMI e pelo Banco Mundial na década de 1980 que culminaram com a importante redução da capacidade dos países em investimentos em áreas sociais fundamentais como a saúde e a educação — no chamado reordenamento dos Estados ou de ajustes fiscais, vinculado à Globalização (MARQUES, 2012; FORTES, 2014).

Poz *et al.* (2013) evidenciam a emergência no tratamento de doenças com grande impacto sobre a população e a acelerada epidemia do HIV/AIDS

---

[5] Alguns documentos de referência: Manual para Monitoramento e Avaliação de RHS – OMS/organizado por (POZ *et al.*, 2009); Aliança Mundial sobre o Pessoal da Saúde (OPAS/OMS, 2010); Fóruns Globais sobre Recursos Humanos para a Saúde: Uganda (2008), Tailândia (2011) e Brasil (2013), Relatório Saúde e Objetivos do Milênio (Nações Unidas, 2015); Estratégia Global sobre Recursos Humanos para Saúde: Força de Trabalho 2030 (OMS, 2015); uma verdade universal: sem saúde sem mão de obra. Aliança Global da Força de Trabalho de Saúde (OMS, 2016); Relatório sobre a Implementação da Agenda 2030 (IPEA, 2017); Resoluções das Assembleias Mundiais da Saúde sobre desenvolvimento de pessoal de saúde (OMS, 2016). Citam-se também alguns autores: Crise da FTS (POZ, 2013), Recursos humanos em saúde: crise global e cooperação internacional (PORTELA *et al.*, 2017), entre outros.

FORMAÇÃO PROFISSIONAL EM SAÚDE

que se somam neste mesmo período para contribuir grandemente com o aumento da demanda por mais profissionais de saúde. Apontam os autores que onde há maior falta de profissionais, há também menor investimento na capacidade técnica e de avaliação dos problemas de saúde com aquisição de conhecimentos necessários para orientar, acelerar e melhorar as condições de atendimento à população por parte de seus governos.

Numa breve explicação sobre o que caracteriza a crise da FTS e sua forte evidência durante a Pandemia Covid-19 há o reconhecimento de que os problemas apontados não se expressaram exatamente como uma novidade entre os países. O próprio Relatório da OMS (2006) aponta para o terrível déficit de trabalhadores de saúde em muitos lugares, evidenciando-o entre os obstáculos mais significativos para o alcance dos três objetivos do ODM relacionados à saúde que deveriam ter sido alcançados até o ano de 2015: reduzir a mortalidade infantil; aumentar a saúde materna; e combater o HIV/AIDS e outras doenças, como a tuberculose e a malária.

A crise global da FTS tem suas marcas também em dados estatísticos que revela haver menos do que a metade da FTS de que necessitam os países para atender adequadamente às necessidades essenciais de saúde de suas populações. Não apenas os prestadores de serviços de saúde ficaram em falta — existem déficits em todas as categorias de trabalhadores de saúde, incluindo técnicos de laboratório, farmacêuticos, especialistas em logística e gerentes.

O estudo de Frenk e Chen (2010) demonstra que quanto aos aspectos financeiros de investimentos para RHS há uma extrema modéstia desses recursos na formação da FTS. Pouco ou quase nenhuma preocupação houve por parte dos países em investir na área de RHS, e seus custos gastos com a educação de profissionais eram de apenas 1,8% empregados no âmbito da formação em saúde no mundo, retirados de um montante de cerca de US$ 100 bilhões por ano com grandes disparidades entre países.

Frenk e Chen (2010) apontam que quase 50% dos países no mundo tinham uma ou nenhuma escola médica, 35% do número total de escolas médicas do mundo estavam localizadas no Brasil, China, Índia e nos EUA, cada um destes países com mais de 150 escolas médicas, enquanto 36 países não tinham nenhuma escola médica. Em vinte e seis países da África Subsaariana foram evidenciados apenas uma ou nenhuma escola médica.

Para além do número de instituições formadoras de profissionais da saúde para atender às demandas globais de doenças que surgiram e permanecem, constata-se um outro grave problema relacionado à má distribuição dos profissionais, tanto entre países como dentro deles, emergindo uma demanda de trabalho em saúde para garantir atendimento qualificado às populações residentes em regiões de difícil acesso.

Processos migratórios, internos e externos, repercutiram de forma dramática na organização de sistemas nacionais de saúde em quase todos os países e, especialmente na África Subsaariana, por conta da indisponibilidade de dados e informações consistentes de seus governos (OMS, 2006), reforçando a evidência sobre a importância da cooperação técnica para a qualificação de sistemas de saúde e planejamento da FTS na organização de seus serviços de saúde e atendimento.

Percebe-se na crise provocada pela Pandemia de Covid-19 haver um despertamento para as necessidades urgentes de planejamento de sistemas de saúde para atenderem às demandas contemporâneas das necessidades de saúde das pessoas, exigindo para isto um reordenamento de políticas públicas com atenção e responsabilidade para buscar soluções de enfrentamento das desigualdades sociais existentes.

A literatura fundamenta que há uma urgente necessidade por estudos que reforcem a necessidade de colocar a FTS na centralidade das discussões e em destaque no planejamento das políticas de formação profissional em saúde dos governos de todos os países.

Estudos baseados em evidências demonstram que a possibilidade de superação da dramática situação de saúde de uma parcela significativa da população mundial está associada à disponibilidade de uma relação mínima de recursos humanos por número de habitantes (SILVA, 2012).

Nesse contexto, Frenk e Chen (2010) recomendam urgente necessidade de redirecionamento da formação e do trabalho dos profissionais de saúde no mundo para enfrentar as demandas do trabalho e os desafios da crise global da FTS.

As recomendações destes autores são fundamentadas numa visão sistêmica defendida, "baseada em competências e na interdependência da educação, com vistas a melhorar o desempenho dos sistemas de saúde, adaptando competências profissionais fundamentais aos contextos específicos e no conhecimento global" (FRENK; CHEN, 2010, p. 2). Propõem uma reforma educacional nos diversos países, sustentada na concepção de que "todos os profissionais de saúde em todos os países deveriam ser educados para mobilizar conhecimentos e participar do raciocínio crítico e da conduta ética" (FRENK; CHEN, 2010, p. 6). Para que isso seja possível, sugerem que a formação profissional em saúde deveria abranger "desenvolvimento de competências para participação nos sistemas de saúde, deveria ser direcionada ao paciente e à população e qualificada para trabalho em equipe com capacidade de resposta em nível local e globalmente conectados" (FRENK; CHEN, 2010, p. 12).

O estudo de Frenk e Chen (2010) teve representação documental na avaliação do modelo Flexrneriano[6] de formação profissional em saúde com propostas de profundas alterações na lógica de seus fundamentos teórico-metodológicos, de natureza técnico-assistencial. A recomendação propõe substituição desse modelo de formação mais tradicional dos cursos de saúde, considerando o panorama global de demandas da saúde na contemporaneidade, que redirecionou o modo de viver, produzir e se reproduzir dos profissionais de saúde, expresso na subjetiva de compreensão dos sujeitos sobre o que é o trabalho e sua importância para a vida humana.

Aponta para as reformas educacionais dos cursos de saúde fortemente recomendadas por organizações internacionais para todos os governos com propostas que problematizem criticamente a formação em saúde para o século XXI, com análise sobre a possível relação existente entre a sua formulação e as mudanças operadas nas relações sociais capitalistas com discussão sobre os principais conceitos contidos no modelo, os quais se inseriram fundamentos teóricos críticos sobre a concepção de saúde, promoção do cuidado em saúde, integralidade na atenção como princípios ativadores de uma mudança efetiva, entre outros. Análises desse discurso encontram-se na literatura corroborando com as ideias do estudo coordenado por Frenk e Chen (2010).

Pierantoni *et al.* (2012) acrescentam a tudo o que foi discutido as desigualdades sociais de enfrentamento da pobreza de alguns países, mercados de trabalho privados imperfeitos, a ausência de dinheiro público, impedimentos burocráticos e interferência política que produziram um paradoxo de carências em meio ao talento subutilizado das habilidades de profissionais limitados, ainda que caros, mas que não foram bem-casadas ao perfil local das necessidades de saúde da população.

Poz *et al.* (2015) evidencia a persistência da agenda incompleta quanto aos ODM a serem alcançados no campo da saúde com déficits de profissionais de saúde, especialmente médicos e enfermeiros e algumas prioridades

---

[6] Destacado aqui por suas profundas implicações para a formação médica e a medicina mundial que afetaram e influenciaram os sistemas de saúde de formação profissional em todo mundo por quase 100 anos.

a serem tratadas, a exemplo de diálogos interdisciplinares entre profissionais de saúde, intensificar melhorias na promoção do cuidado da saúde, na atenção básica e fortalecer a formação profissional em saúde com incentivos ao planejamento da FTS e políticas promocionais de RHS.

A OMS, concluído o prazo para o cumprimento dos ODMs em 2015, propôs a realização de uma nova agenda que incluísse planejamento para formação de gestores, coordenadores e liderança governamental para promoção de políticas públicas teoricamente fundamentadas, otimização da FTS com antecipação de respostas às necessidades de saúde da população, refino para o alcance dos padrões de educação, pesquisa, formação de profissionais de saúde e prestação de serviços.

Nesse cenário, a literatura aponta para o reconhecimento da necessidade urgente de investimento em RHS e o enfrentamento das demandas de saúde em planejamento de governo para atenção de longo prazo.

ierantoni *et al.* (2012, p. 24), evidenciam que os investimentos não podem ser limitados em políticas de contratação de pessoal, "deveria requerer que se trabalhasse de forma integrada, universidades e serviços ser parte de uma política mais geral, retirando a ênfase do discurso mais efetivo para uma prática de impactos, sem a qual não se poderá fazer mudanças".

Evidências científicas da literatura pesquisada são de que a mudança é uma prerrogativa da urgente demanda do trabalho em saúde e do contexto das profundas alterações epidemiológicas e demográficas que afetam diretamente as condições de trabalho e a vida das pessoas.

As pessoas desenvolveram posturas de enfrentamento para as incertezas do ganho capital que se formulou por uma nova identidade profissional atribuída de valores e escolhas compatíveis com a realidade vivida e no reconhecimento de que o trabalho é uma questão central na vida de homens e mulheres. Consequentemente, essas mudanças afetaram relações produtivas do cotidiano e as condições de sobrevivência e saúde de todos.

O quadro 2 apresenta esta distinção de forma a perceber os impactos dimensionados na formação dos profissionais de saúde pela transformação do trabalho em saúde.

Quadro 2 – Perfil do Profissional de RHS dimensionado ao Trabalho no Século XXI

| CARACTERIZAÇÃO | MODELOS | |
| | Século XX | Século XXI |
	Orientação Flexner	Recomendações de Frenk & Chen
FORMAÇÃO	Técnica e especializada para uma única tarefa do trabalho (uniprofissional) Forma Segmentada	Técnica, social e humanizada (Multiprofissional) Forma Interprofissional, Intersetorial Interdisciplinar e Integrada
PERFIL DO EGRESSO	Individualizado e Altamente especializado **Reprodutivo**	Competente para o trabalho em equipes e em redes de serviços **Propositivo**
DIMENSÃO DO TRABALHO	Técnica de reprodução material em massa para o desenvolvimento de habilidades	Técnica de produção imaterial do conhecimento qualificado para o desenvolvimento de habilidades, disponibilidades e competências flexíveis para alcançar metas
ORIENTAÇÃO TEÓRICA	Linear dissociada teoria da prática	Sistêmica com níveis variados de complexidade de integração da teoria com a prática
ABORDAGEM PEDAGÓGICA	Formação para o trabalho pautada no "saber fazer"	Demandas do trabalho contemporâneo pautada no "saber", "saber-fazer" e saber-ser
CENÁRIO	Hospital Escola	Contextualizada com as demandas do trabalho em saúde

Fonte: Barreto (2019)

1.2 MOVIMENTO DE REORIENTAÇÃO DA FORMAÇÃO PROFISSIONAL DE RHS NO BRASIL

A reorientação do modelo de formação profissional de RHS no Brasil seguiu a lógica das grandes transformações ocorridas no mundo contemporâneo, com especificidades de um país em desenvolvimento, de grandes extensões territoriais e processo acelerado de envelhecimento humano que contribuíram como demandas para as novas preocupações da política de saúde e da formação de RHS no Brasil.

Manifestações de apoio e incentivos para que países em todo mundo reorientassem seus modelos de formação e dos serviços de saúde foram representativos no Brasil como parte de um movimento mais amplo iniciado na Inglaterra, o qual teve apoio dos países Europeus e das Américas, com representação do Canadá em Cartas de Recomendações para incluir promoção do cuidado da saúde e integralidade da atenção em suas propostas de reorientação dos modelos assistenciais e de formação de RHS.

A literatura registra que o mundo inteiro sofreu as consequências dessas recomendações com a forte influência da OMS e da Opas, especialmente nos países da América Latina sustentando a ideia de superação da orientação predominante centrada no controle da enfermidade.

O Relatório Lalonde — Uma Nova Perspectiva na Saúde dos Canadenses (1974), e posteriormente reforçado com o Relatório Epp — Alcançando Saúde Para Todos (1986) intentaram a ideia de Atenção Primária à Saúde (APS)[7] e Promoção da Sáude registradas em cartas históricas que demarcaram o final do século XX, a exemplo da Declaração de Alma-Ata (1978), Carta de Ottawa (1986), Carta de Adelaide (1988), Carta de Sundsvall (1991) e Declaração do México (1999) com contribuições para a formulação e implementação de políticas públicas de valorização da qualidade de vida das populações em todos os países (BRASIL, 2002).

Marcadamente, tem-se no Brasil forte influência das orientações do documento de Alma-Ata (1978) que recomendava aos governantes a utilização de estratégias de promoção da saúde e integralidade do cuidado na rede de AB ou APS como forma de alcançar a meta "saúde para todos no ano 2000".

Fatos históricos registrados pela literatura identificaram que as primeiras manifestações sobre a mudança na reorientação do modelo de formação profissional de RHS no Brasil surgiram nos anos de 1960 como uma discussão teórica tratada para uma atividade acadêmica do curso de medicina, e trouxeram contribuições das ciências sociais para o ensino da medicina legal (NUNES, 2008). A aproximação dessas ciências deu início

---

[7] Há uma frequente discussão sobre a terminologia ideal para nomear o primeiro nível de atenção à saúde. No Brasil, essa discussão ganha contornos especiais: a expressão "Atenção Básica (AB)" foi oficializada pelo Governo Federal, embora, em documentos oficiais brasileiros, identifique-se uma crescente utilização de "Atenção Primária à Saúde (APS)". Autores que discutem sobre o assunto evidenciaram que os termos "Atenção Básica", "Atenção Primária" e "Atenção Primária à Saúde" podem ser utilizados como sinônimos, na maioria das vezes, sem que isto se torne um problema conceitual. Consultar Mello et al. (2009) e Giovanella (2018)..

FORMAÇÃO PROFISSIONAL EM SAÚDE

às primeiras reflexões teóricas sobre a mudança do paradigma da saúde que a desvinculasse do binômio saúde/doença e as primeiras produções brasileiras sobre o tema, representadas pelos clássicos[8] da Saúde Coletiva.

O Movimento Pró-Mudança, outro incentivador para a reorientação do modelo assistencial e de formação dos trabalhadores da saúde, de grande repercussão entre os países da América Latina, influenciou escolas de ensino superior, incentivando-as a introduzir um modelo de ensino de retirada da centralidade biomédica para atender necessidades não supridas pela formação em saúde. Motivou especialmente, escolas de medicina e enfermagem para a implantação de uma política de educação para o trabalho em saúde e se somou às próprias escolas que aderiram às suas orientações na determinação de exigir posicionamento político do Movimento de Reforma Sanitária (MRS) e de outras escolas de saúde para a incorporação de conhecimentos socio médicos aos biomédicos na formação profissional dos alunos, com expressa evidência nos cursos de pós-graduação em saúde (NUNES, 2008).

Preocupações com planejamento da FTS, fortemente influenciada pela OMS/Opas entre as décadas de 1970/1980, evidenciaram outra ação importante orientada para o Brasil pensar o reordenamento do modelo de formação profissional em saúde. Contribuições dessa ação foram registradas em Acordos de Cooperação Técnica evidenciadas por Zoia *et al.* (2017, p. 2240) como "uma parceria histórica de estreita relação do Brasil com a OMS e Opas, fortalecida ao longo de décadas posteriores".

Quanto aos primeiros acordos podem ser citados: o Acordo de Cooperação Técnica firmado entre Opas/MS/MEC em 1973 sobre "Desenvolvimento de Recursos Humanos para a Saúde", representando os primeiros incentivos legais para a integração interprofissional no Brasil, e em 1975 o acordo afirmado entre a OMS/Opas/MEC para o "Programa de Desenvolvimento Estratégico do Pessoal da Saúde" com a proposta de utilizar o sistema de saúde como recurso pedagógico para os trabalhadores de saúde e integração acadêmica para a institucionalização de RH, como parte da administração da saúde pública (PAIVA *et al.,* 2008).

Para além das parcerias entre a OMS/Opas/Brasil, a influência dessas organizações para o planejamento da FTS estimulou reflexões motivadoras que deram origem aos primeiros passos do Movimento de Reforma Sanitária iniciado no Brasil nesse período.

---

[8] Trabalhos que se tornaram clássicos da saúde coletiva citam autores como Sérgio Arouca, Cecília DonaAngelo, Madel Luz, Roberto Machado e colaboradores sobre a emergência da medicina social no Brasil. Sobre isto ver Nunes (2008).

A literatura consultada registra que os representantes do Movimento de Reforma Sanitária (gestores, trabalhadores e usuários da saúde) ao observarem lacunas deixadas pelo sistema de saúde de informações sem respostas aos problemas de RHS e a ausência de informações relacionadas aos trabalhadores da saúde quanto ao número, perfil e distribuição geográfica entre outras (CARVALHO *et al.*, 2013; GONZALÉS; ALMEIDA, 2010; SOUZA *et al.*, 2009) intensificaram as discussões sobre a necessidade de mudanças no modelo assistencial de saúde.

Modelos de formação profissional em saúde alinhados às necessidades de saúde da população e ao sistema de saúde passaram a ser mais uma preocupação para o Movimento de Reforma Sanitária a partir das amplas discussões realizadas sobre modelo assistencial, desencadeadas entre os anos de 1980/1990. Sustentado pela ideia mundialmente aceita de mudança no paradigma da saúde, esse movimento procurou aproximação acadêmica dos serviços de saúde por meio da formulação de políticas públicas de gestão da educação pelo trabalho, criação do SUS e normatização de uma legislação que passou, gradativamente, a regulamentar um novo modelo de formação profissional de RHS no Brasil, fundamentado na substituição do paradigma biológico de tratamento de doenças para o biopsicossocial do cuidado em saúde.

Influências para o rompimento com o modelo assistencial e para a reorientação do modelo da formação profissional repercutidas no país, foram citadas pela continuidade dos fortes incentivos recebidos da OMS e a Opas e das contribuições de outras instituições, a exemplo das fundações Kellogg, Rockefeller e Ford, e apoiadores que ajudaram na organização do SUS, ampliando discussões sobre modelos de formação de educação do trabalho na saúde e outras manifestações colaborativas, a exemplo da Comissão de Interinstitucional Nacional de Avaliação das Escolas Médicas (Cinaem) e Rede Unida, além das comissões e representações sociais de profissionais, alunos, trabalhadores representativos do Movimento de Reforma Sanitária.

A década de 1990 demarcou o enfrentamento aos desafios vinculados às mudanças iniciadas em anos anteriores com fortes embates e resistências políticas de interesses do ganho capital refletindo o reordenamento das políticas sociais com configurações de interesses e particularidades próprias, por um momento histórico de perdas trabalhistas e descasos ao trabalho dos profissionais da saúde (SILVA *et al.*, 2009).

Razões que explicam seus efeitos puderam ser descritas dentro do contexto de ajustes fiscais e reforma do Estado. Destacou Machado (2011) a intensa precarização do trabalho em saúde que passou a fazer parte do movimento de mudanças pela contramão que se apresentava em vistas do que propunham os princípios e as diretrizes SUS para a saúde de seus trabalhadores.

Observações de Pierantoni *et al.* (2010) destacam o caráter prescritivo das Cartas de Recomendações recebidas em décadas anteriores relacionadas às falhas quanto aos aspectos da pertinência, viabilidade e avaliação das políticas implementadas no setor educacional que proporcionaram um desequilíbrio entre oferta e demanda com rebaixamento de salários e proliferação de formas multiprofissionais para o trabalho em saúde com maiores prejuízos observados nesta década.

Sucessivas reformas curriculares estão voltadas para os interesses do mercado industrial brasileiro dentro das universidades, em contra partida às experiências das escolas que se posicionaram a favor da reorientação do modelo de formação, a exemplo das Faculdade de Ciências Médicas da Universidade de Campinas (Unicamp), a Faculdade de Medicina da Universidade Federal de Minas Gerais (UFMG) e a Faculdade de Ciências Médicas da Santa Casa de São Paulo entre outras, que procuraram estruturar os seus cursos dando espaços a disciplinas que, até então, não faziam parte de seus planos de estudos como as Ciências Sociais, Epidemiologia, História da Medicina, Administração e Planejamento em Saúde (NUNES, 2008).

Essas experiências apontam para as novas demandas do trabalho na saúde para responder às necessidades de saúde da população brasileira, mas não foram suficientemente fortes para efetivar mudanças nos currículos das escolas que permaneceram, majoritariamente com o modelo de formação profissional orientada para um perfil técnico hospitalar especializado de fortes vínculos clínicos de tratamento e cura de doenças, formação no isolamento e centralidade dos hospitais-escolas (SILVA *et al.*, 2009).

Por outro lado, são observadas as influências das Conferências Nacionais de Saúde (CNS) e Conferências Nacionais de Recursos Humanos em Saúde (CNRHS) que marcam espaços de grande fomentação nas discussões sobre as mudanças na política de saúde, especialmente tratando a gestão do trabalho e a formação dos profissionais de RHS. Destacam-se as contribuições das grandes defesas quanto à necessidade de políticas de saúde e de educação articuladas para a Educação Permanente (EP) e práticas colaborativas da Educação Interprofissional (EIP) na saúde propondo integração do ensino superior ao sistema de saúde (SILVA *et al.*, 2009).

Contribuições dessas Conferências, associadas a outras iniciativas, diagnosticam urgentes mudanças e o estabelecimento de um conjunto de princípios e propostas para a formação profissional em saúde descritas em documentos posteriores que referenciam a política de saúde brasileira para a formação de RHS, a exemplo da substituição do currículo os mínimo das escolas de saúde do ensino superior pelas DCNs para todos cursos de saúde reconhecidos pelo Conselho Nacional de Saúde desde 1998 e a apresentação da PNEPS de 2004 que desenhou o modelo de reorientação da formação profissional em saúde tratado nos eixos centrais da mudança: orientação teórica, abordagem pedagógica e cenários de práticas de ensino.

As contribuições das CNS e CNRHS, realizadas ao longo dessa década, serviram de canais para o fortalecimento dos avanços que retrataram incentivos às mudanças em anos posteriores e fortalecimento do SUS. Registros documentados sobre a necessidade do estabelecimento de uma política nacional de RHS para o SUS em Relatório Final recomendado ao MS em 1996, consideravam que, sem a formulação de uma política de saúde, os princípios e diretrizes do SUS não poderiam ser cumpridos (SILVA *et al.*, 2009).

Na década de 2000, as recomendações dadas ao MS passaram a reforçar um movimento de amplo processo de discussão entre gestores em saúde e segmentos da sociedade que aprofundaram, reorientaram e definiram prioridades operacionais do SUS, normatizadas em documentos, produzidos periodicamente por esse Ministério.

Destaca-se entre esses documentos a Norma Operacional Básica do SUS para RHS (NOB/RH-SUS) — Resolução CNS n.º 330/2003 que recoloca a importância do trabalho, a necessidade de valorização dos profissionais na implantação dos modelos assistenciais e a regulamentação das relações de trabalho no setor da Saúde.

Marco determinante da década de 2000 foi sem dúvida a criação da SGTES/MS pelo Decreto Presidencial n.º 4.726/9, de junho de 2003 pela qual o MS reconheceu como fundamental a articulação da educação e regulação da FTS nos serviços de saúde.

Registros da literatura corroboram que a SGTES/MS elaborou a PNEPS em 2004 direcionando o modelo da mudança na formação dos profissionais da saúde. Tinha o entendimento de redirecionar a concepção de RHS para atender um projeto político de elevação da escolaridade e valorização das capacidades intelectuais em substituição à concepção de formação para titulação e registros institucionais. Propôs substituição de RHS que tinha prerrogativa material da administração pública para incluir a ideia de profissionais da saúde (MATHIAS, 2011) com vínculos de humanizar o SUS e tratar modelos de formação em saúde técnica e socialmente competentes.

Batista *et al.* (2011) apontam que, nos primeiros anos da década de 2000, o país foi organizado por políticas públicas de liderança mais progressiva dos governos, com tendência a escolher gerentes com perfil técnico/político. Essa escolha, com aparência de favorecimento para a organização de uma gestão mais democrática de maior participação social e competência adequada às necessidades de saúde da população, não se garantiu por uma relação transparente entre o político e o técnico. Fato foi que a presença da SGTES/MS teve representação de mudança, mas continuou não realizando efetivamente as mudanças necessárias para o reordenamento do modelo de formação profissional em saúde.

Os autores da produção científica na área de formação em saúde, especialistas e ativistas da saúde, compuseram em sua maioria o Governo Federal e muitos dos documentos sistematizados por eles foram disseminados e direcionados para educação pelo trabalho em saúde, articulando ensino/serviço/comunidade, repensando metodologias e organização dos serviços de saúde (SILVA *et al.*, 2009), numa tentativa sistêmica de produção do conhecimento e reorientação do modelo.

Apesar do registro desses eventos históricos ligados à discussão da formação profissional em saúde, Batista (2013), Silva *et al.* (2009), Haddad *et al.* (2008) analisam que o planejamento da FTS e o modelo de formação de RHS deveriam continuar sendo reconhecidos como elementos críticos no processo que conseguiu implantar um modelo assistencial de saúde nos moldes que redefiniu o modelo da competência para o trabalho sem conseguir maiores avanços para, adequadamente, qualificar profissionais para responder às necessidades do SUS e de toda a demanda de trabalho que desafiava a formação profissional em saúde responder.

Em anos mais recentes se observaram avanços na política de formação profissional de educação pelo trabalho em saúde com ações incisivas da SGTES/MS buscando mudança no modelo de formação profissional para a substituição de currículos de escolas de saúde na graduação e pós-graduação dos cursos de saúde. Também se evidenciou preocupação do MS com a necessidade de repensar a EPS discutindo uma agenda denominada "EPS em Movimento no MS 2014" com o objetivo de "fortalecer a EP como dispositivo estratégico de gestão e de aprendizado no trabalho, com o trabalho e para o trabalho" (BRASIL, 2014, p. 18) que a reconduziu pela aproximação de conteúdos tratados pela EIP orientados para "aprender sobre os outros, com os outros e entre si" (CAIPE, 1997, revisado *In:* BARR, 2002, p. 7).

Em 2018, a SGTES/MS elaborou e implantou dentro das escolas modelos alternativos de currículos com práticas inovadoras de colaboração mútua entre instituições de ensino e dos serviços de saúde, com propostas de formação profissional por meio de programas de formação em saúde vivenciados na rede de atendimento do SUS.

Com o reconhecimento político apoiado na representação de profissionais, de serviços e da própria comunidade entendendo a urgência das mudanças para a implantação de um sistema de saúde qualificado e preparado para o atendimento das demandas do trabalho, a SGTES/MS ampliou suas ações de enfrentamento para a reorientação do modelo de formação profissional em saúde, atuando insistentemente nos avanços da PNEPS por meio dos programas de formação interministeriais e fomento à mudança de currículos dentro das escolas de saúde do ensino superior. Entretanto, permaneceu a evidência de que a reorientação do modelo de formação profissional em saúde ainda continuava uma área complexa de problemas que requeriria uma abordagem de relevância política e fundamentada para o direcionamento adequado das mudanças a serem acompanhadas pelas mudanças da saúde estruturadas pelo modelo SUS.

A literatura aponta a existência de algumas experiências valiosas na trajetória do planejamento e da política de formação de RHS no Brasil, indicando caminhos para a mudança na reorientação no modelo de formação profissional, debate os entraves impeditivos dos avanços e as perspectivas de cada modelo de formação existentes nas ações e programas de formação descritos e tratados antes e após a criação do SUS.

Dadas explicações para o reordenamento do modelo de formação profissional em saúde e toda a discussão de ganhos e perdas do movimento para as mudanças, apresenta-se no quadro 3 a representação desses modelos que escreveram a história da educação na saúde no Brasil a qual é representativa das grandes transformações socioeconômicas ocorridas no mundo inteiro.

FORMAÇÃO PROFISSIONAL EM SAÚDE

Quadro 3 – Modelos de Formação Profissional em Saúde no Brasil

CARACTERIZAÇÃO	MODELOS	
	Tradicional (biológico)	Sanitarista (Biopsicossocial)
VISÃO DA SAÚDE	Ausência de doenças Binômio: saúde *versus* doença	Conceito ampliado de saúde para garantir condições do **bem-estar** físico mental e social adequados entre os indivíduos.
BASE COMUM	Ambos procuraram caminhos para o desenvolvimento de práticas de saúde com vistas ao enfrentamento de doenças e recuperação da vida humana.	
BASE TEÓRICA- -CONCEITUAL	Técnica e Científica Capacidade altamente especializada **Base:** Biológica	Científica e Social, integrada ao conhecimento do contexto Competência generalista **Base:** Biopsicossocial
INFLUENCIADORES	Documento sobre "Educação Médica – Relatório Flexner de 1910.	• Recomendações de países e OMS/OPAS; • Documento de Frenk &Chen - Relatório "Educação para o Século XXI" de 2010.
PARADIGMA	**Articulação de saberes** Substituição do modelo de senso comum para técnico-científico especializado, ênfase na doença e tratamento clínico hospitalar.	**Integração do conhecimento** Aproximação do modelo técnico-assistencial das necessidades de saúde da população, ênfase nas pessoas pela via da promoção e integralização do cuidado em saúde.
FOCO	Responder tecnicamente aos problemas de saúde relacionadas ao tratamento de doenças em hospitais e clínicas especializadas.	Cuidar da saúde a partir do quadro epidemiológico, demográfico e tecnológico numa ação conjunta do trabalho em equipe multiprofissional e a comunidade assistida.

CARACTERIZAÇÃO	MODELOS	
	Tradicional (biológico)	Sanitarista (Biopsicossocial)
PROPOSTA PEDAGÓGICA	• Orientação teórica ciência clínica especializada; • Abordagem pedagógica conteudista com práticas de conhecimento quantificado; • Cenário de prática hospitalar.	• Orientação teórico educação pelo trabalho em saúde de forma permanente; • Abordagem pedagógica contextualizada às realidades de saúde, ativadoras da produção de conhecimento; • Cenário de prática aproximativa dos sujeitos e comunidade.

Fonte: Barreto (2019)

1.2.1 MODELOS QUE MUDARAM O MODELO DA FORMAÇÃO PROFISSIONAL DE RHS NO BRASIL

O contexto de grandes transformações ocorridas no mundo do trabalho demarcou, historicamente no Brasil, momentos de mudanças na orientação das políticas sociais públicas, configurando no campo da saúde, reordenamento de paradigmas nos modelos assistenciais e de formação profissional em saúde conforme as demandas do trabalho iriam sendo redefinidas.

Historicamente, o Brasil até 1910 não registrou ordenação estatal para cuidados de saúde da população. Era um país predominantemente sem saúde, caracterizado por atendimento do senso comum de pajés e curandeiros pelos quais a cura de doenças não se bastava sem a fé. As principais ocorrências tiveram caráter de eventualidade, com destaque para a criação das duas primeiras escolas de medicina, provenientes da necessidade da família real portuguesa, que chegou ao país para fixar residência, identificadas no início do século XIX, respectivamente pelo Colégio Médico Cirúrgico no Real Hospital Militar de Salvador em 1808 e a Escola Cirúrgica do Rio de Janeiro em 1812. Sem maiores avanços, outro destaque foi a "Revolta das Vacinas" em 1904 que mobilizou a população a se manifestar contra a imposição do governo de obrigar as pessoas a se vacinarem contra a varíola.

Medidas socioeducativas tinham caráter de policiamento e coesão característico de uma administração pública sem planejamento, despreocupada com a ordenação de um sistema de saúde e de formação de seus profissionais.

Fatores determinantes ocorridos internacionalmente vão influenciar o modelo de reorientação para a formação profissional dos trabalhadores da saúde no Brasil. Destaca-se o Relatório Flexner de 1910, que ao ordenar um novo currículo para a formação de médicos, consolidou um modelo de formação para todas as demais profissões de saúde no mundo inteiro com repercussões de quase 100 anos. No Brasil, seu destaque foi a substituição do empirismo pelo método científico no modelo de formação em saúde, especialmente no curso de medicina, odontologia e enfermagem (GONZALÉS; ALMEIDA, 2010).

Os conceitos que melhor caracterizam o modelo Flexner servem para identificar sua melhor denominação, pela qual é também conhecido — "Modelo Tradicional", "Biológico" ou "Flexneriano".

O Modelo Flexrner tem sua orientação teórica fundamentada no binômio saúde-doença por entender que a saúde estava limitada a tratar e curar patologias físicas do corpo. Sua abordagem pedagógica era centralizada na doença. O método de aproximação da ciência foi a especialização técnica e os cenários de práticas eram prevalentes para tratamento e cura de enfermidades no âmbito hospitalar. Modelos que se aproximavam dessas características também foram conhecidos como tal e fizeram parte de um conjunto variado de possibilidades formativas desenvolvidas ao longo do século XX.

De base científica e caráter experimental, o "aprender fazendo" entre os anos de 1910 e 1950, teve forte influência na formação dos profissionais de saúde de todas as áreas no Brasil. Repercussões do modelo foram as críticas que fazia contra a medicina comercial e de senso comum, propondo formação profissional em saúde de caráter científico e tecnicamente especializada para tratamento e cura de doenças. Características próprias do modelo eram seu foco biológico de compreensão da saúde, a formação dentro de hospitais escolas e formação profissional cumprida em dois ciclos: o básico e o especializado com o uso de tecnologias avançadas para a instrumentalização clínica- cirúrgica de alto custo (PAGLIOSA, 2008).

Entre os anos de 1960/1970, os modelos mais tradicionais de formação profissional em saúde de base Flexneriana começaram a ser questionados no mundo inteiro, em decorrência de seu alto custo de manutenção e sua limitação teórico-científica para responder às necessidades de saúde da população.

Fatores externos reforçaram a crítica ao modelo, caracterizando-o como inadequado para atender a necessidades de saúde da população em contexto de grandes transformações pelo qual se incluía a globalização e a crise da FTS, a saúde global e a necessidade de mudanças políticas e de gestão dos sistemas de saúde em um cenário de grandes transformações demográficas, epidemiológicas e de tecnologias em todos os países.

O mundo inteiro, que assistia a essas grandes transformações, tendeu para a defesa da mudança mais adequada do modelo, com tendência a substituí-lo por um modelo de maior abrangência para responder às necessidades de saúde das pessoas, orientado para um atendimento do cuidado em saúde por meio do desenvolvimento de competências múltiplas.

A análise de Deluiz (2001) aponta que a substituição do modelo estava baseada na reestruturação e recomposição hegemônica capitalista e das relações capital-trabalho com objetivos racionais claros para atender às demandas do sistema produtivo, ao tempo que se compunha como a melhor alternativa para as demandas do trabalho em saúde.

Gonzaléz e Almeida (2010) evidenciam o caráter flexível do modelo por competência, a caracterização marcante de formar profissionais críticos, éticos, de sensibilidade humana e social, não desconsiderando a habilidade técnica, criativa e propositiva de busca metodológica ativa de aproximação dos sujeitos dos problemas de saúde de forma colaborativa e contextualizada.

Aguiar e Ribeiro (2010) compreendem que modelo de competência recolocava a prática profissional em saúde no foco das evidências. Isto ajudava a incentivar as escolas a repensarem seus currículos e processos avaliativos, reorientando o planejamento educacional a partir de um perfil profissional desejável para os egressos. Destacava a compreensão de competência para além da ação técnica de conhecimento disciplinar específico para uma dimensão de atividades multiprofissionais, de conhecimento interdisciplinar e contexto diversificado, o que levaria a uma reconstrução de processos formativos com apoio de multimétodos.

No Brasil, as repercussões do contexto mundial demarcaram a caracterização de um cenário tendencioso que se fortaleceu nos anos subsequentes, especialmente entre 1980/1990. Destacaram-se como grandes acontecimentos: os graves embates de amplas reflexões e críticas aos modelos mais tradicionais; a sugestão de aderir a um modelo de formação mais próximo das necessidades de saúde da população mundial, percorrido pelo Movimento de Reforma Sanitária; as reformas nas políticas sociais de educação e da saúde financiadas pelo Banco Mundial e Banco Internacional de Reconstrução e Desenvolvimento (BIRD), que redefiniram o modelo de educação profissional, implantaram as DCNs para todos os cursos de saúde do ensino superior e assumiram como concepção orientadora o modelo de competência (DELUIZ, 2001).

A educação pelo trabalho na saúde evocava a tendência para a formulação de um novo modelo de formação profissional, com vistas ao atendimento das necessidades de saúde da população e à melhoria da qualidade de vida das pessoas. Ao mesmo tempo, ecoava os princípios prevalentes do contexto ideário contemporâneo de despolitização da economia, desregulação do mercado financeiro e desmonte do Estado do Bem-estar Social (DELUIZ, 2001), orientado para fazer reformas educacionais e no próprio modelo de Estado, com demandas para o campo da saúde e da educação de propostas de ampla reforma no modelo educacional das escolas do ensino superior como representação dessa configuração de conflitos.

A análise de Feuerwerker (2007) neste contexto de conflitos era de que alguns autores acreditavam ser a mudança fruto da construção do SUS e da ampliação do conceito de saúde, outros acreditavam ser fruto da confiança nas concepções educativas ou ainda, nas transformações das instituições de ensino que estavam na centralidade do processo da mudança e da reforma educacional associada, às modificações nas práticas de saúde e no ensino de forma simultânea.

O fato é que o modelo de formação profissional e o modelo assistencial da saúde foram direcionados para uma reorientação de inclusão da competência no eixo estruturante de composição dos modelos nas bases de configuração das mudanças apresentadas.

A análise de Teixeira *et al.* (1998, p. 8) é de que o Brasil se tornou palco de uma disputa entre modelos assistenciais diversos, com tendência de reprodução conflitiva dos modelos hegemônicos: Modelo Tradicional de caráter médico-assistencial e hospitalar e o Modelo Assistencial Sanitarista de reorientação paradigmática na formação profissional e nos serviços de saúde, ainda em construção e de convivência com modelos alternativos.

Modelo Tradicional vinculado ao conceito de saúde focado na doença, de formação altamente técnico-assistencial e especializado com fundamentos sólidos cientificamente enraizados na base do tratamento de patologias e acompanhamento clínico-hospitalar.

Modelo Assistencial Sanitarista vinculado ao conceito de saúde focado no sujeito aproximativo de uma preocupação com o bem-estar físico, mental e social. Seus fundamentos se pautam na assistência promocional do cuidado em saúde e na integralidade deste cuidado com foco na promoção da saúde, no trabalho com vistas a prevenção de doenças e agravos decorrentes por meio de ações conjuntas de campanhas vacinais, programas especiais e ações de vigilância sanitária e epidemiológica.

Deluiz (2001) analisa que o Brasil reconhece o modelo da competência a partir da incorporação da reforma educacional implantada com a LDB – Lei n.º 9394/1996 e seus dispositivos de regulamentação, no que se refere à educação profissional, como o Decreto-Lei 2208/1997 e as DCNs para os cursos de Saúde, normatizados pelo Parecer CNE/CEB n.º 16/1999, na Resolução CNE/CEB n.º 04/1999 e nos Referenciais Curriculares Nacionais para a Educação Profissional, assumindo como concepção orientadora do modelo das competências.

Scherer *et al.* (2005) destacam que, no caso do setor de saúde brasileiro, o modelo legalmente instituído e praticado até 1988 mantinha o modelo assistencial de saúde na base da Lei nº 6.229 de 1975 pela qual se criavam dicotomias entre curativo e preventivo, individual e coletivo, por meio de práticas assistenciais fortemente centradas em hospitais, restritas aos contribuintes previdenciários.

Analisam Scherer *et al.* (2005) que essa concepção de modelo de atenção à saúde segue, em parte, a herança do pensamento médico ocidental do século XVIII, descrito por Foucault (2002), fundado no desenvolvimento da clínica e no surgimento do hospital, como forma de compreender a doença a partir da disfunção de seus elementos orgânicos e como espaço privilegiado de intervenção e sistematização de um saber sobre essa doença.

De outra parte, há influências do modelo flexneriano repercutindo na formação médica, mas sobretudo, na estrutura organizacional e funcional do sistema público de saúde do Brasil pelos embates institucionais e administrativos que lutavam entre si por interesses divergentes.

Deluiz (2001) observa que apesar da reforma educacional evidenciar mudanças na formulação do modelo por competência que integralizava cuidados de saúde com o ensino na saúde, sua implementação nos planos e programas de educação profissional ocorreram de forma diferenciada em função de vários fatores: da ênfase atribuída ao foco no mercado de trabalho ou no indivíduo; a articulação ou desarticulação entre formação geral e formação profissional; distintos modelos epistemológicos que orientavam a identificação, definição e construção de competências — condutivista, funcionalista, construtivista ou crítico — e dos diferentes enfoques conceituais de competências adotados: centrados no indivíduo e na subjetividade do trabalhador ou no coletivo de trabalhadores e no contexto em que se insere o trabalho e o trabalhador.

É fato que o modelo por competência não é algo inédito, descoberto para responder a todos os problemas que foram demandados para o trabalho em saúde na contemporaneidade. Pelo contrário, ele representa o paradigma do cenário contemporâneo das grandes transformações socioeconômicas, que marca o quadro internacional de referência da educação médica de pretensão clara por (re)estruturação que se pretendia compatibilizar com a evolução das tecnologias na área da saúde e com os novos referenciais de formação integral dos futuros profissionais, em que emergiu a necessidade de abordagem da área das humanidades (FERREIRA *et al.*, 2016).

Deluiz (2001) esclarece que as novas concepções gerenciais do trabalho associadas ao processo de reestruturação empresarial determinaram a hegemonia da recomposição capitalista e das relações capital-trabalho com o objetivo de racionalizar, otimizar e adequar a Força de Trabalho (FT) face às demandas do sistema produtivo.

O cenário da década de 1990 ratificou as mudanças e conferiu à competência o papel de alinhar, definitivamente, as políticas de RHS aos interesses do ganho de capital ao tempo que representou uma construção crítica emancipatória com pretensão de não só (re)significar a noção de competência, mas atribuir-lhe um sentido de atenção aos interesses dos trabalhadores, com aportes para orientar a investigação do processo de trabalho, organização do currículo e proposta de educação ampliada.

A partir de 2000, esse contexto de grandes mudanças amplia-se e o estudo liderado por Frenk e Chen (2010) sobre a educação dos profissionais de saúde para o século XXI teve o reconhecimento de representação oficial do paradigma de reorientação do modelo tradicional para o modelo da competência pelas duras críticas feitas à limitação biológica, a altamente especializada que não respondiam à saúde da população e nem aos anseios das escolas de formação e seus pares.

Orientações retiradas do estudo de Frenk e Chen (2010, p. 12) consideram que todos os profissionais de saúde em todos os países deveriam ser chamados a serem educados para mobilizar conhecimento e desenvolver raciocínio crítico e conduta ética, de modo a serem competentes, para acompanhar pacientes em sistemas de saúde, centrados no cuidado com as pessoas, com estímulo à participação social e trabalhar como membros de equipe, com responsabilidade e globalmente conectados.

O documento explica que a substituição dos modelos seria importante por conta dos desafios a serem enfrentados pelos profissionais de saúde do futuro, destacando: a inovação e mudanças tecnológicas; a globalização e explosão da informação; internacionalização; aceleração da investigação biomédica; crescente incorporação da tecnologia na prática clínica; novas referências nos sistemas de saúde; transições epidemiológicas; e os novos perfis dos estudantes que compactuavam ser a geração milenar.

Análise de Ferreira (2016, p. 156), ao comentar o estudo e trazer as considerações de suas evidências, é de que a "mudança do modelo de formação em saúde seria importante para reorientar o perfil dos trabalhadores de forma a fazê-los competentes para o enfrentamento das demandas do trabalho".

Essa competência para o perfil profissional deve ser ampliada, da dimensão técnica e cientifica nas áreas específicas, acrescentada de competências pessoais, de comunicação e organização, ao lidar com doentes, com os pares e com a sociedade em geral.

A autora destaca que toda fundamentação teórico-metodológica do modelo de competência, dimensionado no estudo de Frenk e Chen (2010), teve caráter de sustentabilidade na apresentação de suas análises discutidas. Ressalta, que a orientação teórica tinha base na promoção do pensamento crítico-científico capaz de produzir no aluno o estímulo por novos conhecimentos.

Ferreira (2016, p. 169) explica que segundo o estudo de Frenk e Chen(2010) os estímulos por novos conhecimentos deveriam "ser desenvolvidos por abordagens pedagógicas ativas centradas no desenvolvimento de competências, aos quais pressupôs a adoção de um modelo pedagógico *student-centered*", em que a monitorização da aprendizagem deveria ser feita pelo próprio estudante". Ao considerar o detalhamento do modelo de formação profissional em saúde identifica o "caráter filosófico, teórico e metodológico claro e bem definido".

A análise de Ferreira (2016, p. 161) ao considerar o detalhamento do modelo de formação profissional em saúde identifica o "caráter filosófico, teórico e metodológico claro e bem definido" e evidencia o modo inovador da proposta de Frenk e Chen (2010) para a criação das condições que permitissem ao estudante a "exploração de áreas de interesse individual, possibilitando a construção do seu próprio percurso educativo, contribuindo para a aprendizagem da tomada de decisão segura e consciente".

Conclui sua opinião com relação ao documento, considerando que o modelo educacional de Frenk e Chen (2010) demarca a proliferação de vários estudos nesta linha de pensamento com dimensões variadas, mas com bases sustentáveis nesse referencial.

Esclarece que o modelo educacional foi sistematicamente elaborado para que tivessem objetivos claros, orientados para as necessidades da prática profissional. Sugerindo às escolas de saúde a "implantação de um modelo educacional voltado para uma formação profissional crítica, capaz de aprender a aprender, de trabalhar em equipe, de estar atento à realidade social para prestar cuidados de saúde humanizados e de qualidade" (FERREIRA, 2016, p. 170).

Dessa forma, formação profissional em saúde por competência tornou-se o referencial do paradigma que propôs a substituição de modelos mais tradicionais. Sua base filosófica, teórica e metodológica contextualizada com as demandas do mundo contemporâneo, passou a contribuir com a forte tendência de mudanças em todos os sistemas de saúde e de formação profissional dos países no mundo pela via do redirecionamento das correntes pedagógicas voltadas para a aprendizagem integrada à educação pelo trabalho em saúde.

A Figura 2 identifica os elementos que demarcaram historicamente os modelos de formação profissional em saúde nos Brasil e seu reordenamento para o modelo de formação integrada às necessidades de saúde da população de forma a associar currículos das escolas de saúde às necessidades do SUS que demandaram o trabalho da saúde no mundo contemporâneo.

Figura 2 – Trajetória da Reorientação: do Senso Comum à Formação Profissional de RHS

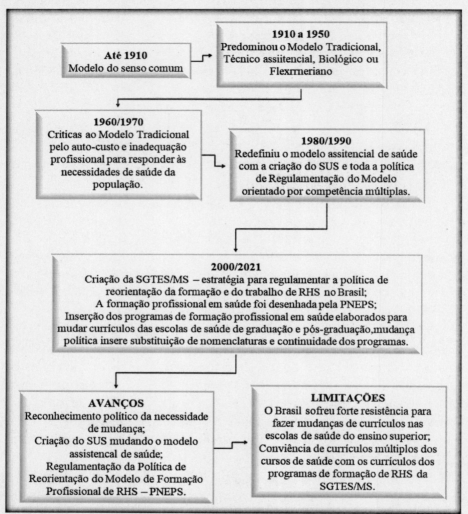

Fonte: Barreto (2019)

1.2.2 A TRAJETÓRIA SÓCIO-HISTÓRICA E POLÍTICA DE REORIENTAÇÃO DO MODELO DA FORMAÇÃO PROFISSIONAL EM SAÚDE NO BRASIL

A Saúde Pública Brasileira sofreu, desde a década de 1970, a forte influência das duas principais correntes de formação profissional em saúde: a Tradicional, de influência Flexneriana (1910) com abordagem técnico-assistencial e o Modelo por Competência, de abordagem técnica-humanizada, influenciada pelas grandes transformações ocorridas no mundo do trabalho, e pelo estudo coordenado por Frenk e Chen (2010).

O Modelo Tradicional teve seu auge no início da década de 1940, perdurando intensamente até o final dos anos de 1960. A partir de 1970 começaram a surgir as primeiras manifestações contrárias, preterindo adesão ao modelo de formação profissional por competência.

Diferentemente do modelo Flexner, o modelo da formação profissional em saúde por competência ainda não encontrou seu momento auge, mas efetivamente tem avançado nessa condução desde 1988 com a criação do SUS e tem sido, fortemente, recomendado pela SGTES/MS desde sua criação a partir de 2003.

No Brasil, ambos os modelos tiveram orientação teórica bem definida com clara evidência de suas diferenças e propostas pedagógicas contrárias. Entretanto, a literatura trouxe ECs de que o modelo de formação por competência apresenta fragilidades para a execução de seus componentes metodológicos conceituais de base. Evidencia a existência de uma política de regulamentação do modelo orientada para a formação por competência de aproximação ensino-serviço e a instituição permanente de currículos tradicionais dentro das escolas de saúde do ensino superior, convivendo de forma simultânea.

Legados do Movimento de Reforma Sanitária, expressos na VIII CNS em 1986, evidenciaram a trajetória histórica do caminho percorrido pelo Brasil para a proposta de formulação da política nacional de saúde e de formação profissional por competência para substituir o modelo de formação tradicional.

Contribuições do documento produzido na VIII CNS destacam a concepção do conceito ampliado de saúde como a orientação de base para construção do SUS como modelo assistencial da saúde para romper com o binômio saúde-doença e direcionar ações integradas de promoção, prevenção e cuidados de saúde pelo qual se inseriu o modelo sanitarista de formação e gestão de cuidados em saúde, representativo do modelo da integralidade desenhado pela PNEPS de 2004.

Em que pese a representação da VIII CNS para romper paradigmas e avançar com a reorientação do modelo assistencial e de formação em saúde, a literatura evidencia um atraso secular entre a mudança do modelo assistencial efetivamente, organizado pelo SUS a partir de 1988 e o reordenamento do modelo de formação profissional em saúde ser uma preocupação do MS somente em 2003 com a criação da SGTES/MS.

Haddad *et al.* (2009) destacam que uma das causas do distanciamento entre modelo assistencial e de formação profissional constituiu a falha dos órgãos governamentais pelo não atendimento do Art. 200 da CF de 1988 de ordenação do modelo de formação em saúde ante à responsabilidade do MS durante toda a década de 1990 que levou o país a várias manifestações reivindicatórias em defesa das mudanças necessárias.

A partir de 2003, o MS atribuiu à SGTES/MS a responsabilidade da organização do modelo e do planejamento para a elaboração de uma nova política de formação profissional em saúde, evidenciada pela literatura pelo desafio de propor uma reorientação teórico-metodológica de grandes impactos.

A base do modelo de formação deveria seguir a orientação dos fundamentos teórico-metodológicos de organização e gestão do SUS e se tornar referência para que as escolas de saúde de graduação e pós-graduação organizassem seus currículos e modelos de formação com projetos políticos pedagógicos aproximativos das necessidades de saúde da população e do próprio SUS.

Propostas orientadas para esse alcance foram conduzidas pela atuação intersetorial entre MEC/SESu, amparada, inicialmente, na Portaria Interministerial n.º 2.118 de 03/11/05, e, posteriormente, pelo Decreto Presidencial de 20 de junho de 2007, que instituiu, no âmbito dos Ministérios da Educação e da Saúde, a Comissão Interministerial de Gestão da Educação na Saúde.

Essa Comissão se tornou responsável pela formatação dessa nova política tomando a evidência de alguns fatores críticos da produção dos serviços de saúde, anteriores ao SUS, que representaram parâmetros para a elaboração de uma nova política de educação profissional em saúde.

Haddad *et al.* (2009) analisam que esses fatores caracterizavam a desarticulação acumulada na implementação de políticas sociais envolvendo os setores educacional e de prestação de serviços na área da saúde e revelam os desafios para serem enfrentados pela nova política. Esses desafios caracterizavam a necessidade de reduzir desigualdades regionais das oportunidades de formação em saúde e o desequilíbrio dessas oportunidades quanto aos aspectos quantitativos, qualificativos e de fixação de profissionais em regiões de difícil acesso.

A elaboração e implantação dessa política foi demarcada por reflexões que evidenciaram o contexto das grandes transformações socioeconômicas, da revolução tecnológica e do processo de envelhecimento humano que redirecionou o modelo de trabalho em saúde para atender às novas demandas da saúde da população brasileira.

Segundo Haddad *et al.* (2009), os gestores da educação e da saúde que fizeram parte da Comissão de formulação política do modelo, analisam que a formação profissional em saúde deveria ser fundamentada pelas considerações de análise desse contexto e pela constatação da crise global da FTS que se evidenciou no contexto brasileiro, argumentação teórico-crítica para fundamentar um modelo sobre novo paradigma.

Estes autores observam como principais elementos para a reorientação do modelo de formação em saúde: o contexto da expansão universitária brasileira, ocorrido em décadas anteriores que fomentou abertura de cursos e novas vagas de forma desordenada; o caráter da formação em saúde distante das necessidades de saúde da população; as condições demográficas da população brasileira, tanto por suas fronteiras de acesso como de atendimento à população idosa; os riscos epidemiológicos latentes que imperavam objetivos para o desenvolvimento do milênio; as experiências de modelos alternativos implantados por escolas de saúde em universidades e IES e as iniciativas dos precursoras de um novo modelo de formação que se evidenciou fortemente no Brasil entre os anos de 1980 e 1990, a exemplo das iniciativas do Programa Rede de Integração Docente Assistencial (IDA), o Programa União com a Comunidade (UNI), a Rede Unida e a Cinaem.

O debate crítico fundamentado por uma gestão de governo tecnicamente qualificada para a elaboração e implementação da nova política era latente, a literatura apresenta que havia grandes embates teórico-críticos e políticos de interesses divergentes que analisaram a existência de elementos que precisavam ser mais bem fundamentados.

Não se pode deixar de comentar que a reorientação do modelo de formação profissional em saúde no Brasil, desde suas primeiras manifestações, foi sempre rodeada de reações contraditórias, ora de muita aceitação, ora de muita rejeição e embates críticos.

1.2.3 O PLANEJAMENTO DA FTS E A REGULAMENTAÇÃO DA REORIENTAÇÃO DO MODELO DE FORMAÇÃO PROFISSIONAL DE SAÚDE NO BRASIL

Reflexões para essa análise consideraram o fato de que as transformações ocorridas no mundo com a inserção das novas tecnologias do trabalho, iniciadas ao final do século XX, foram determinantes nas representações das mudanças que se fizeram no Brasil com evidências da necessidade de aprofundamento de estudos para compreender a prática do planejamento como uma ferramenta e prática pedagógica inovadora, utilizada como ação colaborativa para a composição de uma política de formação profissional em saúde ordenadora de um novo modelo.

A literatura reconhece que o planejamento da FTS é um dos frutos positivos adquiridos das manifestações e reivindicações do Movimento de Reforma Sanitária para mudança no modelo assistencial e da formação profissional em saúde no Brasil.

Como estratégia política ordenadora das ações do MS, o planejamento da FTS se tornou estratégia colaborativa para o desenvolvimento de outras ações e novos planejamentos colaborando para a perspectiva de reordenação da política de formação profissional em saúde e sua possibilidade de efetivar a mudança curricular dentro das escolas de saúde de graduação e pós-graduação.

O planejamento da FTS foi o responsável pela (re)ordenação das políticas de saúde e educação no Brasil a partir de 1990, quando numa ação colaborativa contribuiu com a construção da nova Política de Formação Profissional de RHS, ordenada pela Comissão Interministerial de Gestão da Educação na Saúde, do MS e MEC.

A nova política estava sustentada em patamares ideológicos, de viés socioeconômico globalizado com quem mantinha uma interface. Tinha estrutura formulada e fundamentada em princípios que estabeleceram concepção de competência profissional em saúde retirada das grandes transformações do mundo contemporâneo, das análises do estudo de Frenk e Chen (2010) e das discussões teórico-metodológica traçadas, historicamente no cenário brasileiro, especialmente com o Movimento de Reforma Sanitária.

Essa política não trazia definição clara sobre a compreensão de competência em seus documentos de regulamentação. Entretanto, a organização do modelo de formação profissional por competência teve no planejamento da FTS a orientação para fundamentar a necessidade de substituição do modelo tradicional, de base biológica e mecânica para o modelo de integralidade do atendimento e promoção do cuidado da saúde.

A melhor compreensão da competência se sustentava no trabalho em equipe, na participação social para o desenvolvimento de ações coletivas de educação na saúde, prevenção de doenças e agravos decorrentes com atendimento biopsicossocial na rede de serviços do SUS (BRASIL, 2004).

A (re)ordenação do modelo de formação profissional em saúde trouxe a compreensão de competência atribuída a uma ideia de significado para um modelo de formação capaz de responder criticamente e de forma contextualizada com os cenários das grandes transformações socioeconômicas, políticas e ideológicas do mundo contemporâneo para responder às necessidades de saúde da população brasileira.

Os princípios prevalentes que fundamentaram a política de reorientação do modelo de formação profissional em saúde incluem a integralidade como melhor forma de conduzir o modelo de formação profissional por competência. O termo competência em saúde não teve uma base teórica-metodológica bem definida a princípio, pronta e acabada em si mesmo. Ao contrário disso, foi apontado pela PNEPS (2004) como um elemento que deu significado nas formas de atribuição do entendimento ao processo educacional permanente.

Em 2007, a PNEPS reconfigurou esse entendimento de aproximação com a EPS dimensionando conhecimentos, habilidades e atitudes capazes de sustentar uma prática efetiva de EP no cotidiano das práticas de saúde. A prática do planejamento da FTS teve ação colaborativa, novamente contribuindo com a produção e organização do conhecimento científico para dar as bases de sustentação ao modelo orientado pela Política de Formação Profissional de RHS.

Resultados dessa prática compreendem, no cenário mundial, a preocupação com sistemas de saúde, modelos de assistência e práticas de cuidado agravados por contexto de pobreza e problemas sociais, além da lógica do mercado, regulação de recursos para o setor, divisão técnica e social do trabalho e a fragmentação dos modelos tradicionais de formação em saúde.

No cenário brasileiro se compreendeu que tratar a questão de RHS era complexo, ainda que existisse uma produção científica de grandes acervos documentados, especialmente após a criação da SGTES/MS.

O acervo documental produzido pelo MS permite ampliar a capacidade de investigação para a produção de novos conhecimentos. Tem a preocupação de procurar compreender FTS, pessoal da saúde, profissionais ou coletivos do trabalho na construção mais adequada para formatação do modelo de competência.

Desta preocupação se adquiriu o entendimento de que o termo RHS deveria ser modificado, ou melhor, substituído pelo termo profissionais da saúde numa tentativa de aproximação da gestão do trabalho, seus processos e organização que o diferenciasse do modelo da administração de recursos públicos na lógica material do trabalho.

Premissas que fundamentaram a Política de Formação Profissional em Saúde no Brasil tiveram íntima ligação com o modelo assistencial de saúde, reformulado pelo SUS na década de 1980 e interrelacionaram dois campos de intervenção: o mundo da formação e o mundo do trabalho.

Ação Regulatória e o planejamento da FTS referenciados por essa política deveriam conformar e se intermediar por esses dois grandes campos como integrantes fundamentais de um mesmo processo (BRASIL, 2003).

O MS explica que o desenho para a construção do modelo deve partir da reorientação do modelo tradicional de formação profissional em saúde para a elaboração de um modelo de bases sólidas, alinhado aos princípios e diretrizes que deram a sustentação ao SUS. Estes foram fundamentados na CF de 1988 e nas Leis 8080/1990 e a Lei 8.142/ 1990, ambas reconhecidas como LOS.

Artigo 200 da CF/1988, determina ao SUS "ordenar a formação de RHS" e a LOS atribuír ao MS, por meio do SUS, a "promoção e articulação entre a educação e as entidades responsáveis pela formação de RHS" (Art.16) com o objetivo de "organização de um sistema de formação de RHS em todos os níveis de ensino, inclusive na pós-graduação, bem como na elaboração de programas de permanente aperfeiçoamento de pessoal" (Art. 27º).

Dessa forma, os caminhos metodológicos de reordenação do modelo de formação em saúde são evidenciados por seus eixos centrais da mudança: orientação teórica, abordagem pedagógica e cenários de práticas.

Os princípios e diretrizes de fundamentação do SUS dão a visibilidade teórica ao modelo, a orientação de promoção do cuidado e integralidade para atenção em saúde, direcionam a compreensão de que o modelo deve ser contextualizado com a realidade territorializada de cada local aproximando alunos da atenção básica, identificando daí os cenários de práticas do ensino na saúde.

Evidências científicas trazidas pela literatura explicam que o SUS representa o elemento central para a construção do modelo de formação profissional por se constituir o espaço das práticas de saúde de aproximação ensino-serviço-comunidade, ordenado seu funcionamento em toda a rede de atenção do cuidado na saúde, especificamente priorizada para a atenção básica.

Documentos que fundamentam e caracterizam a política de reorientação do modelo de formação profissional em saúde foram regulamentados pelas DCNs de todos os cursos e pela PNEPS.

As DCNs ficaram com a responsabilidade da orientação dos pressupostos, princípios e diretrizes comuns da graduação em saúde para a formação profissional no SUS, especialmente para a rede de AB e para à rede de Urgência e Emergência (RUE), com vistas à integração da saúde no processo formativo.

A partir da década de 2000, as DCNs tiveram a responsabilidade de substituição dos currículos mínimos para os cursos de saúde contribuindo com a reorientação da estrutura curricular dos 14 cursos de saúde do ensino superior reconhecidos pela Portaria do CNS n.º 287/1998 – Assistentes Sociais, Biólogos, Biomédicos, profissionais de Educação Física, Enfermeiros, Farmacêuticos, Fisioterapeutas, Fonoaudiólogos, Médicos, Médicos Veterinários, Nutricionistas, Odontólogos, Psicólogos e Terapeutas Ocupacionais. Recentemente passaram a ser consideradas pelo MS as profissões de Saúde Coletiva, Física Médica e de áreas afins desde que regulamentadas pelo MEC.

A PNEPS – Portaria/MS n.º 198/ 2004 e suas atualizações recomendadas no documento de substituição Portaria/MS n.º 1996/2007 e Documento Referência da Educação na Saúde (BRASIL, 2009) representou estratégia do SUS para a formação e o desenvolvimento de trabalhadores da saúde com determinação de que as universidades, pautadas nas DCNs, deveriam transformar, juntamente com os serviços, suas práticas de saúde e de ensino (Art. 1º, 2004) sendo responsabilidade obrigatória o reordenamento do modelo no eixo central das mudanças.

Esses documentos somados dão o sentido da competência profissional em saúde desejada pelo Movimento de Reforma Sanitária e registram a Política de Reorientação da Formação Profissional em Saúde no Brasil.

Estrategicamente, o planejamento da FTS o SUS para ser referência de mudança para o modelo de formação profissional em saúde tratado pelos eixos centrais da mudança, para a aproximação ensino-serviço-comunidade (BRASIL, 1990, 2004).

O planejamento da FTS muda o paradigma do modelo de formação profissional em saúde por trazer a orientação do "caráter social e humanizado da ação educativa sem negar a importância da formação técnica específica" (CARDOSO *et al.*, 2017, p. 12).

A literatura aponta grandes investimentos interministeriais para formulação de uma política de formação profissional em saúde com grandes avanços. Também, apresenta avanços na organização teórico-metodológica de estrutura e funcionamento. Contudo, evidencia pouco interesse do Governo Federal em investimentos científicos adequados para aprofundar estudos que possam tratar dos problemas de saúde vinculados aos RHS e à crise da FTS brasileira, observados pelo descompasso entre o cenário da formação na escola e nos serviços de saúde, a urgente necessidade de adequação desses espaços e reestruturação de competências e responsabilidades para assegurar aos trabalhadores docentes e profissionais do serviço condições adequadas para implantação, manutenção e permanência na continuidade pela mudança.

1.2.4 OS DESAFIOS DA INTEGRALIDADE PARA A FORMAÇÃO DOS PROFISSIONAIS DE SAÚDE

O modelo de formação profissional em saúde, registrado em documentos elaborados pela SGTES/MS, é evidenciado pela literatura como sendo de inspiração do caráter multidimensinal do trabalho, da natureza multidimensinal da competência, da organização dos profissionais por equipes, relação de produção imaterial e sistêmica do mundo contemporâneo e dos condicionamentos comportamentais potencializadores da produção de novos conhecimentos.

Por outro lado, as evidências científicas desses registros observam inspiração nos fundamentos de sustentação do SUS que direcionam seus princípios e diretrizes de organização e funcionamento em princípios doutrinários fundamentados pela promoção da saúde e integralidade do cuidado.

A competência, que antes tinha caráter de domínio do saber científico, de rigor teórico que se bastava para responder a uma ação específica desarticulada, serviu de inspiração para a compreensão do desenvolvimento de habilidades técnicas e socialmente produzidas, constituindo o conteúdo da própria competência em saúde.

A competência que inspira a orientação para o trabalho em saúde tem sua construção elaborada por meio de três categorias, evidenciadas por Aguiar e Ribeiro (2010, p. 376) de hierarquia entre a habilidade e a competência; a influência do contexto para a formação dos sujeitos e a ampliação do próprio entendimento de competência de maior abrangência e natureza diversa.

Dessa forma, o modelo de formação profissional em saúde para o SUS foi pensado para integralizar o trabalho na centralidade das práticas de saúde, exigindo da formação de seus profissionais base teórico-metodológico de múltiplas multidimensões, envolvimento da ação metodológica de ativação da capacidade crítica, reflexiva, interativa e propositiva pelo qual "o processo de ensino-aprendizagem deve está inserido no mundo do trabalho" (AGUIAR; RIBEIRO, 2010, p. 379).

A literatura apresenta o entendimento de que a reorientação do modelo de formação profissional em saúde teve uma ação formativa de integração indissociável entre teoria-prática e um modelo pedagógico assegurado pela ação ensino-serviço-comunidade. O sentido da competência inspiradora do modelo de formação profissional em saúde teve a compreensão dada pela PNEPS como modelo da integralidade de aproximação ensino-serviço na centralidade da EPS produzir conhecimento contextualizado com as demandas de saúde da população.

Explicações dessa construção estão evidenciadas nos documentos do MS de que a integração se deu pelo processo de educação permanente sustentada pela PNEPS (2007) e teve caráter de formação colaborativa em que se inseriram as necessidades de formação interdisciplinar, interprofissional e intersetorial.

A integralidade como ação formativa está fundamentada na base do modelo de formação profissional que redirecionou o trabalho em saúde para uma linha sistêmica da ação colaborativa e da tomada de decisão única e compartilhada por responsabilidades múltiplas entre os diferentes profissionais e setores da saúde que se integraram: municipal, estadual e nacional.

Entretanto, as principais linhas reivindicatórias da competência que lideraram o Movimento de Reforma Sanitária para a ampliação do conceito de saúde e criação do SUS deram o significado ao modelo de competência que se desejava para o trabalho em saúde e serviram como direcionamento das suas bases de fundamentação.

A formação profissional em saúde, de inspiração no SUS, tem suas bases formuladas no conceito ampliado da saúde, surgido da ideia de tratar as pessoas em diferentes níveis de cuidado e atenção para um atendimento integralizado em toda a rede dos serviços de saúde, sem desqualificar outros espaços necessários para integralizar o cuidado no atendimento, do qual se compreendeu também a ideia de intersetoriedade para dialogar com outras políticas setoriais de atendimento ao cidadão, não necessariamente da saúde.

O projeto pedagógico que caracteriza o modelo da integralidade é explicado pela mesma base dos conceitos que fundamentaram a criação do SUS.

A orientação teórica estendeu-se do modelo assistencial para o modelo da formação dos trabalhadores. A explicação que sustenta o conceito fundamentado na construção do SUS parte da ideia de sistema único pela qual se teve a noção de que não se estava falando de um novo serviço ou órgão público, mas de um conjunto de várias instituições, dos três níveis de governo e do setor privado contratado e conveniado, para interagirem com um fim comum.

Princípios fundamentais para a organização dos serviços de saúde caracterizaram a natureza da integralidade na formação de seus trabalhadores ao incluírem a universalidade para integrar saúde como um direito de todos, a equidade como forma de diminuir as desigualdades e garantir a todas as pessoas, em igualdade de condições, o acesso às ações e serviços dos diferentes níveis de complexidade do sistema e a integralidade do atendimento que implicou reconhecer na prática que cada pessoa é um todo indivisível, integrante de uma comunidade, e suas ações de promoção, proteção e reabilitação da saúde também não podem ser compartimentalizadas, configurando um sistema capaz de prestar assistência integral.

Documentos do MS (2014, 2017, 2018)[9] que discutiram a PNEPS evidenciam que as diretrizes de fundamentação para o modelo de funcio-

---

[9] Citam-se aqui alguns destes documentos: 1) *Educação Permanente em Saúde: um movimento instituinte de novas práticas no Ministério da Saúde*: "Agenda 2014 para trabalhadores do MS"; 2) Portaria nº 3.194, de 28 de novembro de 2017 que dispõe sobre o Programa para o Fortalecimento das Práticas de Educação Permanente em Saúde no

namento SUS inspiraram a integralidade para formação profissional em saúde pela compreensão de que a organização dos serviços de saúde, de forma planejada, seria necessária para atendimento integral nas condições de regionalização e hierarquização, de acordo com os níveis de complexidade tecnológica crescente, dispostos em uma área geográfica, delimitada e com a definição da população a ser atendida, conforme o planejamento demográfico e epidemiológico que, efetivamente, trouxesse a resolutividade dos problemas de saúde.

A descentralização se assentou na concepção de que quanto mais perto do fato a decisão fosse tomada, maior a possibilidade do acerto. Por meio da descentralização, surgiu a dimensão do trabalho social e humanizado e a participação social que sustentou a ideia de decisão compartilhada e horizontalizada para o cuidado em saúde com caráter de permanência e representatividade.

A natureza pedagógica da competência do modelo da integralidade seguiu as linhas de análise do modelo ordenado pelo MS para o SUS de dimensionar formação interprofissional, interdisciplinar e intersetorial ao modelo assistencial.

Essas dimensões qualificam o modelo da integralidade da formação profissional em saúde ao redirecionar a competência profissional de aquisição de técnicas científicas específicas para uma única ação profissional e elevam a dimensão de competência para um conjunto de atividades multiprofissionais, que fez uso de multimétodos e do conhecimento interdisciplinar (AGUIAR; RIBEIRO, 2010), com colaboração e participação nos diálogos que pretendiam para trazer respostas às necessidades de saúde da população.

Vários autores passaram a discutir o redireccionamento pedagógico da formação profissional em saúde, a exemplo de Peduzzi *et al.* (2013), que explicam ser um modelo de aproximação dos vários profissionais da saúde, para, no processo formativo, dialogar com os problemas de saúde, contemplando visões diferentes do conhecimento, as experiências e práticas de cada sujeito.

Estrategicamente, os autores explicam que a escolha pela formação conjunta dos profissionais não requer aglomerar, de forma paralela,

---

Sistema Único de Saúde; 3) Termo de referência para as Oficinas Regionais PNEPS, 2017. 4) Relatório Consolidado sobre o processo de implementação da Política Nacional de Educação permanente em Saúde (PNEPS, 2018; 5) Laboratório de Inovação em Educação na Saúde com ênfase em Educação Permanente, 2018; 6) Política Nacional de Educação Permanente em Saúde: o que se tem produzido para o seu fortalecimento, 2018.

vários profissionais de saúde, porque dimensionaria a retomada do caráter multiprofissional, de presença marcante da hierarquização dos saberes. A melhor opção foi dimensionar formação colaborativa que dispensasse a hierarquização entre as profissões e estabelecesse relações dialogadas entre os pares das diferentes profissões, de forma horizontalizada.

O modelo da integralidade pretende reorientar o saber de um único profissional para encontrar resposta de saúde numa abordagem interprofissional como uma das substituições do modelo tradicional.

O caráter interdisciplinar da ação pedagógica dimensiona ampliar análises do conhecimento de efetivos impactos nas práticas de saúde, trazidas dos saberes de inspiração das várias ciências que dialogam com a ciência da saúde e se considera a representação de seus diferentes saberes que se integram à rede de serviços de saúde do SUS.

O modelo inclui dimensões humanas, sociais, demográficas e epidemiológicas, além dos saberes cognitivos, emocionais e comportamentais afetivos e éticos que levaram a uma formação com pretensões de mudar a cultura dos profissionais da saúde para o desenvolvimento de competências dimensionadas pela ampliação das capacidades e habilidades motoras, intelectuais e humanizadas do qual se retirou o significado da competência da formação em saúde para atender à complexidade dos problemas que demandaram serviços para seus trabalhadores da saúde (GONZALÉS; ALMEIDA, 2010).

O caráter interprofissional tem a intenção da ação colaborativa do atendimento que o diferenciou do agrupamento de pessoas em convivência paralela, com intenção de substituir o modelo fragmentado de articulação multiprofissional, de ajuntamento de profissionais que se desarticulam para a tomada de decisões de enfrentamento dos problemas de saúde pelo forte traço da hierarquização entre as profissões.

A multiprofissionalidade caracteriza o modelo tradicional de formação dos RHS e tem resistido às mudanças, permanecendo nas escolas de forma hegemônica, como também, nas práticas dos serviços de saúde. Seu caráter de uniprofissinalidade não permite práticas colaborativas e nem a horizontalidade das ações, pois, tem como princípio a hierarquização de saberes e a justaposição do comportamento atuando dentro do núcleo específico de cada profissão, tecnicamente orientado para tratar doenças (PEDUZZI *et al.*, 2013).

Especificamente, a substituição de modelos na formação dos profissionais de saúde, fundamentada na proposta de prioridade do atendimento na atenção básica para promoção da saúde dos indivíduos, da família e da sociedade, prevenção de doenças e agravos decorrentes, está fundamentada na urgência de os profissionais da saúde encontrarem respostas para atender necessidades de saúde da população.

O Princípio da Integralidade movimenta a construção de colaboração entre profissionais, exige abordagens pedagógicas ativas e contextualizadas, diálogos permanentes para criação de vínculos e otimização do trabalho em equipes com vistas a ampliar a dimensão do cuidado, a resolutividade dos problemas de saúde da população, a qualidade de vida dos assistidos somando participação da comunidade e controle social (BRASIL, 2004, 2006). A Integralidade exige pensar o cuidado da saúde de forma estratégica em toda a rede de serviços do SUS, para otimizar o atendimento e diminuir seus custos.

Os desafios para a implantação do modelo assistencial não foram poucos e a literatura chama a atenção para a necessidade de maiores estudos investigativos e fundamentados que possam ir para além de relatos de experiências e boas práticas de colaboração registradas.

Apesar de normatizados os avanços descritos, evidenciaram-se dificuldades que limitaram a efetiva operacionalização do cuidado integral de saúde, citados, entre os vários problemas, a excessiva qualidade técnica profissionalizante em detrimento da formação social, carente do caráter humanizado para o atendimento integral (PIERONTONI *et al.*, 2012), as confusões teóricas e práticas quanto à compreensão de seus principais conceitos disciplinar, profissional e setorial precedidos dos sufixos trans, multi, inter, (PEDUZZI *et al.*, 2013), os persistentes desafios a serem superados, sobretudo no compartilhamento de objetivos e no estreitamento das relações com base no diálogo entre instituições de ensino e de serviços de saúde, e a grave evidência de que faltam respostas concretas, coerentes com a realidade das diretrizes que nortearam a integração ensino-serviço por meio dos convênios celebrados que "interferiram no desenvolvimento das vivências dos alunos nos cenários da prática, nos trabalhos dos docentes e da equipe de saúde" (BREHMEN, 2014, p. 235).

Resistências à horizontalidade da ação profissional participativa e às práticas colaborativas entre os pares, confundidas com a condução multiprofissional, são outros agravos que se descrevem na falta de estrutura para funcionamento da aprendizagem em cenários de práticas diversificados, especialmente no SUS. As dificuldades que desafiaram a prática do planejamento das ações pedagógicas com a participação dos profissionais do serviço e do ensino são problemas permanentes que desafiam a formação profissional em saúde para os novos tempos que contemplam a integralidade na reorientação do modelo.

A mesma literatura aponta que os avanços do SUS não foram suficientes para avançar na mesma proporção com o modelo de formação profissional em saúde nos currículos das IES que possuem cursos de saúde em seus programas de graduação e pós-graduação (HADDAD, 2008; SILVA *et al.,* 2009; GONZALÉS; ALMEIDA, 2010; BATISTA, 2013; DIAS, 2013). Ressalta-se que experiências que intentaram a mudança do modelo de formação de RHS contribuíram para o repensar da formação profissional e avançar na formulação da política de saúde no país em sua legislação e nos PPP dos cursos de Saúde, mas não contribuíram para mudança dos currículos no momento de suas ações mais efetivas.

Propostas de mudança de currículo na formação dos profissionais de saúde ainda são um desafio, bem como a mudança cultural de seus principais atores e instituições para vivenciar uma reorganização do ensino associada a relações colaborativas entre profissionais, integradas às necessidades de saúde da população e do SUS, formação para além dos muros da escola e participação social ativa, entre outras.

No quadro 4, apresenta-se a organização do Modelo de Formação da Integralidade com base nas contribuições do modelo da competência.

Quadro 4 – Competência para o Modelo de Formação Profissional em Saúde Integral

Contribuições da Competência	Modelo da Integralidade
Base filosófica, teórica e metodológica contextualizada com as demandas das profundas transformações ocorridas no mundo contemporâneo que passaram a contribuir com a forte tendência de mudanças em todos os sistemas de saúde e de formação profissional dos países no mundo.	**Orientação teórica** – Base na promoção do pensamento crítico-científico capaz de produzir no aluno o estímulo por novos conhecimentos; **Abordagem Pedagógica** – Estímulo por novos conhecimentos de forma ativa centrada no desenvolvimento de competências, as quais pressupôs a adoção de um modelo pedagógico *"student-centered"*, em que a monitorização da aprendizagem deve ser feita pelo próprio estudante; **Cenário de práticas** – De modo inovador, pressupôs atender criação das condições que permitissem ao estudante a exploração de áreas de interesse individual, possibilitando a construção do seu próprio percurso educativo, contribuindo para a aprendizagem da tomada de decisão segura e consciente.
Reordenou o modelo de formação adequado ao contexto de grandes mudanças. Levou o Brasil a compor seu modelo de formação profissional em saúde.	Sugere às escolas de saúde a implantação de um modelo educacional voltado para uma formação profissional crítica, capaz de aprender a aprender, de trabalhar em equipe, de estar atento à realidade social para prestar cuidados de saúde humanizados e de qualidade.

Fonte: Barreto (2019)

1.3 MODELO DA EDUCAÇÃO PELO TRABALHO EM SAÚDE: A ORIENTAÇÃO PARA A MUDANÇA

As grandes transformações ocorridas no mundo do trabalho, ao final do século XX, lideradas por uma nova ordem mundial globalizada, conduziram países do mundo inteiro a um reordenamento sociopolítico e econômico sem precedentes. Estruturadas para provocar mudanças, estas transformações exigiram dos países um posicionamento adequado para se ajustar às novas regras.

A globalização realizada no Brasil impulsionou mudanças que reordenaram o modelo de Estado e exigiram ajustes fiscais e reorientação em todas as políticas públicas.

Na área educacional, registro de maior significado consiste na mudança provocada pela nova LDB datada de 1996, que trouxe alterações profundas em seu texto legal de ordenação política para a formação profissional sobre novos patamares.

Pela primeira vez, uma legislação ampliou a finalidade da educação escolar para além da formação para o trabalho e seu cenário para além dos muros da escola.

A LDB (1996, s/p) faz clara referência de que a educação deve "abranger o mundo do trabalho e a prática social" e deve ser desenvolvida em seus processos formativos "na vida familiar, na convivência humana, no trabalho, nas instituições de ensino e pesquisa, nos movimentos sociais e organizações da sociedade civil, e nas manifestações culturais" (BRASIL, 1996, art. 1º).

Essas mudanças deram significado à competência de melhor representação para desenvolvimento do trabalho no mundo contemporâneo e evidenciaram as necessidades trazidas deste cenário para a reorientação das demais políticas públicas.

O texto legal da LDB de 1996 incidiu, para o ensino superior, em seu Art. 43 a responsabilidade de desenvolver no aprendiz o pensamento reflexivo, colaborativo e permanente por meio da formação continuada, desejo permanente para aperfeiçoamento cultural e profissional de forma a integrar conhecimentos e estimular o conhecimento dos problemas do mundo presente, estabelecendo uma relação de reciprocidade com a sociedade e estímulo à comunicação sob diferentes formas.

Recomendações legais trazidas pelo texto são as principais representações que passaram a ser parte do discurso de reorientação do modelo de formação profissional em saúde. Essas mudanças incidiram tanto na organização do sistema educacional quanto na(s) concepção(ões) de formação no ensino superior.

Conterno *et al.* (2013) evidenciam o fim da concepção de currículos mínimos para os cursos de graduação e a publicação de documentos oficiais em que se explicitavam as orientações teórico-pedagógicas para a formação superior com indicações da necessidade de formação profissional adequada ao modelo assistencial da saúde. Todo processo de reorientação do modelo educacional, ainda que instituído legalmente, sofreu a forte influência

FORMAÇÃO PROFISSIONAL EM SAÚDE

da OPAS e OMS, que desde 1980 já trabalhavam no país a recomendação de reorientação do modelo educacional com vistas à implantação do modelo de educação permanente com práticas de colaboração da educação interprofissional.

Na área da saúde, três documentos foram fundamentais para o redirecionamento das mudanças, a saber: as DCNs (2001) para os cursos de graduação em saúde, PNEPS (2004/2007) e o Programa Nacional de Reorientação da Formação Profissional em Saúde (Pró-Saúde), de 2005, que procurou reorientar os cursos de medicina, odontologia e enfermagem que faziam parte da equipe básica de saúde da Estratégia de Saúde da Família, e de 2007 que ampliou a proposta de reorientação para todos os cursos de saúde reconhecidos pelo CNS desde 1998. Em que pese esses documentos terem sido gerados no início da década de 2000, eles foram os representantes das mudanças que se desencadearam em anos subsequentes.

Conterno *et al.* (2013) explicam que anterior à consolidação desses documentos, outras recomendações de cunho internacional provocaram forte influência para a implantação dos princípios pedagógicos inovadores utilizados para a educação de adultos, problematizando as origens teórico-metodológicas dos referenciais existentes para o ensino profissionalizante em todos os níveis, em especial no ensino superior.

A literatura evidencia representação significativa de investimentos, tanto financeiros quanto humanos, a fim de promover mudanças na formação dos profissionais de saúde no Brasil, mudanças que tiveram como parâmetro a formação para o SUS (CECCIM, 2005; SILVA *et al.,* 2011; PAULINO *et al.,* 2012; CONTERNO *et al.,* 2013).

Em diferentes documentos oficiais elaborados pelo MS e MEC, pela OPAS e OMS, verifica-se "a urgente necessidade de reformar os currículos das graduações em saúde a fim de superar o processo de formação profissional, considerado tradicional e inadequado, tal como desenvolvido, pelas instituições de ensino superior até então" (CONTERNO, 2013 p. 504).

De um modo geral, o Brasil sofreu as influências do contexto das mudanças trazendo para a política de reorientação da formação profissional em saúde as recomendações da nova ordem mundial orientada para o campo da educação a aquisição de competência profissional, sustentada na relação sistêmica de saberes integrando teoria-prática de forma indissociável. Com fundamentos teórico-metodológicos centralizados na EP e abordagens pedagógicas de colaboração inspiradas na EIP.

A reorientação do modelo educacional colaborou para que as DCNs dos cursos de saúde orientassem melhor os currículos e os processos de ensino-aprendizagem e para que egressos pudessem adquirir o desenvolvimento de competências e habilidades profissionais necessárias para responder às exigências legais.

Dados significativos das DCN 2001 para o curso de medicina apontava para a mudança de paradigma na formação em saúde com referência de substituição de modelos tradicionais para um modelo sanitarista e integrado às necessidades do SUS, que se opunha ao modelo biomédico da formação tradicional.

De acordo com a NOB/RH-SUS (2003), os novos enfoques teóricos e de produção tecnológica do campo da saúde demandam novos perfis profissionais e, para formá-los, seria necessário que instituições de ensino de todos os níveis se comprometessem com o SUS e seu modelo assistencial, sugerindo EPS e EIP como pontos fundamentais de entrada e de saída dos profissionais de saúde no processo de formação e do trabalho.

Nesse âmbito, a PNEPS e as DCN são citadas para o cumprimento das novas diretrizes e estratégias da formação profissional em saúde. Destaque para DCN do Curso de Medicina (Parecer CNE/CES n.º 116/2014, aprovado em 03 de abril de 2014) que foi a recomendação de obrigatoriedade de a formação profissional ser estruturada desde o início do curso para a inserção do aluno na rede de AB do SUS com vistas à integração da saúde no processo formativo. Estrategicamente, cumpriu-se essa orientação com recursos pedagógicos orientados na base da EP e EIP para o qual foi fundamental o desenvolvimento de um modelo de educação pelo trabalho na saúde.

Documentos que trazem o SUS como referência da formação profissional na perspectiva da integralidade do cuidado em saúde propõem a inclusão da formação interprofissional em saúde como um desafio a ser enfrentado. Sugerem que a formação profissional seja organizada com vistas não apenas para a gestão do serviço como também para a formação de profissionais com propostas curriculares que possam, democraticamente, instituir o exercitar do senso crítico das condições de vida, saúde e trabalho da população, potencializando alternativas e possibilidades de tratar a todos com dignidade e cidadania, no que implica mudar o perfil do atendimento do cuidado em saúde.

Dentre as principais mudanças que esses documentos apresentam citam-se: formação generalista em substituição à franca proliferação de

FORMAÇÃO PROFISSIONAL EM SAÚDE

profissionais especialistas, exercício de competências e habilidades e uso de metodologias ativas, currículo integrado (ensino-serviço-comunidade) com evidência da EP e EIP, processo de humanização nas práticas de saúde com vistas ao desenvolvimento de um perfil de egresso com perspectiva de responsabilidade social e compromisso com a cidadania, conteúdos de formação contemplando necessidades de saúde dos indivíduos e das populações referidas com inclusão de dimensões éticas e humanistas, integração e interdisciplinaridade agregando as dimensões biológicas, psicológicas, sociais e ambientais, uso de diferentes cenários de prática e trabalho em equipes multiprofissionais com interação ativa entre alunos, usuários e profissionais de saúde.

Nessa perspectiva, a análise crítica das evidências científicas observadas trouxe para a discussão a caracterização do que se desejou desses dois modelos de educação: a intenção de apenas identificar seu papel e contribuição para a organização do modelo de formação profissional em saúde.

1.3.1 FUNDAMENTAÇÃO TEÓRICO-METODOLÓGICA E CRÍTICA À CENTRALIDADE DA FORMAÇÃO PROFISSIONAL EM SAÚDE – EDUCAÇÃO PERMANENTE

A EP é uma ideia antiga de origem filosófica, datada de séculos antes de Cristo. Assenta-se na compreensão oriental de que "todo estudo é interminável" (TAO TÖ KING, 1967 *apud* GADOTTI, 1982, p. 56). No século XVIII, essa ideia filosófica passou a compor a hermenêutica da formação dos trabalhadores para a indústria, sustentada na concepção revolucionária do processo industrial de formação contínua no decorrer da vida inteira, sob pena de negar a própria cultura científica em que, sem a escola permanente, não poderia existir ciência (GADOTTI, 1982).

O termo Educação Permanente surgiu na França em 1955, criado por Pierre Arants, e foi oficializado no ano seguinte pela Liga Francesa em um documento do Ministério da Educação daquele país que propunha assegurar a promoção do trabalho de forma permanente, reconhecendo que a formação profissional não poderia ser realizada somente em oficinas e fábricas, mas sobre o prolongamento da escolaridade obrigatória e a reforma do ensino público (GADOTTI, 1982).

Ao final da década de 1960, o termo foi difundido pela Organização para a Educação, a Ciência e a Cultura das Nações Unidas (Unesco) fundamentado na Teoria do Capital Humano, que compreendeu a qualificação do fator humano como um dos mais importantes meios para a produtividade econômica e o desenvolvimento do país (LEMOS, 2016, p. 914).

A EP estava vinculada historicamente ao desenvolvimento da ciência e de novas tecnologias do trabalho como parte das exigências econômicas revolucionárias, e passou a compor quadro preciso de orientação para a aprendizagem continuada da ciência, das técnicas e das relações sociais vinculadas à compreensão do desenvolvimento de competências para o trabalho multidimensional na contemporaneidade.

Como princípio da política educacional da UNESCO, do Conselho da Europa e da Organização da Cooperação do Desenvolvimento Econômico — pós 1968 — a EP veio substituir o sistema "tradicional" de ensino para um sistema de educação permanente (CUNHA, 2005).

Na década de 1970, a EP foi formulada por pressupostos teóricos de reconhecimento do adulto como sujeito de educação e a consequente aceitação dos espaços de aprendizagem para além da escola, ao longo de toda a vida, no contexto comunitário e do trabalho (BOLLELA, 2014, p. 12).

O processo pedagógico orientado pela EP caracteriza um modelo permanente de aprendizagem compreendido por relações democráticas de formação geral. Este processo foi estruturado por meio de metodologias ativas direcionadas para funcionar como um mecanismo de projeção do sujeito aprendiz adquirir a promoção humana e social, formação e aperfeiçoamento profissional, treinamento para a mudança da sociedade, organização política e postura crítica, de procedimento ético orientado para leitura contextualizada com as necessidades da produção do trabalho.

A EP passou a ter orientação institucional com investimentos do Poder Público, em leis, estruturas, programas e métodos de ensino e aprendizagem, estrategicamente elaboradas como ações de transformação do sistema tradicional de ensino e adaptação dos indivíduos às mudanças provocadas pela ciência, novas tecnologias e o novo modo industrial de produção revolucionário.

As discussões sobre sua melhor terminologia passaram a dizer respeito a um processo de construção e desconstrução, seguindo a lógica de melhor adaptação, orientada pela permanência ou pela continuidade, usualmente utilizadas de forma aleatórias.

EP ou Educação Continuada (EC) tiveram sempre uma proximidade conceitual, observada na literatura com alguns avanços epistemológicos conferindo a ambas uma dimensão temporal de continuidade de aprendizagem por toda a vida com inserção metodológica diferenciada.

A literatura identifica a EC relacionada ao prosseguimento da formação inicial com objetivo de alcançar o aperfeiçoamento profissional e a EP relacionada ao significado do contexto histórico, político e econômico, considerada pelas transformações societárias e os interesses vigentes das classes sociais, decorrentes das mudanças vistas no processo e dinamização do mercado e da formação profissional.

Autores como Fernandes (2009) corroboram que a EC não encontrou no melhor significado de seu termo respostas para as necessidades provenientes da organização do trabalho, não modificou ou qualificou suas estruturas e nem sempre esteve adequada para atender demandas deste processo. Já EP evidencia uma despolitização e desideologização do termo na contemporaneidade que a vinculou ao entendimento de que não havia necessidade do uso da terminologia permanente.

Fernandes (2009), aproximando-se das ideias de Paulo Freire (1978), compreende a EP como uma educação em permanência à medida que as sociedades passaram a necessitar de uma educação permanentemente orientada para responder às demandas do processo de trabalho.

Segundo o autor, o debate sobre a EP tomou nova direção e passou a ser alicerçado sobre a base de compreensão da educação como prática de domesticação ou antagonicamente, como prática de liberdade, à medida que teve representatividade na organização do trabalho e de seu processo produtivo.

A concepção de EP orientada pela ideia de *"educação ao longo de toda a vida"* aparece como uma das "chaves" de acesso à educação do futuro presente no Relatório da Comissão Internacional sobre Educação para o século XXI da UNESCO (DELORS, 1996).

Estas "chaves" foram úteis para abrir ideias de que as respostas aos desafios postos por um mundo em rápida transformação deveriam se atrelar à melhor compreensão do outro e do mundo. Na lógica da empregabilidade, o sucesso profissional estava atrelado aos melhores resultados do empenho individual dos sujeitos e do processo ensino-aprendizagem, bem-sucedidos.

Essa foi a direção imediatista e fragmentada de maior impacto retirado do termo da EP que o vinculou ao desenvolvimento capitalista. A proposta da UNESCO associa educação ao modelo de desenvolvimento capitalista.

Evidências da literatura sobre a definição do termo de EP identificam uma desenvoltura de interpretações variadas advindas de diferentes correntes, sejam elas da filosofia, da política, da economia, da educação ou outra corrente qualquer.

Sobre isto, Barilli *et al.* (2016) explicam que a EP integrou diferentes significados para um mesmo termo ou diferentes termos para um mesmo significado, desde que contemplasse a noção de prolongamento, continuidade e progressividade entre outros que pudessem se somar nesta linha de pensamento.

A diversidade das interpretações evidencia pela literatura que a EP tendeu orientar a compreensão de seu termo sobre a lógica de que há pouca ou nenhuma diferenciação entre os termos continuada ou permanente, consideradas por décadas como palavras sinônimas para a compreensão da EP.

Barilli *et al.* (2016) explicam que a proposta da EP não perdeu sua origem de formar uma sociedade mais aberta, integrada, pluralista e igualitária, que visa formar um homem física e intelectualmente com autonomia, criatividade e com fácil inserção na sociedade. A compreensão da EP está além da preocupação com a definição do melhor termo, localizada na ideia da orientação que "amplia a objetividade das ações humanas, estendendo sua aplicação para a sociedade formar um homem completo para uma sociedade moderna e educativa de forma permanente" (s/p).

A advertência dos autores é que a EP está ligada às ideias vagas de projeções futuristas sobre a educação e o modismo de cada época com uma multiplicidade de aspectos diferentes que envolve sua melhor definição — "aquela que se aproximou de um quadro conceitual impreciso em que cada um pode modelá-lo segundo suas necessidades e interesses" (GADOTTI, 1982, p. 74 *apud* BARILLI, 2016, s/p). Historicamente, pode ser compreendida como uma expressão recente de uma preocupação antiga que privilegia alguns e permite, ao mesmo tempo, o acesso democrático ao saber.

Os caminhos apontados por Barilli *et al* (2016) para a interpretação do termo de EP seguem a orientação dos interesses e necessidades da modelagem industrial para a escolha de melhor aplicação fundamentada em discussões de análises críticas evidenciadas pela literatura.

Barilli *et al.* (2016) fazem uma síntese para as múltiplas interpretações da EP que compreendeu três definições básicas sobre seu termo:

FORMAÇÃO PROFISSIONAL EM SAÚDE

- Processo contínuo de desenvolvimento individual, no qual o indivíduo progride de acordo com suas necessidades e condições;
- Princípio de organização de um sistema global de formação, que exerce uma ação renovadora e coloca um sistema escolar mais flexível e amplo;
- Estratégia para o desenvolvimento cultural, com o objetivo de orientar para uma política de recursos humanos visando seu desenvolvimento.

Consenso entre autores que estudam a EP é que ela tem raízes fundamentadas no real e na evolução real da educação tomada como um evento processual em curso de visão do futuro e da "educação do amanhã" (CUNHA, 2005).

O discurso político da EP, caracteriza a diversidade e imprecisão de seus conceitos com expectativas ambíguas relacionadas a valores e à importância de que a formação do homem deve ser extensiva para o mundo, para a vida toda e para além da educação do adulto, e fora dos muros da escola (pré-escola, ensino superior e extraescolar).

Ideias recorrentes que se confrontam nas representações da melhor interpretação para o termo da EP tendem a se estruturar por princípios organizacionais de um sistema completo, corrente e integrado de um projeto de sociedade que unifica, integra, centraliza, organiza e rentabiliza voltado para a dimensão do trabalho.

Em síntese, o entendimento comum é que a EP tem forte influência na organização do modo de produção da sociedade com adaptações de trabalhadores para responder, politicamente, a um sistema educacional economicamente elaborado para mudanças que se manifestam com a evolução do capital — a lógica principal dos interesses dados para seu significado fundamenta interesses potencializadores para produzir o trabalho.

A Figura 3 apresenta o histórico do traçado percorrido pela EP para responder, na linha do tempo, demandas de interesses e necessidades que orientaram as referências de seu melhor termo de uso.

Figura 3 – Linha do Tempo: Concepção Terminológica da Educação Permanente

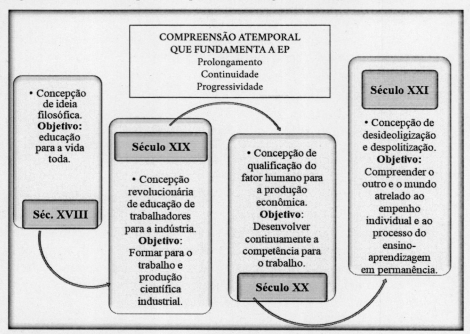

Fonte: Barreto (2019)

1.3.2 A EP E O MODELO DE EDUCAÇÃO PERMANENTE EM SAÚDE NO BRASIL

O Brasil sofreu as consequências do trabalho multidimensional e das transformações do perfil do trabalhador para a aquisição de novas competências qualificadas para o mercado industrial revolucionário do final do século XX. O enfrentamento dessas consequências, estrategicamente, foi buscado por novos conhecimentos e alternativas que pudessem dimensionar um modelo de educação capaz de potencializar as exigências desse mercado, contexto que levou o país a se aproximar da EP.

Três fatores se destacam na formulação do termo de EP e influenciaram, diretamente, a compreensão de EPS no país: a Revolução Industrial Tardia ocorrida entre as décadas de 1930 a 1945; as ideias de Paulo Freire sobre educação popular evidenciadas entre as décadas de 1980/1990; e as contribuições da Unesco na divulgação do projeto "Cidade Educativa" de 1970, os escritos do Relatório de Faure[10] em 1972, e demais produções registradas sobre a educação para o século XXI em anos posteriores.

A Revolução Industrial Tardia do Brasil estimulou o pensamento crítico sobre as condições de trabalho e os novos modelos de aprendizagem da educação profissional aferidas para novas dimensões de qualificação para o trabalho. O caráter multidimensional exigido para o perfil dos trabalhadores desencadeou vários questionamentos sobre as alterações no processo educacional para a qualificação profissional.

Para Paiva (1985, p. 67): "a produção teórica e o contexto de implantação da EP no país deveria ser compreendida como uma "ferramenta ideológica do Estado para inculcar nos trabalhadores novas formas de trabalho com centralidade nas necessidades do capitalismo tardio".

Influências da educação popular baseadas nas "ideias de Paulo Freire"[11] são determinantes para a composição da categoria central do modelo de EP orientada pelo entendimento de que educação que se faz dentro e fora dos muros das escolas, e a tomada de conscientização de que a prática e a reflexão sobre a prática deveriam incorporar a organização como outra categoria de análise reflexiva não menos importante.

Ideias de Paulo Freire que influenciaram a EP se fundamentar na organização do trabalho trouxeram contribuições metodológicas significativas de que — "é preciso organizar-se para transformar" (GADOTTI, 2000, p. 6). Suas ideias foram consideradas para dar abertura à pluralidade de diferenças entre grupos humanos e frentes de lutas populares.

Os fundamentos teórico-metodológicos da EP no Brasil são retirados da ampla intimidade cultural e analítica que teve da aproximação das ideias de Paulo Freire, de quem provém os princípios pedagógicos recorrentes: a aprendizagem significativa, o professor facilitador, o aprender a aprender e as metodologias ativas.

Cardoso (2012) distingue elementos da educação popular trazidos para o modelo da EP do Brasil, destacando para a observação de que na aprendizagem significativa, educador e estudante têm papéis diferentes

---

[10] Os eixos norteadores do Relatório Faure — educação permanente e cidade educativa — à medida que foram lançados e discutidos mundialmente, contribuíram para inúmeras aberturas do sistema educacional dos países, ajudando-os a romper visões estreitas e conservadoras em matéria de política educacional (CUNHA, 2005, p. 15).

[11] As ideias eram de construção de uma educação libertadora capaz de instrumentalizar as camadas populares para lutar contra as relações opressoras do capitalismo. Suas ideias eram mais ouvidas e dialogadas no âmbito da educação popular, mas no campo intelectual mostrou profunda coerência entre teoria e prática da educação e do educador, consideradas ideias revolucionárias (MACIEL, 2011, p. 337).

dos tradicionais. O professor não é mais a fonte principal da informação (conteúdos), mas o facilitador do processo de ensino-aprendizagem, que deve estimular o aprendiz a ter postura ativa, crítica e reflexiva durante o processo de construção do conhecimento.

A divulgação do projeto "Cidade Educativa" da Unesco incorpora no país o reforço da EP como princípio educativo, baseada na ideia tanto biológica quanto filosófica de que o homem é um ser inacabado, obrigado a "aprender constantemente para sobreviver e evoluir" (CUNHA, 2005, p. 15). Esse projeto teve a intenção de retirar da escola o espaço único da aprendizagem e trazer um modelo de educação pelo qual o espaço da aprendizagem deveria ser ampliado para toda a sociedade, constituindo-se um corpo distinto no interior da sociedade (grupos, associações, sindicatos, coletividades locais, corpos intermediários).

O Relatório de Faure representa marco importante na história do pensamento educacional e sua disseminação gradativa entre todos os países do mundo postulou educação para todos ao longo da vida (do inglês *life long education*). Comentadas por Cunha (2005), as ideias retiradas desse relatório deram origem a sucessivos estudos como também se fizeram presentes nos principais documentos de orientação da UNESCO (Relatório Jacques Delors, Declaração de Hamburgo e Declaração Mundial sobre a Educação Superior para o Século XXI, entre outros) voltados para a educação do futuro.

Avançando nos pressupostos que solidificaram a EP na centralidade das discussões e na formulação das políticas educacionais de formação para o trabalho, a Unesco trouxe outras contribuições designadas para responder a uma educação para o próximo milênio — destaque para o Relatório de Delors — Educação para o Século XXI.

Esse documento, produzido em 1993 com a criação da Comissão Internacional sobre Educação para o século XXI, teve o objetivo de dar um balanço das tendências educacionais face à rápida marcha do processo de globalização.

A Comissão Delors seguiu o aperfeiçoamento do modelo de atuação da Comissão Faure, trabalhou intensamente entre os anos de 1993 e 1996 produzindo inúmeros estudos com especialistas para subsidiar o documento, além da realização de reuniões que promoveram em várias partes do mundo (Dacar, Paris, Vancouver, Santiago, Túnis e Nova Déli) a composição de seus princípios e novas diretrizes de orientação para a educação do futuro.

Maciel (2011, p. 17) explica que os pressupostos apresentados no Relatório de Delors partiram da constatação de que "um sentimento de desequilíbrio se apoderou dos sujeitos contemporâneos divididos entre a mundialização que observavam e a busca de suas raízes e referências". O Relatório Final da comissão procedeu a uma "ampla reflexão sobre o novo cenário da mundialização das atividades humanas, suas implicações para a política educacional" (MACIEL, 2011, p. 18) e estabeleceu alguns pilares para a educação no século XXI.

Começava-se a admitir que a "educação deveria encarar de frente o problema da globalização, pois na perspectiva de uma sociedade em escala mundial, ela surgiu, mais do que nunca, no centro de desenvolvimento tanto das pessoas como das comunidades" (MACIEL, 2011, p. 19). Caberia à EP a missão de fazer com que todos, sem exceção, "fizessem frutificar os seus talentos e potencialidades criativas, o que implicava, por parte de cada um, a capacidade de se responsabilizar pela realização de seu projeto pessoal" (MACIEL, 2011, p. 20).

A comissão presidida por J. Delors chegou à conclusão de que a educação deveria ser organizada com base em quatro princípios-pilares do conhecimento que são: "aprender a conhecer", "aprender a viver juntos", "aprender a fazer" e "aprender a ser". Acrescenta Maciel (2011) que os caminhos do conhecimento propostos pelo documento possuíam um imbricamento lógico, de forma que não seria possível pensá-los isoladamente.

Na prática eles interagiram de forma interdependente, fundamentados por uma concepção de totalidade dialética do sujeito e por tanto, seus conteúdos trabalhados deveriam necessariamente ter potencial significativo (funcionalidade e relevância para a prática profissional), além de responder a uma significação psicológica, de modo a valorizar elementos pertinentes e relacionáveis dentro da estrutura cognitiva do estudante (conhecimentos prévios).

Nesse sentido, EP na contemporaneidade se apresenta como uma pedagogia diferenciada, que considera cada aprendiz, com seus potenciais e dificuldades potencializadores de uma construção de sentidos, abrindo, assim, caminhos para a transformação e não para a reprodução acrítica da realidade social (BRASIL, 2005).

O termo "Educação Permanente em Saúde (EPS)" surgiu das considerações trazidas do modelo de EP, evidenciado na literatura brasileira em meados da década de 1980, disseminado pelo Programa de Desenvolvimento de Recursos Humanos da OPAS, para promover a compreensão e a socialização doutrinária de superação do processo de formação profissional, considerado tradicional e inadequado e reorientar o modelo assistencial de saúde entre instituições do serviço, de IES e universidades.

Sobre forte influência de órgãos internacionais e movimentos sociais que propunham mudanças na formação profissional em saúde, a EPS se tornou centralidade para a fundamentação teórico-metodológica de base do modelo da reorientação da educação para o trabalho em saúde. Teve destaque a partir de 2004, quando passou a ser representação política em documentos elaborados pela SGTES/MS na PNEPS (BRASIL, 2004; 2007) e no Pró-Saúde (BRASIL, 2005, 2007).

Considerações sobre a PNEPS permitem observar que a EPS representou o referencial de sustentação da SGTES/MS para implantação do modelo de ensino integral proposto para a substituição de currículos nas escolas de graduação e pós-graduação em saúde em todo Brasil.

Como política indutora da mudança, entre os anos de 2004 e 2012 se verificou a EPS conduzida pela SGTES/MS para implantação do modelo da integralidade, sendo esta representação regulatória.

Efetivamente, a EPS atuou para fundamentar e documentar as mudanças, induzindo profissionais do ensino e do serviço para as adequações ao modelo de reorientação da formação profissional em saúde.

A EPS serviu de ponte para o repasse fundo a fundo de recursos financeiros do governo federal para gestores implantarem e implementarem as mudanças necessárias para a adaptação da reorientação do modelo de formação profissional de saúde, inspirar o MS produzir acervo bibliográfico em larga escala de material científico útil para a formação, orientação pedagógica e informações esclarecedoras disponíveis com fácil acesso.

A literatura descreve uma preocupação do MS com a EPS a partir de 2012 no sentido da reorientação do discurso e reconfiguração do próprio órgão. França *et al.* (2017) evidenciam que as novas políticas de formação profissional elaboradas para provimento de recursos advindos do Programa "Mais Médicos" e a introdução do COAPES[12] tornou urgente o fortalecimento da EPS e o MS, atento a essa nova configuração, propôs um modelo de EPS em movimento.

---

[12] Portaria Interministerial n.º 1.127/2015 instituiu as diretrizes para a celebração dos Contratos Organizativos de Ação Pública Ensino-Saúde (COAPES), para fortalecimento da integração entre ensino, serviços e comunidade no âmbito do SUS.

FORMAÇÃO PROFISSIONAL EM SAÚDE

O MS reconheceu a falha por não haver coordenado ações que qualificassem seus trabalhadores para a compreensão de EPS, observado um amplo processo de planejamento participativo para elaboração do Plano de Educação Permanente em Saúde do MS 2013 (PEP 2013) na perspectiva de inclusão de todos os trabalhadores. Iniciou-se, então, um movimento de "olhar para dentro do MS" a fim de reformular concepções e práticas de EP dentro de suas secretarias.

Análise crítica desse contexto destaca as considerações de vários autores para interpretar o termo de EPS e compreender o alcance de seu significado na centralidade do modelo que reorientou a formação profissional em saúde e suas explicações de alocação nos eixos centrais da mudança, especialmente na lógica da abordagem pedagógica e nos cenários de práticas de ensino no SUS.

A falta de clareza na compreensão da EP como eixo central da fundamentação teórico-metodológica do modelo de reorientação da formação profissional em saúde se constitui de um conjunto de elementos conflitantes que a representam nas construções e reconstruções do próprio MS para a implantação da EPS nas escolas de saúde do ensino superior em substituição aos currículos tradicionais.

Silva e Peduzzi (2011, p. 1020) analisam que o trabalho em saúde tinha as características da produção em serviço, com marcante complexidade, sobretudo pela intersubjetividade intrínseca ao processo de trabalho e pelas múltiplas dimensões de seus objetos de intervenção. Destacam a necessidade de a EPS ser entendida como um trabalho reflexivo, uma vez que as necessidades trazidas ou sentidas pelos usuários dos serviços deveriam ser interpretadas pelos trabalhadores segundo regras técnico-científicas aplicadas à especificidade de cada situação.

As autoras consideram a EPS com base em duas dimensões: a microssocial, do processo de trabalho em saúde, que dizia respeito à prática dos trabalhadores no cotidiano da produção e do consumo de serviços de saúde; e a macrossocial, que remetia à inserção do processo de trabalho na dinâmica do trabalho humano, ambas fazem referências aos aspectos das estruturas sociais e históricas que as constituíam e a elas se articulavam.

Contribuições das obras de Ceccim, no início dos anos 2000, chamam a atenção sobre a importância de se ter o reconhecimento de que os movimentos de mudança na atenção à saúde estavam imbricados de diversas configurações às quais foram se fortalecendo para maior ou menor evidência. O autor destaca a necessidade de se colocar a EPS na centralidade dos fundamentos que reorientavam o modelo da formação profissional em saúde e de reconhecer sua porosidade frente à realidade mutável e mutante das ações e dos serviços de saúde.

De suas obras extraiu-se a análise do Quadrilátero da Formação Profissional em Saúde, obra publicada em 2004 pela qual seus autores reconheceram algumas necessidades a serem trabalhadas para fortalecimento da EPS na centralidade do modelo de educação para o trabalho em saúde, destacando: 1) O ensino dos profissionais que deveria evidenciar a mudança da concepção biológica para uma percepção interacional; 2) As práticas de atenção à saúde com sugestões de novas práticas de saúde com capacidade para enfrentar os desafios da integralidade, da humanização e da participação social; 3) A gestão setorial que deveria assegurar redes de atenção às necessidades em saúde, considerando avaliação satisfatória dos usuários; e 4) O controle social pelo qual se deveria verificar a presença de movimentos sociais, dar guarita à visão ampliada das lutas por saúde e à construção do atendimento às necessidades sociais por saúde.

Em outra análise, Ceccim (2005, p. 161) compreende que a EPS deveria ter uma definição pedagógica para o processo educativo colocado no cotidiano do trabalho — ou da formação — em saúde. Para ele, a EPS, ao mesmo tempo em que disputava pela atualização cotidiana das práticas, segundo os mais recentes aportes teóricos, metodológicos, científicos e tecnológicos disponíveis, inseria-se em uma necessária construção de relações e processos que iam do interior das equipes em atuação conjunta: às práticas organizacionais - implicando a instituição e/ou o setor da saúde e às práticas interinstitucionais e/ou intersetoriais - implicando as políticas nas quais se inscreveram os atos de saúde.

A compreensão, tomada por Ceccim (2005), de que a EPS deveria ser um modelo pedagógico, não retirou possibilidades de compreensão dadas por outros pesquisadores do assunto.

Muitos autores optaram por compreender a EPS como um desdobramento da Educação Popular, perfilada pelos princípios e/ou diretrizes desencadeados das ideias de Paulo Freire que traziam noção de aprendizagem significativa e a noção de RHS como um desdobramento do mundo do trabalho.

O termo RHS foi substituído pela noção de coletivos de produção, entendida a necessidade de mudança da compreensão dos trabalhadores da saúde como elemento de organização do capital humano, sustentado na lógica das diferentes correntes científicas que se voltavam para a Administração e depois para a Psicologia Organizacional, propondo a criação de dispositivos de participação coletiva, reformulação da estrutura e do processo produtivo em si nas formas singulares de cada tempo e lugar.

Outras configurações sobre a EPS trazem a noção de autoanálise e autogestão; e outras, ainda, configuram o desdobramento, sem filiação, de vários movimentos de mudança na formação dos profissionais de saúde, resultado da análise das construções pedagógicas na educação em serviços de saúde, na educação continuada para o campo da saúde e na educação formal de profissionais da saúde.

Para Ceccim *et al.* (2004, p. 162), a EPS serve para fazer ligação política com a formação de perfis profissionais e de serviços, introduzir mecanismos, espaços e temas que geraram autoanálise e autogestão, observadas nas mudanças institucionais a elevação do pensamento de disruptura do experimentar contexto, em afetividade — sendo afetado pela realidade/afecção.

Conterno *et al.* (2013, p. 507) afirmam que a EPS representou "estratégia do SUS para a capacitação de trabalhadores do setor", considerando que os pressupostos teórico-metodológicos inovadores de sua sustentação não lhe permitiram distinguir, claramente, a melhor definição de seu termo e sua funcionalidade nos eixos da mudança.

Evidências documentais produzidas pelo MS, a partir de 2012, para analisar a PNEPS identificaram haver dificuldades para compreender a EPS causadas pelas difusas interpretações que orientavam sua melhor definição.

Desta análise ressurgiu um novo olhar do MS sobre a natureza pedagógica da EPS e um longo processo de novas reflexões e recondução da PNEPS que ocupou uma agenda de compromissos organizada pelo Plano de Educação Permanente em Saúde (PEPS).

Este PEPS discute a melhor compreensão sobre EP para os dias atuais, chegando à compreensão de que EPS deveria ser entendida "como um processo de formação educacional em constantes movimento", analisado pela "Agenda de EPS para Trabalhadores do MS 2014" (BRASIL, 2014).

O objetivo do MS foi fortalecer a EP como dispositivo estratégico de gestão e de aprendizado no trabalho, com o trabalho e para o trabalho (BRASIL, 2014, p. 12).

A Figura 4 representa a linha do tempo que traçou as diferentes interpretações dadas para a melhor compreensão sobre a EPS voltada para atender o eixo central da mudança do modelo de formação profissional em saúde de integração ensino-serviço no Brasil.

Figura 4 – Influências da EP para Compreender a EPS no Brasil

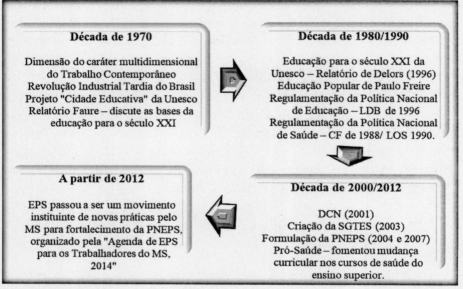

Fonte: Barreto (2019)

1.3.3 MODELO DE EDUCAÇÃO INTERPROFISSIONAL - EIP

A Educação Interprofissional (EIP) em saúde constitui tema recente e inovador, tanto no Brasil como no âmbito internacional, com pouca produção científica registrada na literatura brasileira. Produção de maior relevância mundial foi evidenciada em dois documentos "Marco para Ação em Educação Interprofissional e Prática Colaborativa", produzidos pela OMS em 2010 e "Introdução à Educação Interprofissional", produzido pelo Centro para o Avanço da Educação Interprofissional (CAIPE) em 2013.

Esses documentos não apresentam uma definição teórica para além do que o próprio CAIPE já havia definido em 2002 de que a EIP se constitui em "ocorrências quando pessoas ou estudantes de duas ou mais profissões aprendem sobre os outros, com os outros e entre si para possibilitar a cola-

FORMAÇÃO PROFISSIONAL EM SAÚDE

boração eficaz, melhorar os resultados na saúde e aprimorar a colaboração e qualidade dos cuidados e serviços" e as práticas colaborativas "acontecem quando vários profissionais de saúde com diferentes experiências profissionais trabalham com pacientes, famílias, cuidadores e comunidades para prestar assistência da mais alta qualidade permitindo a integração de qualquer pessoa com habilidades que possam auxiliar na conquista dos objetivos de saúde locais" (BARR, 2002, p. 10).

Entretanto, as evidências científicas têm demonstrado avanços significativos da EIP para o desenvolvimento das competências multidimensionais. Em especial no campo da saúde, tem sido forte colaboradora para o desenvolvimento das práticas interprofissionais e interdisciplinares contribuindo para o avanço e fortalecimento da PNEPS, bem como para a reorientação do modelo de formação profissional em saúde.

Principais produções científicas internacionais corroboram as ideias apresentadas pela OMS (2010, p. 7) com contribuições esclarecedoras de que a EIP é uma "estratégia inovadora para redução da crise mundial da FTS", um "passo importante do trabalho em saúde colaborativo preparado para a prática que colabore para responder às necessidades de saúde locais" e que não se trata apenas de "uma mudança de prática pedagógica", ela é, sobretudo, uma "mudança cultural das profissões de saúde" que possibilita melhorar a qualidade de vida das pessoas.

De modo geral, a literatura brasileira, que discute sobre EIP e as práticas colaborativas, é consensual com as discussões internacionais, apontando para o significado de sua representatividade no âmbito das práticas de saúde, como uma estratégia pedagógica colaborativa inovadora para responder às necessidades de saúde da população e melhorar a qualidade de vida das pessoas (BATISTA, 2012; COSTA, 2016; FORTE et al., 2016; PEDUZZI et al., 2013; SILVA et al., 2011).

As características que identificam EIP e as práticas colaborativas no Brasil partiram de discussões que visaram refletir sua melhor compreensão no reconhecimento de que as diferentes profissões de saúde deveriam ter diálogos abertos para novos conhecimentos e trocas profissionais horizontalizadas para colaborar com práticas de saúde de melhores resultados. Expressaram a clara necessidade de integração e promoção da saúde pelo exercício diário da participação, colaboração e humanização, flexibilização, formar e trabalhar juntos, conhecer, dialogar, experimentar e conviver com a realidade entre outros termos que se associaram no registro das melhores experiências literárias produzidas.

As evidências de EIP e de práticas colaborativas no Brasil tiveram suas primeiras manifestações ainda no século XX, quando mudanças sugeridas para reorientação dos modelos de assistência e de formação dos RHS, fundamentadas nas concepções de promoção da saúde na atenção básica e integralidade do cuidado, passaram a fazer parte das discussões mais apuradas de interesses e exigiram atitudes profissionais mais críticas da representação de seus papéis e responsabilidades.

Discussões que trataram sobre os eixos centrais da mudança no modelo de formação profissional em saúde identificaram a necessidade de "práticas colaborativas", "o aprender juntos e com outro", "metodologias ativas", "ação interprofissional", entre outros termos, que trouxeram a clara evidência da presença de EIP nos fundamentos teórico-metodológicos do modelo de educação pelo trabalho de integração ensino-serviço.

A IEP, em documentos do MS, identifica-se como uma estratégica colaboradora e um elemento orientado pela centralidade da EP. Por sua natureza de atuar nas necessidades de proximidade e vínculo com as pessoas e relações dialogadas para além do trato de doenças, a EIP se tornou uma alternativa pedagógica, pressupondo "romper a inércia da acomodação dos sujeitos no seu fazer cotidiano e trazer à tona construções pedagógicas de envolvimento e compromisso partilhado de ensino-serviço" (BREHMEN, 2014, p. 234).

O Brasil teve, no reordenamento do modelo assistencial de saúde, elementos da EIP e de suas contribuições colaborativas para elaboração de práticas pedagógicas inovadoras. A inserção do planejamento da FTS, estrategicamente se constituiu uma prática colaborativa retirando dos princípios de fundamentação da EIP esta possibilidade.

A EIP representa um elemento central para dinamizar as várias dimensões colaborativas atribuídas à dinâmica da educação pelo trabalho na saúde por dimensionar ser uma ferramenta estratégica de colaboração desde a gestão administrativa e do planejamento da FTS para o serviço ou para o ensino, seguindo para gestão do cuidado pelo processo colaborativo de aumentar a resolutividade dos problemas, como práticas pedagógicas do ensino-serviço, fazendo uso de metodologias pedagógicas inovadoras que ativam e colaboram para novas práticas, e pode, também, contribuir com outras práticas porque busca, em sua essência, potencializar diálogos, ampliar ações e integrar cuidados de saúde organizando o trabalho em equipes. Ela é elemento central para as práticas interprofissionais, interdisciplinares e intersetoriais, também orientadas pela política de formação profissional de RHS no Brasil. Tem forte influência no modelo da integralidade para compor o eixo central da mudança de abordagem pedagógica e cenários de práticas, porque potencializa a integração ensino-serviço.

Relatos das Experiências de EIP e práticas colaborativas foram registrados no Brasil desde a década de 1960 com a implantação de um programa de ciências sociais para o curso de graduação em Medicina na USP (NUNES, 2008), a partir do qual surgiram outras iniciativas que se estenderam na demais décadas.

Por representar inúmeras possibilidades de articulação entre o saber e o fazer, a EIP deveria ter natureza teórica-metodológica clara para tornar reais as imagens-objetivos da integração ensino-serviço, conduzidas na promoção de espaços dialógicos entre as universidades, as instituições de saúde e a comunidade (BREHMEN, 2014, p. 229), entretanto, as dificuldades encontradas para interpretar a definição mais adequada tem confundido seus principais agentes e retardado os melhores avanços (PEDUZZI *et al.*, 2013). O próprio MS tem trabalhado a centralidade da EPS com formato metodológico aproximativo da concepção de IEP com evidências cientificas válidas observadas na "Agenda de EPS para Trabalhadores do MS 2014".

A literatura apresenta alguns autores tratando sobre o tema, entre eles citam-se as contribuições de Peduzzi *et al.* (2013) com explicações para a compreensão do termo EIP e sua essência para a formação em saúde no Brasil. Quanto ao uso do termo, evidenciam terminologias imprecisas, utilizadas com os prefixos uni, multi, pluri, inter e trans acompanhadas dos sufixos disciplinar e profissional que atrapalharam sua inserção na configuração do modelo de formação profissional em saúde no Brasil.

Nesse sentido, pode-se considerar a produção de EIP e as experiências das práticas colaborativas registradas no Brasil como iniciativas literárias em pleno desenvolvimento, com registro de suas práticas indutoras de mudanças, tanto no modelo assistencial como no modelo de formação dos RHS, com perspectiva de maiores avanços para o enfrentamento das barreiras e desafios delas decorrentes.

Autores que se aproximaram do assunto sugerem a superação da etapa de vivências otimizadas pelos relatos das experiências acadêmicas para tornar a EIP fundamentos da produção cientifica mais bem fundamentada. Reconhecem a importância da EIP para a consolidação das mudanças propostas pela política de educação pelo trabalho em saúde no Brasil e evidenciam que os desafios decorrentes diretamente da complexidade e natureza multifacetada da saúde e das necessidades de assistência social dos pacientes requerem coordenação eficaz e práticas de serviços com orientações claras sobre suas dimensões e possibilidades.

Revees (2016) fez referência ao aspecto colaborativo da formação profissional que deveria ser evidenciada, agregando alunos da graduação e pós-graduação constituindo um modelo de desenvolvimento contínuo pautado, também, na proposta de educação permanente. Evidencia a necessidade de programas de desenvolvimento docente de atividades preparatórias para esclarecimento e entendimento dos papéis e responsabilidades de diferentes profissões para colaborar e fortalecer os avanços já alcançados. Para ele, "[...], é necessário apoio institucional para que os profissionais de saúde tenham tempo e recursos para participar destes programas, e é igualmente necessária para impulsionar uma atitude positiva em relação a este tipo de educação" (REVEES, 2016, p. 190).

Reeves considera a necessidade do apoio organizacional no desenvolvimento de um estágio de formação sobre EIP para que os profissionais consigam desenvolver práticas colaborativas inovadoras com domínio do saber competente para seu pleno êxito. Ressalta ser necessário planejamento e a implementação de pré-qualificação da EIP para os profissionais da saúde, especialmente para docentes. Ele reconhece como desafiador o enfrentamento do excesso de barreiras organizacionais no modelo de formação profissional em saúde, entre estas, destacou o grande número de estudantes, requisitos de acreditação profissional e currículo inflexível que impedem o exercício de práticas colaborativas na abordagem pedagógica capaz de desenvolver competência para o uso da IEP.

Conclusões acadêmicas sobre o tema são reconhecidas pela literatura como necessidade de urgentes investimentos financeiros, humanos e da própria gestão para ampliar condições teórico-metodológicas de aplicação de EIP. Caminhos têm sido traçados por ações colaborativas internacionais e deveriam ser potencializados no Brasil a necessidade de pesquisas elaboradas, produção de novos conhecimentos e trocas colaborativas entre diferentes pares do ensino e do serviço de saúde nesta mesma direção.

1.3.4 EDUCAÇÃO PERMANENTE EM MOVIMENTO – "AGENDA DE EPS PARA TRABALHADORES DO MS 2014"

EPS no Brasil se constituiu desde seu surgimento como um elemento central na reorientação do modelo de formação profissional em saúde, instituída como política de educação permanente em saúde pelo MS desde 2004 com a Portaria 198/GM/MS.

Esse documento considera a EPS "estratégia do SUS para a formação e o desenvolvimento de trabalhadores para o setor" (BRASIL, 2004, Art. 1º), e passou a tratá-la como um processo de "aprendizagem no trabalho", em que o aprender e o ensinar deveriam ser incorporados ao quotidiano das organizações e ao trabalho, ter como referência as necessidades de saúde das pessoas e das populações, da gestão setorial e do controle social em saúde.

A EPS foi pensada para substituir modelos tradicionais de formação profissional em saúde por meio da integração entre o contexto das desigualdades sociais que afetavam a saúde da população e a produção de conhecimentos científicos adequados para o desenvolvimento de competências qualificadas de práticas de saúde.

Nesse sentido, tem a responsabilidade de conduzir um modelo de educação pelo trabalho em saúde para cuidar das pessoas de forma a tratar doenças (físicas ou afetivas/psicológicas/emocionais) no âmbito da rede SUS, com ações socioeducativas integradas em todo o ciclo do cuidado e da atenção na parceria entre diferentes setores institucionais das diferentes políticas sociais que possam colaborar com esse cuidado.

Enquanto PNEPS tem o objetivo de construir um modelo pedagógico potencializador da excelência técnica e humanizada, organizada para o trabalho em equipes, estimulada pela participação social, baseada nos princípios e diretrizes do SUS para dar sustentação aos seus preceitos teórico-metodológicos, a EPS representa a política indutora do desenvolvimento de uma cultura profissional de promoção do cuidado e da atenção integral permanente da saúde com orientação de cuidado nos diferentes perfis de sujeitos encontrados no grupo familiar acompanhado pela rede de serviços do SUS, priorizando a atenção básica.

Essa proposta levou o MS a produzir uma estrutura de organização da educação para o trabalho na saúde pela qual, uma de suas estratégias era a formação no próprio contexto em que os problemas de saúde aconteciam, elevou-se para uma dimensão educativa voltada para o desenvolvimento de competências do trabalho em saúde, baseado nas experiências dos diferentes profissionais, na convivência e aproximação com a comunidade assistida, nos diálogos orientados para a resolução dos problemas de saúde nas equipes e nos colaboradores parceiros.

A EPS foi determinante para fundamentar o modelo de formação adequado às necessidades do SUS, estruturada para dar sustentabilidade a todas as mudanças decorrentes da substituição dos modelos tradicionais de formação pelo modelo da integralidade ensino-serviço.

Portaria/MS n.º 1996/2007 substituiu documento de 2004 orientando, claramente, suas intenções de que a formação profissional pretendia construção de um novo modelo pedagógico — "excelência técnica e relevância social, métodos de ensino centrado no aluno — inserção de metodologias ativas baseado no conhecimento sobre educação de adultos, parceria universidades, serviços de saúde, comunidade e outras entidades da sociedade civil, iniciando na graduação e mantendo-se na vida profissional" demarcado pelo "Pacto pela Saúde[13]".

Princípios doutrinários e diretrizes do trabalho, fundamentados para a organização do SUS, tornaram-se elementos para a reorientação pedagógica da formação da educação pelo trabalho em saúde centralizada na EPS.

Com a intenção do desenvolvimento de aptidão para aprender, transformar o conhecimento em produto, construído por meio de ampla e total integração com o objeto de trabalho e assistência individual com foco no processo de formação contextualizada com as necessidades de saúde da população com dimensões sociais, econômicos e culturais (CAMPOS; FEUERWERKER *et al.*, 2001), a SGTES/MS elaborou e implantou, entre os anos de 2003 a 2013, vários programas de formação profissional em saúde em parceria interministerial MS e MEC com a intenção de avançar com os pressupostos teórico-metodológicos da PNEPS na formação dos profissionais de saúde.

Esse período evidencia o direcionamento político da SGTES/MS para a mudança no modelo de formação profissional dos RHS e fomento para a substituição dos currículos das escolas de saúde de todos os cursos de graduação e pós-graduação com forte recomendação de fazer da EPS, o elemento central no modelo de educação pelo trabalho em saúde.

---

[13] Pacto pela Saúde GM/MS n.º 399/2006 – representou o conjunto de reformas institucionais assumidas entre os responsáveis pela implementação do SUS (secretarias municipais, estaduais, do Distrito Federal e MS), com o objetivo de promover inovação nos processos e instrumentos de gestão com mudanças significativas para sua execução.

FORMAÇÃO PROFISSIONAL EM SAÚDE

Estrategicamente, a SGTES/MS elaborou e implantou vários programas de formação profissional em saúde de ação interministerial direcionados, principalmente, para a qualificação de alunos, professores e trabalhadores dos serviços de saúde. Atribuiu a esses programas interministeriais os avanços da própria PNEPS ao fazer deles ferramentas pedagógicas estruturantes para a reorientação do modelo de formação profissional em saúde e fomento à mudança dos currículos das escolas de ensino superior.

Nesse sentido, a EPS foi organizada pela SGTES/MS para avançar politicamente, por meio dos programas interministeriais, evidenciados pela literatura conforme a seguinte caracterização para seu desenvolvimento por fases:

a. Fase de Implantação da PNEPS (2003/2005) – Orientada por ações programáticas elaboradas pela SGTES para desenhar a PNEPS conduzida a execução das ações integrativas dentro das escolas de ensino superior pelo Pró-Saúde;

b. Fase de Indução (2006/2008) – Orientada pelo funcionamento de programas de formação profissional em saúde de caráter interministerial, formulados para execução de projetos de mudança curricular para os cursos de graduação e pós-graduação;

c. Fase de Fortalecimento (2009/2012) – Orientada para dar sustentação aos programas já em funcionamento, reeditá-los e implantar novos, utilizando-se de recursos técnico-administrativo e apoio financeiro para sustentar e manter ações de integração ensino-serviço produzidas;

d. Fase de Consolidação (a partir de 2013) – Orientada para dar visibilidade às ações que a colocaram na concepção de "EPS em Movimento". Essa fase caracterizou um momento crítico de enfraquecimento da PNEPS ocorrido em decorrência de os investimentos orçamentários do MS priorizarem programas de provimento de recursos e qualificação de trabalhadores para a atenção básica.

A organização da SGTES/MS, orientada pelas fases de avanços da PNEPS, utilizou os programas de formação profissional em saúde interministeriais como ferramenta pedagógica inovadora para a evidenciar o modelo de educação pelo trabalho em saúde por meio da integração ensino-serviço-comunidade funcionando dentro das escolas e serviços de saúde parceiros.

A partir de 2012, os programas de formação profissional em saúde se distanciaram um pouco do foco da centralidade da EPS em programas com funcionamento dentro das escolas e serviços de saúde parceiros para fomentar mudanças por meio da implantação de programas para provimento de vagas e qualificação profissional dos trabalhadores da saúde para atender na rede de atenção básica.

França *et al.* (2017) apresentam que o traçado histórico da EPS evidenciado pelos incentivos recebidos pela SGTES/MS nas diferentes fases de implantação dos programas poderia ser melhor estruturado com outra configuração compreendendo: a fase 1, entre 2003/2005, caracterizada pela criação da SGTES/MS e implantação da PNEPS de 2004; a fase 2, entre 2003/2011, caracterizada pela PNEPS de 2007, substituindo o documento anterior em decorrência do "pacto pela saúde" de 2006, em relação aos polos de educação permanente (PEP) pelas Comissões de Integração Ensino-Serviço (CIES), elaboração de planos regionais de EPS, substituição do repasse fundo a fundo dos recursos financeiros para a gestão da educação na saúde, entre outras mudanças; e a fase 3, iniciada a partir de 2012, quando houve a interrupção do repasse de recursos para redirecionamento dos programas interministeriais de implementação da PNEPS para dar lugar à implantação dos programas de provimento, caracterizados pela dimensão de suprir necessidades não evidenciadas pelos programas anteriores, citando a criação do Provab e o Programa "Mais Médicos".

Os autores destacam que, a partir de 2012, houve diminuição do foco da EPS por caracterizar momento de construção de uma nova lógica, na qual os programas puderam ser em parte, entendidos como estratégia da política de EP agenciada por políticas de provimento que deixou de falar da EPS para discutir os problemas de saúde relacionados à crise da FTS e da falta de planejamento dos RHS no país.

Esses programas puderam ser compreendidos como parte de uma estratégia do MS que refletia sua própria configuração enquanto órgão de fomento da mudança no modelo de formação profissional em saúde e repensar acerca do que era a EP enquanto definição e discurso institucional.

Documento produzido pelo MS em 2014 "EPS: Um Movimento Instituinte de Novas Práticas no MS" analisou que entre os anos de 2012 e 2013 o MS retomou as discussões sobre a compreensão da EPS pretendendo redefini-la como uma ação de ressignificado e (re)construção nos processos de trabalho evidenciados por habilidades técnicas, desenvolvimento de

FORMAÇÃO PROFISSIONAL EM SAÚDE

novas tecnologias e produções estratégicas de enfrentamento para os nós críticos, construídas pelos diferentes atores envolvidos (BRASIL, 2014, p .7).

Pelo documento a EP foi articulada aos princípios e às diretrizes do SUS, à atenção integral em saúde e à construção das redes de atenção à saúde; evidenciando-a como elemento essencial para a aprendizagem no trabalho, em que o aprender e o ensinar deveriam ser incorporados ao cotidiano das organizações, orientadas por métodos de ensino problematizadores (BRASIL, 2014, p. 11) e linhas de ação pactuadas com os objetivos estratégicos do próprio MS (BRASIL, 2014, p. 13).

Na compreensão do MS, a EP deveria partir do pressuposto da aprendizagem coletiva e significativa, aproximando o mundo do trabalho do mundo da educação, considerando o ambiente de aprendizagem dos profissionais do MS o próprio espaço da gestão do SUS e sua atuação deveria ser considerada como agente de mudanças pela qual, o trabalhador precisaria ser sujeito da aprendizagem, ativo e apto a aprender a aprender, aprender a fazer, aprender a conviver e aprender a ser" (BRASIL, 2014, p. 8).

O MS deu início a um processo de reflexão sobre o impacto dos cursos e das formações de educação continuada ofertados aos servidores, demonstrada, empiricamente, por uma reduzida capacidade de mudança dos processos de trabalho nos diversos setores do MS e pouca integração com o sistema de saúde nas suas esferas estaduais e municipais (BRASIL, 2014, p. 14).

O desafio para integralizar instituições de ensino e o sistema público de saúde levou o MS à formulação de uma política de educação pelo trabalho em saúde para promover ações direcionadas aos seus trabalhadores de articulação das competências individuais aos objetivos institucionais geradores de valor público sustentável para dar sentido à PNEPS.

Nesse período, procurou fazer um levantamento juntamente aos gestores do próprio MS para identificação das carências e planejamento de novas práticas de EPS por meios de oficinas de trabalho e ações pedagógicas interventivas para somar forças e identificar carências.

Em parceria com a Rede Governo Colaborativo em Saúde/UFRGS e a Associação Brasileira Rede Unida, elaborou uma nova agenda de trabalho denominada de "Educação Permanente em Movimento no MS, 2013" com o objetivo de fortalecer a EP como dispositivo estratégico de gestão e de aprendizado no trabalho, com o trabalho e para o trabalho (BRASIL, 2013, p. 16), consolidando um modelo de EPS de movimento e permanência.

Principais desafios identificados pelos técnicos e gestores do próprio MS nas oficinas trabalhadas evidenciam dificuldades de trazer a EPS para o desenvolvimento do processo participativo e democrático, relacionados a temas/áreas de conhecimento, tais como organização e processos de trabalho, tecnologias de informação e comunicação, planejamento e gestão em saúde/desenvolvimento gerencial e institucional, monitoramento e avaliação, orçamento e finanças/auditoria e contabilidade, logística, licitações, contratos e convênios, legislação e políticas públicas de saúde, além de precarização dos vínculos de trabalhos.

A EPS desenvolvida no MS a partir dessa agenda tem a pretensão de ser um potente dispositivo para o crescimento pessoal e coletivo de seus trabalhadores e para a promoção da saúde dos cidadãos, como objetivo máximo do SUS (BRASIL, 2014, p. 9).

A proposta pautou-se em processos educativos transcendentes da simples aquisição de habilidades intelectuais e psicomotoras que se apresentassem como uma alternativa política para enfrentar o problema da fragmentação dos serviços e das ações de saúde, buscando o desenvolvimento de potencialidades individuais e coletivas que favorecessem compromissos com o aprimoramento dos processos de trabalho (BRASIL, 2014, p. 10).

Os processos educativos propostos na EPS são reestruturados para desenvolver um modo de fazer referenciado às diretrizes políticas pactuadas em conformidade com os objetivos estratégicos do MS, considerando os seguintes pressupostos: desenvolvimento de metodologias que favoreçam o protagonismo dos sujeitos e a construção de coletivos de trabalhadores, incluindo os gestores; possibilidades de transformação da realidade com melhorias nos processos de trabalho; interação entre os atores envolvidos no processo de aprendizagem; e reflexão sobre a prática como orientadora da construção e sistematização coletiva do conhecimento (BRASIL, 2014, p. 12).

Dessa forma, o MS aponta para a importância de se desenvolver um processo de gestão dos processos educativos, pactuando e divulgando as diretrizes e os pressupostos pedagógicos, construindo coerência com os objetivos institucionais e com o processo de EPS, em um movimento coletivo de busca para envolver todos os seus trabalhadores (BRASIL, 2014, p. 16).

Em 2014, o MS reconheceu que a EPS deveria ser fortalecida por movimentos socioculturais que buscassem um consenso de ideias formativas pautadas por definição clara de seu movimento e ações estratégicas de formação com base na constatação de que as práticas de atenção e gestão da saúde desenvolvidas no país evidenciavam necessidade urgente de "romper o distanciamento da formação dos profissionais com relação às reais necessidades do SUS e havia dificuldades do próprio MS para prover, adequada e qualitativamente, ações e serviços demandados pela população brasileira" (BRASIL, 2014, p. 17).

Para isso, introduziu a EPS como estratégia fundamental para a recomposição das práticas de formação, atenção, gestão, formulação de políticas e controle social no setor da saúde por meio da Portaria/MS n.º 278/2014 que deu formato à "Agenda de EPS para os Trabalhadores do MS".

A "Agenda da EPS para os Trabalhadores do MS 2014" estabeleceu ações intersetoriais oficiais e regulares com o setor da educação, submetendo os processos de mudança na graduação, nas residências, na pós-graduação e na educação técnica, à ampla permeabilidade das necessidades/direitos de saúde da população e da universalização e equidade das ações e dos serviços de saúde.

A EPS tomou nova configuração dada pela compreensão de que deveria ser "aprendizagem no trabalho, onde o aprender e o ensinar se incorporam ao cotidiano das organizações e ao trabalho, baseando-se na aprendizagem significativa e na possibilidade de transformar as práticas dos trabalhadores da saúde" (BRASIL, 2014, Art. 2/inciso I). Deu visibilidade para a aprendizagem significativa, definindo-a como um "processo de aprendizagem que propicia a construção de conhecimentos a partir dos saberes prévios dos sujeitos articulados aos problemas vivenciados no trabalho" (BRASIL, 2014, Art. 2/inciso II).

A literatura reconhece nesse posicionamento do MS avanço para o desenvolvimento e consolidação da PNEPS representativo de maiores alcances para o processo de mudanças na formação profissional e gestão dos serviços de saúde.

Haddad (2014) destaca a ênfase na descentralização (nos processos de aprovação, na execução e financiamento dessa política), o desenho de uma gestão participativa para as decisões e ações da educação na saúde, o fortalecimento do papel da instância estadual na gestão, coordenação e acompanhamento da política, o foco nas especificidades e necessidades locais e regionais, o fortalecimento dos compromissos presentes no Pacto pela Saúde 2006 e a agregação do planejamento e do plano de EPS aos instrumentos já existentes de planejamento do SUS (planos de saúde, relatório de gestão etc.), assegurando a participação do controle social para construção das diretrizes para a política, nas diferentes esferas de gestão do SUS, até o controle da sua execução.

Outros registros da literatura evidenciam os vários desafios enfrentados e o reconhecimento de que os problemas partiram do próprio entendimento da concepção de EPS entre seus atores sociais envolvidos (dirigentes, coordenação, gestão, trabalhadores, estudantes e comunidade) e a da operacionalização de seus princípios teórico-metodológicos nas práticas de saúde (CELEDÔNIO, 2012; BONFIM, 2017).

Nesse sentido, o principal avanço dado pelo MS pelas novas diretrizes que reestruturaram da PNEPS consiste no reconhecimento de que a EPS deveria ser compreendida como uma educação em permanente movimento pela qual poderiam ser instituídas novas práticas para caracterizar inclusão dos trabalhadores (diferentes vínculos, diferentes categorias, diferentes objetos diretos de trabalho, diferentes interesses e lugares institucionais), com possibilidade de diálogo para estabelecer critérios para "ofertas institucionais" e atendimento das demandas (individuais e coletivas) dos sujeitos, ampliando a sua capacidade de pactuação no processo. Uma das condições importantes para isso foi o envolvimento dos gestores, com garantia de espaço/tempo e agenda para sua participação (e das equipes de trabalho) nesse movimento (BRASIL, 2014, p. 16).

Segundo o MS, em geral, a abordagem da aprendizagem significativa deve partir dos processos de aprendizagem nos serviços e recorrer a "especialistas" em determinadas áreas temáticas: enfermidades, programas, procedimentos e processos administrativos, que chegassem aos serviços com "seus pacotes prontos"; ou seja, as mensagens já devem ficar organizadas desde a lógica do conteúdo.

Essa lógica deve ser reconhecida como importante de acordo com a "Agenda de Educação Permanente em Saúde para Trabalhadores do MS" (BRASIL, 2014 p. 20) porque "não poder ser exclusiva, seria necessária adequação à lógica de organização do material aos conceitos prévios que os trabalhadores já possuíssem e às especificidades e necessidades organizacionais, para que fosse possível estabelecer uma relação significativa com o novo conteúdo". A não consideração desse aspecto torna pouco provável o envolvimento ativo de condução das pessoas a novas aprendizagens significativas, de forma a se concretizar em mudanças no trabalho (BRASIL, 2014, p. 20).

Argumentos trazidos pelo documento sobre a abordagem da aprendizagem significativa se fizeram razões para a implantação de um novo modelo de EPS, instituído pela Política de Educação Permanente em Movimento do MS.

FORMAÇÃO PROFISSIONAL EM SAÚDE

Essa Política de Educação Permanente em Movimentos deu origem a um plano norteador dos processos educativos dos trabalhadores do MS, denominado de Plano de Educação Permanente em Saúde (PEPS), construído, coletivamente, pelas Secretarias e Unidades do MS nos Estados, com ações de educação a serem executadas de forma regionalizada/territorializada, com o intuito de ampliar o acesso às ações de desenvolvimento e otimizar a utilização dos recursos nas áreas de educação: unidades ou equipes do MS com competência e atribuições de gestão e/ou execução de ações de educação.

Por esse documento, as ações de educação tornaram-se reflexões e aprendizagem no/para o trabalho, no âmbito das equipes multiprofissionais, cursos presenciais e a distância, aprendizagem em serviço, grupos formais de estudos, intercâmbios ou estágios, oficinas, seminários, congressos e outras, que passaram a contribuir para a pactuação dos processos de trabalho, formação, atualização, qualificação profissional e desenvolvimento dos trabalhadores, em consonância com as diretrizes institucionais do MS.

A EPS (re)significou sua própria compreensão como um "processo educativo de geração de conhecimento que deveria emergir da prática", podendo ser entendido como "aprendizagem-trabalho" pois "acontece no cotidiano das pessoas e das organizações em constante movimento", reconhecendo que os princípios da aprendizagem significativa e a construção da autonomia dos sujeitos "deveriam ser evitados como mera transmissão de conhecimento" (BRASIL, 2014, p. 23).

O MS, com esse documento, faz forte recomendação para a implantação da "EPS em Movimento", por meio da criação de espaços de diálogos, rodas de conversa e mapeamento de fluxos de processos, percebendo ações educativas, como parte das estratégias da aprendizagem apontadas, enquanto outras poderiam ser classificadas como ações administrativas ou de gestão (BRASIL, 2014, p. 25).

Concomitante, destaca a observação de que se convivia com vários modelos de formação baseados na EPS com configurações diversas para a orientação profissional. Experiências exitosas foram vistas e registradas com diferentes nomenclaturas para compor seu modelo precedente denominados, ora por EIP, formação interdisciplinar ou integrada, ora de Educação baseada na Comunidade (EBC), ou outras possibilidades.

Percepção de Lemos (2016, p. 913) é de que a ideia principal não era de EPS, e sim "perpassou a ideia de gerenciamento permanente". Ao contrário de um instrumento de transformação radical, "a EPS na PNEPS converteu-se em uma ideologia de sedução pela sua aparência de novidade pedagógica" que transcendeu seu significado para responder a um processo de reestruturação dos serviços diante das novas demandas do modelo de trabalho capital.

Para compreender a EPS no Brasil, segue o detalhamento de seu percurso histórico. Descritos e identificados na linha do tempo de ordenação da PNEPS, consolidando intentos de definição e redefinição de suas concepções e funcionalidades, conforme figura 5.

Figura 5 – EPS: De Política Indutora à Educação em Movimento – "Agenda EPS para Trabalhadores do MS, 2014"

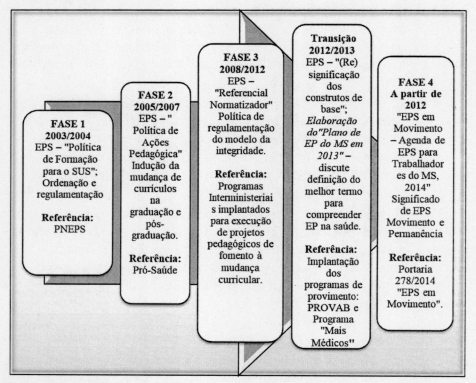

Fonte: Barreto (2019)

1.4 PRECURSORES DA REORIENTAÇÃO DO MODELO DE FORMAÇÃO PROFISSIONAL EM SAÚDE NO BRASIL

Precursores que lutaram pela mudança na formação profissional em saúde no Brasil se destacaram pela forte influência que receberam de organismos internacionais, especialmente a OMS e da OPAS na América Latina. Essas influências tinham caráter de recomendação e eram financiadas para dar sustentabilidade às ideias de reorientação dos modelos tradicionais existentes, organizar sistemas dos serviços de saúde e estruturar os currículos sob o paradigma biopsicossocial.

Exerceram forte influência para a organização do Movimento de Reforma Sanitária e deixaram legados que contribuíram para o amadurecimento das ideias políticas e pedagógicas de fundamentação teórico-conceitual do modelo de reorientação proposto pelo MS em anos posteriores. Foram parceiros em acordos de colaboração firmados no país para ajudar no planejamento de FTS e na organização política de suas propostas de modelo assistencial e de ensino.

Em que pese o caráter intencional de forte relevância dos organismos internacionais, não se pode deixar de registrar que houve participação social de grande relevância nesse processo que também contribuiu para fortalecer as mudanças que se fizeram dentro do país.

O posicionamento do Movimento de Reforma Sanitária e das manifestações sociais ocorridas, a exemplo das Conferências Nacionais de Saúde e Conferências Nacionais de RHS, especialmente na década de 1990, reforçaram o cenário das reivindicações e das lutas sociais firmadas com as forças contrárias. Ao tempo que a população sofria com as maiores pressões provocadas pelos ajustes ficais e econômicos representativas de enfraquecimento do estado-nação, da precarização das condições de trabalho e da redefinição das políticas sociais públicas também avançava na organização da classe trabalhadora para fomentar condições de mudança.

Observam Silva *et al.* (2009, p. 24) que a "formação profissional em saúde sempre foi uma preocupação para trabalhadores, gestores e formadores" e que os "movimentos sociais e políticos institucionais tiveram participação decisiva nos rumos do processo de formação de RHS no Brasil, necessitando o reconhecimento das universidades como elemento fundamental neste processo".

Contribuições precursoras registradas estimularam o pensamento crítico sobre mudanças na formação dos trabalhadores da saúde, motivaram a organização de grupos de trabalho e de pesquisa que se fortaleceram ao longo de décadas do século XX. Foram responsáveis por várias frentes de manifestações representativas das instituições de ensino como no próprio setor de serviços de saúde e se caracterizaram por serem de iniciativas curtas ou de longa permanência, demarcando décadas de trabalho, de ações isoladas de um grupo ou coletivas de vários grupos que se somavam. Entre esses movimentos, alguns tiveram maior força de representatividade e se destacaram pelas contribuições precursoras para a mudança às quais foram destacadas pela pesquisa.

1.4.1 O PRÓ-MUDANÇA E AS EXPERIÊNCIAS DA REDE DE INTEGRAÇÃO DOCENTE ASSISTENCIAL (IDA), E DO PROGRAMA UNIÃO COM A COMUNIDADE (UNI)

Entre as principais representações precursoras que se destacaram no Brasil, grande evidência teve o Movimento Internacional Pró-Mudança para contribuição da reorientação do modelo de formação profissional em saúde. Representado por países da América Latina, trazia as principais discussões teórico-críticas tratadas entre os países do mundo inteiro sobre a ampliação do conceito de saúde e sua contraposição ao binômio saúde-doença.

Contava com a colaboração da OMS/OPAS e com incentivos financeiros e de apoio técnico operacional de algumas fundações filantrópicas, a exemplo das fundações Rockfeller, Kellogg e Ford. Sua principal bandeira de reivindicação tratava da substituição da medicina assistencial para a medicina social exercendo forte influência em todos os países da América Latina (GONZALÉZ; ALMEIDA, 2010). No Brasil, as primeiras manifestações ocorreram entre as décadas de 1960/1970 com representação de algumas escolas de ensino superior, especialmente de medicina e enfermagem se propondo realizar atividades alternativas de colaboração para a implantação das mudanças nos currículos de formação profissional.

Na década de 1960, destacam-se as experiências das Faculdades de Medicina e Enfermagem da USP com a implantação de um programa de ciências sociais e um curso de Medicina Experimental funcionando de forma paralela ao Curso de Medicina Tradicional dentro de seus departamentos da saúde. Recomendações dadas pelo Pró-Mudança incidiram nas

FORMAÇÃO PROFISSIONAL EM SAÚDE

primeiras experiências de práticas colaborativas que se posicionaram na contramão do que se propunham os currículos de formação e as práticas de saúde voltadas para o binômio saúde/doença.

Outra manifestação de influência do Pró-Mudança constituiu o surgimento do movimento acadêmico de reflexão teórica organizado por profissionais de diferentes cursos de formação da saúde e outras ciências que se somaram para estudar a mudança do perfil do profissional médico no currículo do curso de medicina. Alcance dessa iniciativa foi uma significativa produção científica que contribuiu para o desenvolvimento da Saúde Coletiva (NUNES, 2008).

Na década de 1970, registraram-se outras iniciativas dentro das instituições de ensino superior da saúde. Dessa vez a mobilização se voltou para a introdução de um modelo de ensino que tentava retirar a centralidade biomédica do currículo e procurava formação como uma política de educação para o trabalho em saúde (SILVA *et al.*, 2009; BATISTA, 2013; BOLLELA, 2014).

Novamente se destacou a Faculdade de Medicina da USP pela intenção de acabar com a separação das disciplinas e tentar integrar ciência básica, clínica e medicina social desde o primeiro dia do curso. Dois pontos de contribuição referiram-se às discussões que permearam o desencadear das mudanças tratadas: a ampliação do conceito de saúde e os modelos de práticas médicas de saúde (NUNES, 2008).

A partir da década de 1980, os registros de experiências e das práticas colaborativas que sofreram a influência do Pró-Mudança passaram a compor preocupações mais elaboradas, considerando os avanços do Movimento de Reforma Sanitária com o desenvolvimento de teses que integraram discussões políticas para elaboração da concepção ampliada da saúde, definição de modelo assistencial e diretrizes para sua organização. Avançaram no sentido das repercussões isoladas de alguma iniciativa para o agrupamento de ações mais bem organizadas e fortalecidas.

Projetos representativos do Movimento Pró-Mudanças, protagonistas desse processo em toda América Latina, chegaram ao Brasil com experiências para contribuir com o processo de mudança no modelo assistencial e de formação profissional em saúde no país. Citam-se as contribuições da Rede do IDA e do Programa UNI.

Ambas as experiências tinham como foco a formação do ensino superior em saúde, especialmente no curso de medicina e, por influência da OMS/OPAS, funcionavam em dois departamentos: Departamento de Medicina Clínica e Medicina Preventiva.

Utilizando-se do Departamento de Medicina Preventiva, ambas propostas realizaram suas experiências. A Rede IDA discutindo o conceito de integração assistencial docente na saúde e o Programa UNI resgatando a ideia de medicina comunitária como vivência de estágios em atividades de extensão. Conforme analisaram Gonzaléz e Almeida (2010).

A Rede IDA (1981) teve por objetivo principal estender a cobertura assistencial à saúde da população e, secundariamente, a formação de RHS no âmbito do MEC. Associou-se à medicina comunitária em atividades de extensão nos moldes de separação departamento clínico e departamento preventivo, agregou a tática de quebrar resistência dos estudantes à abordagem epidemiológica e social e iniciou ampla discussão sobre integração docente assistencial. A experiência da Rede IDA evidenciou que não havia integração dos docentes entre os departamentos de um mesmo curso e para tanto, o melhor termo de uso para a atividade deveria ser articulação de tarefas. Com relação ao termo assistencial, avançou na concepção, entendendo ser uma ideia isolada de ações curativas tratadas com pessoas adoecidas enquanto se deveria levar em conta a atenção do cuidado de promoção da saúde e do autocuidado com toda a comunidade adoecida ou não.

Contribuição importante referiu-se à articulação entre academia e serviços de saúde de forma integrada com avanços, expressa na conformação da Rede IDA – Brasil, da qual surgiram inúmeras experiências no país e em outros países da América Latina de Medicina Comunitária. As limitações da Rede IDA se pautaram na baixa participação de docentes na rede de assistência de saúde e a segmentação das ações de caráter extensivo e isolado, não resultando em significativas transformações nos currículos (BRASIL, 1981).

O Programa UNI (1990) teve o objetivo principal de provocar modificações nos conteúdos curriculares e metodologias de ensino, ampliar os cenários de práticas para propiciar um novo modelo de formação e propor parceria na gestão do processo de mudança entre os três segmentos: universidade, serviço e comunidade (FEUERWERKER; MARSIGLIA, 1996).

Estrategicamente, utilizava-se do estímulo à participação comunitária dos alunos, especialmente ao trabalho voluntário, mas eximia da respon-

FORMAÇÃO PROFISSIONAL EM SAÚDE

sabilidade os docentes do departamento clínico de qualquer ação conjunta com a comunidade. Os espaços de vivências permaneciam nos hospitais e centros de saúde sem modificar a metodologia de ensino pautada no foco do procedimento hospitalar clínico em detrimento dos sujeitos e na fragmentação da formação por inúmeras especializações.

O Programa UNI se destacou pela intenção de implantação da Medicina Comunitária tratado no movimento Pró-Mudança dos profissionais de saúde na América Latina.

Gonzaléz e Almeida (2010) assinalam que a proposta buscava uma medicina simplificada, de baixo custo e pouco uso de tecnologias avançadas, reportando-se ao modelo de atenção básica.

A principal limitação do Programa UNI esteve em não integrar suas ações aos pressupostos teóricos do SUS quando articulava universidade, serviços locais de saúde e comunidade a propostas isoladas (BATISTA, 2013). Por persistir na prática da Rede IDA de permanecer na desarticulação entre os departamentos clínico e preventivo, distanciou-se da perspectiva da integralidade na formação e no enfraquecimento da comunidade no processo de participação e controle de social com autonomia política para exigir direitos e cumprir deveres sociais.

Contribuições importantes para a formação profissional foram na perspectiva da multiprofissionalidade, do fortalecimento dos componentes curriculares (estágios obrigatórios na comunidade, ênfase em disciplinas que utilizassem a epidemiologia) e da aposta no componente dos serviços representado pelos Sistemas Locais de Saúde (Silos).

Gonzaléz e Almeida (2010) ressaltam que, em relação aos 23 projetos implantados na América Latina e no Caribe, seis foram implantados no Brasil. Mais especificamente, em Londrina/PR, Botucatu/SP, Marília/SP, Brasília/DF, Salvador/BA e Natal-RN. Todos deram continuidade às mudanças com as devidas adaptações de melhorias.

Esses dois projetos são significativos em suas contribuições por evidenciar práticas inovadoras valorosas que poderiam ser experimentadas no âmbito do sistema de saúde pública com reflexões sobre suas limitações de isolamento e desarticulação que os distanciavam da proposta de construção da integralidade das ações.

Dessas experiências evidencia-se a continuidade de propostas inovadoras que fizeram surgir outras práticas colaborativas registradas com base no Movimento de Reforma Sanitária, e partiram delas as experiências pioneiras registradas no Brasil de faculdades que ousaram e ampliaram seus currículos para propostas de formação conjunta entre todas as profissões, bem como de currículos voltados para a educação pelo trabalho em saúde de aproximação ensino-serviço.

1.4.2 O MOVIMENTO DE REFORMA SANITÁRIA E AS PRÁTICAS

Com o Movimento de Reforma Sanitária, as manifestações da mudança tomaram o caráter de organização social estruturadas de entidades e/ou instituições representativas de interesses sociais e profissionais coletivos. Entre as principais organizações que lutaram para a condução de mudança na formação profissional em saúde, foram evidenciadas:

1.4.2.1 ASSOCIAÇÃO BRASILEIRA REDE UNIDA

Conforme Documento do Estatuto da Rede Unida 2012[14], a Associação surgiu em 1997, fundada por um grupo de professores universitários que se organizaram na cidade de Ouro Preto/MG. Tinha por objetivo reafirmar o processo histórico de luta pela Reforma Sanitária, democratização da saúde e fortalecimento do SUS.

Seus integrantes tinham a vivência na Rede IDA e no Programa UNI e procuram avançar para além do que já se havia conquistado tomando o desafio de quebrar o continuísmo da fragmentação e incluir a integralidade e a humanização nas práticas de saúde durante o processo de formação. Fortalecida nesse conjunto de pensadores, a Rede Unida não se deixou isolar no contexto, ampliando a participação de seus colaboradores que somaram experiências (GONZALÉZ; ALMEIDA, 2010).

A Rede Unida contribuiu com ações de acompanhamento e de colaboração em todo o processo das mudanças ocorridas no Brasil para a construção da política de formação de RHS.

Registros das suas principais contribuições foram evidenciados pelo incentivo às instituições de ensino e profissionais da saúde para se somarem ao movimento de mudanças na reorientação do modelo de formação

---

[14] Fonte de informações consultada – Estatuto da Rede Unida, 2012. Disponível em: http://www.redeunida.org.br/static/file/estatuto_rede_unida.pdf. Acesso em: 10 abr. 2018.

FORMAÇÃO PROFISSIONAL EM SAÚDE

profissional, incentivando a participação em projetos elaborados por eles e no desenvolvimento potencial da capacidade de produzir mudanças na formação em saúde, especialmente no ensino superior.

Atualmente, ampliou seu campo de atuação e se tornou parceira do processo de trabalho colaborativo na modalidade de cogestão entre universidades, serviços de saúde e organizações comunitárias, em que os sócios compartilhavam poderes, saberes e recursos.

Principais contribuições estão no estímulo à produção de estudos e pesquisas, desenvolvimento de tecnologias alternativas, produção e divulgação de informação e conhecimentos técnicos e científicos, que digam respeito às atividades de promoção da educação e da saúde em todo o país, bem como de proposição de novos modelos sócio produtivos e de sistemas alternativos que fortaleçam o campo da saúde, a fim de garantir e ampliar a cidadania, os direitos humanos, a democracia e outros valores universais.

Evidências científicas trazidas da pesquisa sobre os principais desafios enfrentados pela Rede Unida se destacam a persistência na continuidade de currículos uniprofissionais e as dificuldades de introduzir conteúdos interdisciplinares que respeitem os princípios do controle social e do SUS, promover tessituras entre educação, saúde e sociedade a partir da formação de trabalhadores críticos e reflexivos, capazes de realizar leituras de cenário, identificar problemas e propor soluções no cotidiano de sua prática profissional.

1.4.2.2 COMISSÃO INTERINSTITUCIONAL NACIONAL DE AVALIAÇÃO DAS ESCOLAS MÉDICAS – CINAEM

Comissão criada em 1991 pela Abem e o CFM com mais nove entidades ligadas ao ensino universitário, em geral, e médicos, em particular; entidades representativas de docentes e alunos; entidades médicas de representação sindical, reguladoras e associativas, e representação nacional dos gestores de saúde do SUS.

Teve o objetivo de avaliar o ensino nas escolas médicas organizando um movimento entre as escolas de medicina de todo o país para propor mudança curricular do curso.

Durante os primeiros sete anos de existência, a Cinaem desenvolveu amplo trabalho de avaliação do ensino médico, abrangendo 48 das cerca de 80 escolas médicas existentes no Brasil (CFM, 1998). Conforme apontam

Carvalho e Marques (2001), essa mudança baseava-se na visão holística de perfil profissional humanizado, comprometido com a ética do trabalho em saúde.

Colaborou, significativamente, para fomentar a mudança de currículo médico em todo o Brasil proporcionando amplo debate sobre inserção de currículo integrado às necessidades de saúde da população, humanização do cuidado em saúde, perfil do médico docente fortalecido pelo vínculo institucional com as escolas e profissionalização da docência médica via preparação didático-pedagógica, EP, avaliação da produção acadêmica e da prática de ensino/pesquisa/extensão e integração docente/ensino/serviço (CFM, 1998).

Estrategicamente, utilizou-se de diferentes meios de comunicação para divulgação de suas ideias de mudança curricular. Tratou essas mudanças na proximidade das escolas por meio de debates, informativos, reuniões associativas, organização de oficinas, seminários e na promoção de eventos nacionais articuladores com seus participantes em congressos e fóruns de debates e produção de material bibliográfico e documental para amplo alcance de todos (CFM, 1998).

Principais contribuições da Cinaem foram a colaboração de sua experiência para a formulação das DCNs dos cursos de medicina e demais cursos de saúde reformulados seus currículos a partir de 2001, criação do Programa de Incentivo às Mudanças Curriculares dos Cursos de Medicina (Promed) de 2002 e posteriormente do Programa de Valorização da Atenção Básica (Provab) de 2011 que estimularam formação integrada às necessidades do SUS vinculadas à ESF na rede de atenção básica.

1.4.2.3 PROGRAMA NACIONAL DE INCENTIVO A MUDANÇAS CURRICULARES NOS CURSOS DE MEDICINA – PROMED

Programa criado pela Portaria Interministerial n.º 610/2002, estruturado em cooperação técnica entre MS/MEC/OPAS e parceria com a Abem e a Rede Unida voltado para participação de instituições de ensino superior em medicina.

O Promed recebia recursos provenientes do MS para financiar processos de mudanças em escolas de graduação em medicina que se dispusessem a adotar processos de mudança nos currículos de seus cursos, com enfoque nas necessidades de saúde da população e do SUS por meio da participação em editais de concorrência pública.

FORMAÇÃO PROFISSIONAL EM SAÚDE

Para participar do edital, as escolas de medicina deveriam apresentar "Projeto de Mudança Curricular de Curso de Medicina (PMC)", aprovado pelo Colegiado do Curso de Medicina concorrente, firmado por seu dirigente máximo e Carta de Compromisso da Secretaria Estadual/Municipal de Saúde com a qual a escola pretenderia parceria. A elaboração da proposta deveria seguir critérios de referência, prazos para cumprimento monitorado pela Comissão de Acompanhamento do Promed.

As intervenções do programa se faziam presentes nas exigências de cumprimento do edital e no monitoramento do Promed às faculdades selecionadas. Evidências científicas trazidas da literatura consultada referiram-se ao fato de que o edital que promoveu a seleção de projetos concorrentes para participação no programa recebeu propostas de todas as regiões do país e teve ampla adesão de interesse por parte das escolas. Oliveira *et al.* (2008) destacaram que existiam 92 faculdades de medicina no Brasil em 2002 que formavam por ano 7.500 profissionais médicos. Dessas faculdades foram recebidos 55 projetos de mudança de currículo e participaram da primeira etapa de seleção.

Na segunda etapa do processo de seleção dos projetos concorrentes, foram selecionadas 20 escolas que passaram a receber, em 2003, recursos para implantação de seus projetos aprovados.

Em relação às 20 escolas selecionadas, 19 aderiram, integralmente, aos projetos selecionados e deram continuidade às ações colaboradoras para a execução de mudanças curriculares, entre as quais se registraram 9 cursos de graduação em universidades federais – Goiás (UFG), Pernambuco (UFPE), Ceará (UFC), Roraima (UFRR), São Paulo (Usp), Minas Gerais (UFMG), Fluminense (UFF), Rio Grande do Sul (UFRG) e Santa Catarina (UFSC); 7 cursos de graduação em universidades estaduais/municipais — Fundação Universidade de Pernambuco (UPE), Univ. de Ribeirão Preto (Unaerp), Univ. Estadual de Campinas (Unicamp), Univ. Estadual Paulista Júlio Mesquita Filho (Unesp), Univ. Estadual de Montes Claros (Unimontes), Fundação Educação Serra dos Órgãos (Feso) e Univ. Estadual de Londrina (UEL); e 02 cursos em universidades particulares — Pontifícia Universidade Católica de São Paulo (PUC/São Paulo) e Pontifícia Universidade Católica do Rio Grande do Sul (PUC/RS) (GONZALÉZ; ALMEIDA, 2010).

Limitação do Promed constituiu a incapacidade desse programa de cumprir com a determinação de acompanhamento de seus projetos aprovados nas escolas de saúde em medicina e tratar essa orientação com a devida atenção que merecia para o êxito de sua proposta de mudança curricular. Reflexos desse descumprimento foram analisados por Oliveira *et al.* (2008) de que o programa não foi totalmente implantado. Algumas falhas impediram seu sucesso com resultados efetivos de satisfação às necessidades de saúde da população, o que não impediu a percepção dos desdobramentos desta experiência avaliada. Oliveira *et al.* (2008) analisam que o Promed era uma proposta válida e de intervenção necessária, considerando a realidade excessiva de médicos especialistas que oneravam custos assistenciais e diminuíam profissionais habilitados com competência generalista de formação integrada às necessidades da atenção básica.

Quanto às implicações apresentadas ao programa, cita-se que a Comissão de Acompanhamento do Promed existiu como uma estratégia metodológica descrita no documento de sua criação, mas que nunca funcionou de fato, provocando morosidade de cumprimento das propostas aprovadas e frustração às expectativas dos serviços de saúde de aproximação de práticas inovadoras que respondessem para às necessidades de saúde da população e evidenciassem resultados efetivos do SUS (OLIVEIRA *et al.*, 2008). Contudo, houve o reconhecimento de que o Promed promoveu o retorno do debate ao processo de discussão do curso de medicina em várias instituições para a implantação das DCNs e as mudanças provocadoras dessa indução para a formação profissional no processo de solidificação do SUS.

1.5 O PAPEL DA SECRETARIA DE GESTÃO DO TRABALHO E DA EDUCAÇÃO NA SAÚDE SGTES/MS

A SGTES foi criada em 2003, como parte da agenda programática da política de reorientação do modelo da formação RH do SUS, numa articulação para o planejamento da FTS e sua regulação nos serviços de saúde. É um órgão de representação do MS, responsável pela formulação das políticas orientadoras da gestão, formação, qualificação e regulação do trabalho em saúde no Brasil, com o objetivo de promover a integração dos setores de saúde e educação no sentido de fortalecer as instituições formadoras de profissionais atuantes na área, bem como integrar e aperfeiçoar a relação entre as gestões federal, estaduais e municipais do SUS, a respeito dos planos de formação, qualificação e distribuição das ofertas de educação e trabalho na área de saúde (BRASIL, 2005).

Suas principais ações foram estruturadas, originalmente, para funcionar por meio de dois departamentos:

- O Deges que teve por objetivo institucional promover o fortalecimento da formação em saúde no SUS e ações de articulação, integração de órgãos educacionais, entidades de classe e movimentos sociais responsável pelas políticas relativas à formação, ao desenvolvimento profissional e à EP dos trabalhadores do SUS, tanto no nível superior como técnico-profissional, coordenar a implantação da PNEPS, além de planejar, acompanhar e avaliar as ações de gestão da educação que envolvam as três esferas do governo. Tem como linha de frente a responsabilidade de coordenar o Pró-saúde, tendo a responsabilidade de gerenciar a educação pelo trabalho em saúde para a formação profissional de RHS;

- O Degerts teve o objetivo de estruturar efetiva política de gestão do trabalho nas esferas federal, estadual e municipal, envolvendo os setores público e privado que compõem o SUS para a negociação do trabalho em saúde juntamente aos segmentos do governo e dos trabalhadores, contribuindo para a melhorar a humanização do atendimento dos seus usuários. Este Departamento foi responsável pela proposição, incentivo, acompanhamento e elaboração de políticas de gestão e planejamento, regulação do trabalho em saúde, em todo o território nacional. Exerce a função de secretaria-executiva da Mesa Nacional de Negociação Permanente do SUS (MNNP-SUS), espaço legítimo de diálogo e pactuação entre gestores e trabalhadores e importante ferramenta para a melhoria das condições de trabalho e a qualificação dos serviços prestados aos usuários do SUS. Tem como principal linha de frente a gestão do ProgeSUS para gerenciar a política de proteção dos trabalhadores da saúde.

A partir de 2013, com o reordenamento da PNEPS pela SGTES/MS e implantação dos programas de provimento Provab e "MAIS MÉDICOS", foi criado o Depreps.

O Depreps foi criado para o desenvolvimento dos programas de provimento, implantados: o Provab, "Mais Médicos" e Pró-Residência. O departamento tem responsabilidade de ampliar o acesso ao atendimento médico de qualidade para populações desassistidas, na mudança da formação médica e no aumento de oportunidades de residências com competência para elaborar estratégias de provimento e formação que permitam o enfrentamento do problema da escassez de médicos no Brasil, e efetiva universalização do acesso e promoção do cuidado da saúde de forma mais equânime.

Esses departamentos representam a própria essência da SGTES/MS por responder e orientar para a organização de seu principal objetivo: assegurar políticas de RHS para a educação profissional e para o trabalho em saúde.

As ações deliberativas e os programas de formação formulados pela SGTES/MS seguem as orientações dadas pela PNEPS (2004/2007) de abordagem dialética do processo saúde-doença respeitando seus eixos centrais da mudança. Estrategicamente, a SGTES/MS funciona como mecanismo de cooperação técnica entre gestores do SUS e as instituições acadêmicas com elaboração de propostas a serem desenvolvidas por estes em projetos aprovados por editais periodicamente lançados.

Monitorada pelo MS e com apoio colaborativo da Opas, a SGTES/MS disponibiliza recursos financeiros direcionados para infraestrutura e atividades formativas nos equipamentos da Atenção Básica das SES, SMS e nas Universidades com incentivo para projetos que apresentem o potencial de transformação do modelo de formação e do trabalho em saúde.

Programas de formação profissional em saúde realizados no país a partir de 2004 passaram a ser elaborados e submetidos por ordenação dessa secretaria os quais são submetidas por meio de editais de convocação do MS e segue a linha de reordenamento do modelo assistencial e de formação profissional em saúde.

A formatação do programa é inspirada na Agenda Positiva[15] da SGTES/MS de 2005 que incorporou temas acumulados e discutidos em décadas anteriores em CNS e CNRHS e relacionadas à NOB/SUS – RH de 2003 no que se referem à necessidade de cooperação técnica nas estruturas de gestão do trabalho e educação na saúde nos estados e municípios, condição essencial para o sucesso de ações que visam estabelecer uma adequada política para seus trabalhadores, estruturando carreiras profissionais, implementando políticas de desprecarização do trabalho, estabelecendo programas de educação permanente e implantando mesas de negociação permanente, dentre outras ações.

As principais propostas de mudança de currículo para a formação dos profissionais de saúde e para o perfil dos trabalhadores da saúde foram, desde sua criação, efetivamente tratadas por indução de metodologias

---

[15] Documento Técnico elaborado para planejamento e regulação do trabalho em saúde, orientação o acompanhamento de políticas de gestão para RHS em âmbito nacional. Ver Agenda Positiva do Degerts/SGTES/MS 2005. Disponível em: http://bvsms.saude.gov.br/bvs/publicacoes/agenda_positiva.pdf. Acesso em: 4 mar. 2018.

inovadoras, estrategicamente conduzidas em programas interministeriais vinculados que evidenciaram práticas descritivas de EPS e EIP.

Enquanto as ações e programas anteriores à criação da SGTES/MS se preocupavam em demonstrar o que era o modelo para reorientar a formação profissional em saúde, a SGTES/MS, em sua natureza, fomentou a mudança curricular por meio da elaboração, implantação e manutenção dos programas interministeriais. Contando com financiamento da OMS/ Opas, seus principais programas permanecem sustentados a mais de uma década. Especialmente, o Pró-Saúde que dá sustentação técnica e metodológica para os demais programas.

Na Figura 6, apresenta-se a trajetória de reordenação do modelo de formação profissional em saúde com as descrições dos principais fatores que demarcaram as épocas de estruturação normativa e funcionamento da SGTES/MS.

Figura 6 – Reordenamento do Modelo de Formação em Saúde: Do Currículo Tradicional ao Modelo de Programas Interministeriais

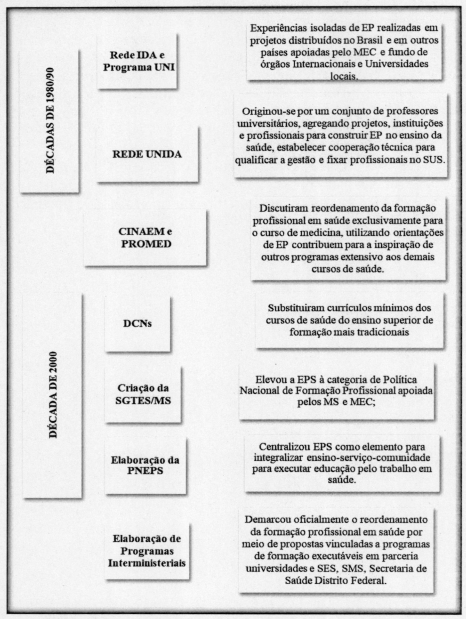

Fonte: Barreto (2019)

FORMAÇÃO PROFISSIONAL EM SAÚDE

1.6 ALTERNATIVAS CURRICULARES NAS ESCOLAS DE SAÚDE DA GRADUAÇÃO E PÓS-GRADUAÇÃO

O resumo das principais experiências de formação profissional em saúde realizadas no Brasil como uma alternativa de currículo integrado será identificada nesta parte do estudo. Essas experiências estão descritas de acordo como foram criados seus projetos, sustentados e mantidos financeiramente a partir da década de 1960, em que pese o MS considerar as experiências anteriores à criação da SGTES/MS como incapazes de fazer a efetiva mudança curricular nas escolas de saúde do ensino superior e que, somente com o Pró-Saúde, tais mudanças, efetivamente deveriam acontecer.

Evidências científicas apontadas pela literatura identificam que o Brasil tem enfrentado vários desafios para realizar mudança no modelo de formação profissional em saúde de forma efetiva, com tendência para as mudanças e dificuldades para substituição de currículos e manutenção de projetos alternativos experimentados ao longo de décadas.

O fato de não haver a mudança curricular em todas as escolas de saúde do ensino superior não retirou a evidência dos grandes avanços registrados por modelos alternativos de currículos que foram implantados pelas escolas de saúde de graduação e pós-graduação. Essas experiências utilizaram a parceria com as instituições do serviço para implantação de seus projetos de mudança, se mantiveram por meio de recursos financeiros e apoio técnico-pedagógico recebidos de diversas fontes incentivadoras desde Órgãos Internacionais a auxílios recebidos pelo próprio MS e MEC por meio de participação em editais de convocação para esse intento.

Somando forças, os MS e MEC passaram a compor, estrategicamente, com a criação da SGTES/MS, as orientações para que IES e universidades implantassem currículos de formação integral e se utilizassem dos programas interministeriais como o principal modelo destas experiências nas escolas de saúde dos últimos anos. Entre esses registros não foi encontrada nenhuma evidência científica de escolas que mudaram seus currículos efetivamente.

Os registros apontam para experiências breves, relatos de vivência e pouco aprofundamento teórico metodológico em pesquisas fundamentadas. Entretanto, a literatura descreve que, para além das experiências isoladas, evidenciadas nas décadas de 1960/1970 e as registradas pelos incentivos dos programas interministeriais de anos mais próximos, no Brasil, desde 1997, existiram escolas de saúde do ensino superior que passaram a funcionar por modelo de formação profissional de seus cursos orientados por currículos alternativos implantados e mantidos, sistematicamente, de forma contínua e permanente.

A literatura destaca escolas que implantaram e permaneceram com cursos de formação em saúde no modelo de aproximação ensino-serviço, receberam apoio financeiro e técnico para dar sustentabilidade nesse propósito, tendo como diferencial a continuidade do apoio e o acompanhamento pedagógico adequado para que seus quadros de profissionais acadêmicos e de RHS necessário fossem competentes o suficiente para manterem a mudança de seus currículos.

Relatos de experiências bem-sucedidas de currículos integrados e práticas colaborativas foram evidenciados com as experiências dos projetos coordenados pela Rede IDA e o Programa UNI, apoiados técnica e financeiramente pelas fundações filantrópicas Rockfeller, Kellogg e Ford (KISIL, 1993) que os mantiveram.

Outros registros evidenciam experiências de currículos alternativos implantados com base na participação no Promed no início dos anos de 2000 que se sustentaram, por meio da continuidade dos projetos mantidos por outras fontes de apoio colaboradoras, para que pudessem permanecer. Outros ainda evidenciam experiências incentivadas e mantidas ao longo desse processo, apoiadas pelo Reuni, o Pró-Saúde, acordos internacionais firmados pelas escolas com instituições e fundações filantrópicas de outros países, participação de novos editais lançados pela SGTES/MS, a exemplo do PET-Saúde, RP/MFC e RMS entre outros programas de fomento para a manutenção e provimento de currículos alternativos, a exemplo do pró-residência médica e multiprofissional, pró-ensino na saúde, e, mais recentemente, o Provab e o programa "Mais Médicos".

Evidências cientificas observadas da literatura destacam que as várias experiências que os cursos de saúde acumularam, em especial medicina e enfermagem, ao longo dos anos, têm permitido amadurecimento e algumas parcerias que se alternam para permitir continuidade de projetos experimentados.

A literatura evidencia que as primeiras escolas de ensino superior de saúde no Brasil a implantarem o modelo do currículo de educação pelo trabalho em saúde dataram da década de 1990 como resultado da participação na Rede IDA Brasil.

FORMAÇÃO PROFISSIONAL EM SAÚDE

Gonzaléz e Almeida (2010) registram que, dos 6 projetos de currículo alternativos acompanhados pela Rede IDA nas décadas de 1990, receberam apoio e deram continuidade ao modelo três faculdades, a saber: a Faculdade de Medicina e de Enfermagem de Marília (Famema e Unimar) do centro--oeste de São Paulo/SP, a Faculdade de Medicina da Universidade Estadual de Londrina/PR (FM/UEL) e a Faculdade de Medicina e Enfermagem da Universidade Estadual Paulista (Unesp), campus de Botucatu/SP entre os anos de 1997 e 2000, tornando-se as pioneiras na mudança efetiva de seus currículos de formação profissional em saúde.

O Quadro 5, apresenta o registro da experiência exitosa realizada pelas pioneiras que se sustentam de forma permanente, evidenciando as fontes de financiamento que as mantêm e o apoio técnico e pedagógico que buscaram para manutenção de seus projetos.

Quadro 5 – Instituições Pioneiras de Currículo Integrado – Modelo de EIP e Práticas Colaborativas que se mantém e as fontes de sustentabilidade

ESCOLAS	CURSOS	EXPERIÊNCIA E SUSTENTABILIDADE
FAMEMA/ UNIMAR Faculdade de Medicina e de Enfermagem da Universidade de Marília/SP[16]	Medicina e Enfermagem	Instituição pública do Centro-oeste do Estado de São Paulo fundada em 1966, tornou-se a primeira escola a implantar currículo de formação integral em 1997. • **1970** – Tornou-se membro institucional da Abem; • **1991** – Primeira escola a ser avaliada pelo CINAEM; • **1997** – Com apoio do Programa UNI, tornou-se a primeira Faculdade de Medicina no Brasil a adotar currículo de formação integrado; • **2003** – Com apoio do PROMED ampliou a estrutura e organização do trabalho; • **2005** – Selecionada pelo Pró-Saúde, amadureceu o modelo aproximando a academia do serviço público e incentivou a mudança na formação em saúde.

---

[16] Detalhamento da proposta pedagógica do curso foi feita em consulta ao site da Famema, estrutura curricular de 2008. Disponível em: http://www.famema.br/ensino/cursos/docs/avaliacaoprocessoformacaomedicos.pdf. Acesso em: 27 mar. 2017.

ESCOLAS	CURSOS	EXPERIÊNCIA E SUSTENTABILIDADE
FAMEMA/ UNIMAR Faculdade de Medicina e de Enfermagem da Universidade de Marília/SP	Medicina e Enfermagem	**Vivência de Currículo Integrado e Práticas Colaborativas:** Tem sustentabilidade no apoio técnico e financeiro dos vários programas em que tem participação para permanecer com o modelo de currículo integrado.
UEL/PR Faculdade de Ciências da Saúde da Universidade Estadual de Londrina[17]	Medicina e Enfermagem	Instituição mista, criada em 1970 com recursos da contribuição do alunado e do Governo do Estado do Paraná, tornou o ensino gratuito no nível de Graduação em 1987 e implantou currículo Integrado em 1998. • **1991** – Participou do processo de avaliação do CINAEM que permitiu o comprometimento com o processo de mudança da educação médica; • **1992** – Sediou o XXX Congresso Brasileiro de Educação Médica, o I Fórum Nacional de Avaliação do Ensino Médico e o I Seminário Internacional dos Projetos UNI e se associou à Network of Community-Oriented Education Institutions for Health Sciences; • **1993** – Inicia sua participação de eventos internacionais de discussão e análise da educação médica; • **1994** – Credencia-se como Centro Colaborador em Educação e Prática Médica pela Organização Mundial da Saúde (OMS); • **1998** – Realizou a mudança curricular e propôs Projeto Político Pedagógico no Curso de Medicina de base integrada; • **2005** – Com recursos do Pró-Saúde II inclui o curso de enfermagem na modalidade de currículo integral.

---

[17] Detalhamento da proposta pedagógica consultado no Catálogo dos cursos de graduação da UEL, 2017. Disponível em: http://www.uel.br/prograd/?content=catalogo-cursos/index.html. Acesso em: 18 mar. 2017.

ESCOLAS	CURSOS	EXPERIÊNCIA E SUSTENTABILIDADE
UEL/PR Faculdade de Ciências da Saúde da Universidade Estadual de Londrina	Medicina e Enfermagem	De forma permanente, troca experiências com escolas e centros de educação médica no exterior com a participação de professores e alunos em visitas e estágios o que fortalece a manutenção do modelo e apoio à implantação de novas práticas de ensino na Medicina e Enfermagem. **Vivência de Currículo Integrado e Práticas Colaborativas:** • Desenvolve linhas de trabalho inovadoras nas várias disciplinas que são oferecidas nos ciclos básico e clínico, e nos projetos pedagógicos acompanhados por docentes e alunos que se articulam entre ensino, serviço e comunidade; • Recebe apoio e acompanhamento de consultores nacionais e estrangeiros, com conferências e assessorias, que promove processo de reflexão e capacitação docente sobre os modelos pedagógicos e as metodologias de ensino aplicadas; • Anualmente promove o Curso de Capacitação Docente para atuar no currículo integrado e o Fórum de Avaliação do Currículo Integrado articulando a participação de toda a comunidade acadêmica e egressos.
FMB/UNESP[18] Faculdade de Medicina/ Campus de Botucatu/SP Universidade Estadual Paulista "Júlio de Mesquita Filho"	Medicina e Enfermagem	Criada em 1963, como instituto isolado de ensino superior, a FMB se integrou à UNESP em 1976 se tornando uma unidade municipal de formação médica do interior paulista. Desde sua origem, se envolveu com questões da educação médica e com movimentos para sua renovação e em **1999** deu início à proposta de currículo integrado oferecendo ensino de valorização do papel ativo do estudante no aprendizado.

---

[18] Detalhamento do PPP dos cursos consultado no Guia de Profissões da UNESP, 2018. Disponível em http://unan.unesp.br/guiadeprofissoes/19/cursos-de-ciencias-biologicas/14/medicina. Acesso em: 27 abr. 2017.

ESCOLAS	CURSOS	EXPERIÊNCIA E SUSTENTABILIDADE
FMB/UNESP Faculdade de Medicina/ Campus de Botucatu/SP Universidade Estadual Paulista "Júlio de Mesquita Filho"	Medicina e Enfermagem	• 1980/2000 – Promoveu iniciativas para adequar seu ensino às necessidades de saúde da população e atender às DCN; foi um dos projetos acompanhados pela Rede IDA, teve participação ativa na coordenação do CINAEM, participou do PROMED entre outras ações; • 1989 – Implantou o curso de graduação em Enfermagem, com um currículo que incorporou a proposta de formação nos diferentes níveis de atenção à saúde; • 2001 – Instituiu o Núcleo de Apoio Pedagógico (NAP), em um primeiro momento, para apoiar a necessidade de mudança curricular da graduação em Medicina e, mais adiante, também a graduação em Enfermagem; • 2003/2016 – Teve participação ativa em vários programas elaborados pela SGTES/ MS (Pró-Saúde, PET-Saúde, RPM, RP/ MFC e RMS; Pró-Residência); • **2010** – Foi um dos projetos selecionados para a implantação de curso de pós-graduação stricto sensu para a qualificação mestres, doutores e pós-doutoral na área de ensino na saúde pelo programa Pró-Ensino na Saúde. **Vivência de Currículo Integrado e Práticas Colaborativas:** O PPP do curso inclui integração teoria e prática com aproximação ensino-serviços e participação de diversos departamentos e disciplinas. Integrou o NAP como uma ferramenta de avaliação contínua do ensino médico para oferecer apoio técnico às mudanças para a melhoria do ensino, estímulo à capacitação docente para o aprendizado de inovações metodológicas e desenvolvimento pesquisa em educação médica, além de ampliar os espaços de ensino no SUS.

ESCOLAS	CURSOS	EXPERIÊNCIA E SUSTENTABILIDADE
FMB/UNESP Faculdade de Medicina/ Campus de Botucatu/SP Universidade Estadual Paulista "Júlio de Mesquita Filho"	Medicina e Enfermagem	Em 2003, com o apoio da SGTES/MS implantou a Atividade Complementar — Interação Universidade-Serviço-Comunidade (IUSC) que se tornou em 2007 um conjunto de disciplinas regulares e obrigatórias do curso de graduação em Medicina e, em 2008, do curso de graduação em Enfermagem, integrando os dois cursos na formação interprofissional. As disciplinas IUSC I, II e III acontecem do primeiro ao terceiro ano de graduação. No terceiro ano ocorre apenas na graduação médica. Assim, os dois cursos de graduação se inserem na AB do primeiro ao último ano. O primeiro e o segundo ano contêm disciplinas interdisciplinares, interdepartamentais e interprofissionais. Todo trabalho tem como base a educação pelo trabalho e desenvolve-se em pequenos grupos de estudantes inseridos em um território na atenção básica. As atividades dessas disciplinas acontecem em parceria com a Secretaria Municipal de Saúde (SMS) de Botucatu com lideranças comunitárias e têm sido ministradas com a participação de docentes da FMB e profissionais da rede de atenção básica (denominados professores-tutores) que, propositalmente, apresentam diferentes formações na área da saúde e da educação na perspectiva de se vivenciar a interação interprofissional nos diferentes cenários de ensino.

Fonte: Barreto (2019)

Evidências científicas trazidas da literatura apontam, também, que a preocupação com os cursos de medicina permitiu os primeiros resultados apresentados por faculdades voltadas para a formação desses profissionais de modo especial, e favoreceram a multiplicação da experiência em escolas de ensino superior de saúde em Brasília/DF, Salvador/BA e Natal/RN estimulando outras escolas para a continuidade das mudanças e fortalecimento da proposta em anos posteriores.

A Famema, em 1997, tornou-se a primeira Faculdade de Medicina no Brasil a adotar currículo de formação integrado e a fazer uso do método de Aprendizagem Baseado em Problemas (ABP) e Problematização com formação interprofissional dos alunos de medicina e enfermagem em diferentes cenários de práticas, desde o primeiro ano de estudo, compondo o desafio de fazer um currículo de movimento permanente (Famema, 2008).

A FM/UEL, em 1998, implantou o currículo integrado, orientado pelo modelo de formação tutorial de ensino, uso da metodologia ativa de PBL, cenários de práticas contextualizados com as necessidades de saúde da população e substituição das disciplinas por módulos interdisciplinares e grupos temáticos (UEL, 2017).

A FMB/UNESP, campus de Botucatu/SP em 1999, deu início à proposta de currículo integrado de sólida base científica, postura ética e forte visão humanística na formação dos alunos, promovendo mudança curricular gradual, flexível e contínua na intenção de incluir, precocemente, os alunos no campo de atuação profissional, investir na integração contínua com o ciclo básico, rever a "grade curricular" já existente, inserindo o estágio curricular supervisionado de integração docente-assistencial (UNESP, 2003).

Em 2003 a Unesp se destacou com a implantação do Curso de Medicina Humana e de Enfermagem articulado à formação conjunta interprofissional e interdisciplinar em cenários do SUS e o investimento na formação de pós-graduação em diferentes Cursos de Especialização (presencial e à distância), Programas de Aprimoramento Profissional, Residência Multiprofissional, Mestrado Profissional, Mestrado Acadêmico e Doutorado que a fez ser reconhecida como uma das melhores faculdades de medicina do país com referência ao ensino, à pesquisa e à extensão (UNESP, 2003).

Ainda que pesem críticas da literatura apontando para a falta de continuidade do Promed para a manutenção dos projetos aprovados e o descompromisso no acompanhamento e avaliação dos projetos implantados com desperdício do dinheiro público, ressaltam-se as contribuições voltadas aos cursos de medicina de todo o Brasil quando incentivou, financeiramente, as IES e Universidades para elaboração de projetos que adotassem currículos com enfoque nas necessidades de saúde da população e do SUS por meio da participação em editais de concorrência pública.

Outra evidência dessa análise foi trazida das observações de que, muito embora houvesse o registro de avanços na perspectiva de mudança e de que várias foram as escolas que se permitiram implantar currículos

FORMAÇÃO PROFISSIONAL EM SAÚDE

alternativos de convivência ou substituição dos currículos mais tradicionais, não se evidenciou nessas experiências uma estrutura curricular qualificada como referência para a mudança.

A observação das diferentes experiências relatadas evidencia vários modelos de currículos estruturados conforme interesse e possibilidades de cada instituição de ensino.

Em breve análise, se pode observar que cada currículo implantado tinha estrutura curricular organizada para funcionar conforme interesse e escolhas próprias.

Numa comparação interfase com os eixos centrais da mudança, as evidências científicas apontam uma certa coerência para o eixo orientação teórica com registros de modelos preocupados com a formação por meio da educação pelo trabalho em saúde, integrando ensino-serviço e produção do conhecimento contextualizados com os problemas de saúde da população, resguardando poucas experiências de aproximação da graduação com a pós-graduação e algumas confusões para centralizar a EP no processo de ensino-serviço.

No eixo abordagem pedagógica, as evidências científicas apontam para uma infinita possibilidade de práticas inovadoras e colaboradoras resguardando preocupações para as falhas na aplicação do método, falta de estudos investigativos para aprofundar cientificamente a aplicação da metodologia contextualizada e material para avaliação dos melhores resultados sem se limitar apenas a relatos de experiências.

No eixo cenário de práticas, a literatura e o próprio MS reconhecem avanços no que se refere à implantação do modelo assistencial de saúde e um ganho para os brasileiros em relação à criação do SUS como uma rede diversificada de práticas de saúde representativas das demandas de saúde provenientes das necessidades da população. Dificuldades observadas para o reordenamento do modelo foram evidenciadas nas experiências pelos espaços inadequados, falta de estrutura para o funcionamento da prática de ensino no espaço de trabalho dos serviços de saúde e profissionais carentes de qualificação para a prática do ensino integrado de educação pelo trabalho em saúde.

O Quadro 6 apresenta as evidências de currículos integrados na prática curricular de algumas instituições de ensino superior que se reorientaram substituindo seus currículos de formação em saúde.

Quadro 6 – Experiências de Currículo Integrado e Práticas Colaborativas Exitosas

ESCOLA	EXPERIÊNCIA DE EIP E PRÁTICAS COLABORATIVAS
FCMS/JF Faculdade de Ciências Médicas e da Saúde de Juiz de Fora. Instituição de Ensino Superior Privada, fundada em 2002 com recursos próprios para funcionar de acordo com as DCN.	Currículo integrado para todos os cursos de graduação que oferece: Enfermagem, Farmácia, Fisioterapia, Medicina e Odontologia. **Desenho Curricular:** Programa Integrador (PI), componente curricular central para a prática de EIP – orienta o ensino, pesquisa e extensão integrada à indissociabilidade entre teoria/prática em parceria com SMS/Juíz de Fora. Insere alunos no meio social local/regional para desenvolvimento de competências interdisciplinares na convivência com equipes interprofissionais, fundamentadas em estruturas e processos mentais a partir de vivências em contextos reais de ensino-aprendizagem (FCMS/JU, 2017). **Contribuições:** Inserção dos alunos em deferentes níveis de complexidade na rede de saúde que o aproxima da realidade de saúde da comunidade e das peculiaridades de cada vivência para a formação crítica-mental. **Desafios**: Desenvolver a consciência crítica nos atos/escolhas praticados dominando conhecimentos, habilidades e atitudes (AGUILAR-DA-SILVA *et al.*, 2011).
UNIFESP Universidade Federal de São Paulo/ Campus Baixada Santista/ Instituto Saúde e Sociedade (ISS) Implantado em 2006 currículo integrado com recursos do REUNI.	Currículo integrado para todos os cursos de graduação que compõem o ISS: Fisioterapia, Terapia Ocupacional, Educação Física (bacharelado - modalidade: saúde), Nutrição, Psicologia, Serviço Social e bacharelado Interdisciplinar em Ciência e Tecnologia do Mar (BICT-Mar). **Desenho Curricular:** Currículo composto de 02 núcleos (Comum e específico), integrando a formação no núcleo comum no qual se evidencia a prática de EIP no eixo "preparação para o trabalho" (TS) – aprender no convívio com outros profissionais, práticas de ensino fora do campus universitário e aberto aos imprevistos da vida cotidiana. **Contribuições** – Amadurecimento para trabalho em equipes. **Desafios** – Sustentabilidade para superação dos limites pedagógicos, da gestão e da estrutura para o trabalho interdisciplinar (UNIFESP, 2014).

ESCOLA	EXPERIÊNCIA DE EIP E PRÁTICAS COLABORATIVAS
UNIFOR Universidade de Fortaleza Instituição de ensino superior e entidade privada filantrópica fundada em 1973. Implanta em 2006 currículo integrado para os cursos de medicina e odontologia, e em 2012 reorienta o PPP dos demais cursos de saúde com recursos do Pró-Saúde.	Projeto em transição que abrange os cursos de Educação Física, Enfermagem, Farmácia, Fisioterapia, Fonoaudiologia, Medicina, Odontologia, Nutrição e Terapia Ocupacional para integrar o Centro de Ciências da Saúde (CCS), convivendo, concomitante, com o currículo tradicional, ainda em fase de conclusão. O CCS é fruto da parceria UNIFOR/SMS de Fortaleza pactuado em 2007 para a construção coletiva do Sistema Municipal Saúde/Escola (SMSE). **Desenho Curricular:** Foco no embasamento epistemológico dos profissionais de saúde que atuam no magistério para dá suporte ao trabalho pedagógico da formação e na participação colaborativa para ações conjuntas de planejamento com os profissionais de saúde da SMS. Estruturado em dois núcleos, tendo no Núcleo Comum (NC) as práticas de EIP. A participação dos alunos no NC é uma escolha no momento da matrícula por não fazer parte da matriz curricular de todos os cursos e ocorre em horários de melhor conveniência para eles. **Contribuições:** Formação para uma identidade profissional e atenção centrada no paciente sem que haja resistências para a prática de EIP desde o primeiro semestre do curso, além do diálogo e do estabelecimento de parcerias entre as diversas instituições de ensino superior permitindo o avanço na implementação de EIP nos projetos pedagógicos dos cursos da saúde e o desenvolvimento de pesquisas que avaliem as experiências que estão sendo implantadas no país, contribuindo para a produção de conhecimento científico e disseminação da mudança curricular. **Desafios:** Finalizar o processo de transição curricular a fim de que os estudantes concluam seus cursos sendo capazes de atuar em equipes interprofissionais de forma integrada.

ESCOLA	EXPERIÊNCIA DE EIP E PRÁTICAS COLABORATIVAS
CGSC/ISC/UFBA Curso de graduação em Saúde Coletiva (CGSC) do Instituto de Saúde Coletiva da Universidade Federal da Bahia (ISC/UFBA) – Criado em 2009 com recursos REUNI	Trata-se de um curso inovador que forma profissionais sanitaristas graduados em Saúde Coletiva para suprir carência de formação interdisciplinar estimulado sua criação pelo apoio, colaboração e divulgação da proposta pelos de dirigentes da UFBA, representantes de Universidades, OMS, OPAS e Associação Brasileira de Saúde Coletiva (ABRASCO) que agregaram IES interessados que se somaram (UFRGS, UFBA, UFPA, UnB, UFRJ, UFMG, UFAC e USP). **Desenho Curricular:** formação de saberes e práticas de caráter transdisciplinar integrado por métodos de aprendizagem tutorial ativador de conhecimentos contextualizados tendo a saúde como objeto de conhecimento e intervenção e como política de promoção, proteção e recuperação. **Contribuições:** O modelo SUS de assistência à saúde que cobrava formação adequada ao modelo de cuidado de saúde e constituiu uma demanda do mercado de trabalho, e a reforma universitária trabalhada pelo Programa de Apoio ao Plano de Reestruturação e Expansão das Universidades Federais (REUNI) que fomentava reformas no ensino superior em todo Brasil desde 2007 (TEIXEIRA, 2003). **Desafios:** Preocupação quanto à possibilidade da criação do curso "esvaziar", contribuindo para a acumulação de experiências pedagógicas inovadoras (TEIXEIRA, 2003) e a estratégia para a ampliação radical do número de profissionais aptos a atuar na área, com uma base formativa bastante sólida.

ESCOLA	EXPERIÊNCIA DE EIP E PRÁTICAS COLABORATIVAS
UFRGS Universidade Federal do Rio Grande do Sul Experiência de EIP elaborada pela Coordenadoria da Saúde (CoorSaúde) – órgão vinculado à Pró-Reitoria de Graduação e coordenada pelo Departamento de Odontologia, iniciada como uma inovação pedagógica em 2012	Trata-se de uma experiência de EIP elaborada com base no desenvolvimento da atividade de ensino Práticas Integradas em Saúde I (PIS I) com estudantes dos cursos de graduação em Saúde Coletiva, Biomedicina, Ciências Biológicas, Educação Física, Enfermagem, Farmácia, Fisioterapia, Fonoaudiologia, Medicina, Medicina Veterinária, Nutrição, Odontologia, Políticas Públicas, Psicologia, Serviço Social para ampliar o diálogo de EIP entre a universidade e o SUS (UFRGS, 2013). Atualmente, encontra-se em fase de planejamento pelo grupo do PET-Saúde/GraduaSUS da UFRGS para definição da PIS II (UFRGS, 2018). **Desenho Curricular:** É uma inovação pedagógica que integra docentes e discentes de diferentes cursos de formação em saúde em um potente cenário para o desenvolvimento EIP por ser vivência multiprofissional fora dos muros da Universidade, estruturada numa atividade de ensino eletiva de 60 horas, aproximativa do método de PBL que possibilita a interação entre as diferentes profissões durante o processo de formação em cenários do SUS de Porto Alegre/RS" (UFRGS, 2018). Discutem problemas de saúde reais compartilhados nas experiências e conhecimentos do diálogo multiprofissional. **Contribuições:** Proposta metodológica inovadora de práticas interdisciplinares e de dinâmica viva que possibilita lidar com as diferentes formas de fazer e/ou aprender a saúde, por meio do ensino em serviço com práticas mais condizentes com as necessidades em saúde e o diálogo entre os estudantes e professores de cursos de graduação diferentes, aproximando os trabalhadores do SUS e, principalmente, promovendo mudanças positivas e transformadoras nos currículos (ELY, 2017; TOASSI e LEWGOY, 2016). **Desafios:** Dimensão das estratégias pedagógicas utilizadas, os investimentos necessários para a viabilidade da proposta e o isolamento do modelo que ainda necessitam de muitos estudos e esforços no sentido de potencializar e ampliar a capacidade de desenvolvimento da prática colaborativa de forma a solidificar a formação profissional em saúde na UFRGS (ELY, 2017).

ESCOLA	EXPERIÊNCIA DE EIP E PRÁTICAS COLABORATIVAS
ESCS **Escola Superior de Ciências da Saúde de Brasília/DF** Criada em 2011 numa iniciativa da Secretaria Distrital de Saúde de Brasília	Primeira instituição de ensino superior vinculada à uma Secretaria de Saúde no Distrito de Brasília/DF para organizar os cursos de Medicina e Enfermagem no modelo de formação baseada na Metodologia Ativa de Ensino-Aprendizagem (MAEA), currículo integrado, flexível, dinâmico e contextualizado, centrado no estudante, orientado à comunidade com o objetivo de facilitar a articulação dinâmica entre teoria/prática, a integração ensino/serviços/comunidade e formar profissionais com foco no SUS. **Desenho Curricular:** Método de funcionamento de grupos tutorias e avaliação somativa orientado pela abordagem pedagógica de PBL e problematização contextualizada com as necessidades de saúde local. **Contribuições:** Os alunos avaliam que o método contribui para facilitar a aprendizagem e dinamizar o ensino com métodos de ensino que estimulam a aprendizagem. **Desafios:** Confrontar-se com o ensino tradicional das outras faculdades existentes na região e aperfeiçoar autonomia individual de construção de prática pedagógica socialmente contextualizada. Promover suporte às carências da qualificação dos tutores (docentes) para o método de ensino que estimulava a insegurança na aprendizagem dos alunos, principalmente quando não sinalizavam para os discentes erros ou equívocos, propiciando mais dúvidas e incertezas aos que ainda não confiavam em sua capacidade de autoaprendizagem (MELO *et al.*, 2012).

Fonte: Barreto (2019)

2

MARCO TEÓRICO CONCEITUAL - CONSTRUÇÃO DO MODELO DE REORIENTAÇÃO DA FORMAÇÃO PROFISSIONAL DE RHS NO BRASIL

As concepções de promoção do cuidado e integralidade para atenção em saúde são elementos básicos para fundamentar toda proposta de mudança do modelo assistencial e de formação profissional em saúde no mundo. Sustentadas na centralidade da EPS, tornam-se as dimensões norteadores do processo da mudança no Brasil.

Fortemente recomendadas pela OMS/Opas e defendidas pelo Movimento de Reforma Sanitária, influenciaram o pensamento crítico para a reorientação constitucional que ampliou o conceito de saúde, inspirou a criação do SUS e elevou o tratamento de doenças ao patamar de atenção do cuidado em saúde das pessoas e comunidades.

A ampliação do conceito de saúde, identificada para atenção do cuidado, foi orientada como uma "política social de direito para todos e dever do Estado" (BRASIL, 1988), atendimento técnico humanizado de percepção biopsicossocial e organização dos serviços por equipes multiprofissionais que passaram a dialogar com as demais políticas ordenadas pelo Estado, para além das especializações profissionais e do binômio saúde-doença (BRASIL, 1990).

O mundo do trabalho e o trabalho em saúde do final do século XX inspiraram essas mudanças, pois representaram os elementos determinantes do contexto para promover saúde e integrar cuidados como eixos norteadores da mudança.

Os eixos norteadores dimensionaram elevar o cuidado da saúde das pessoas sobre novos patamares, identificados pelas inovações tecnológicas, processo de envelhecimento humano e complexo quadro epidemiológico de doenças ocorridos em todos os países que afetaram, diretamente, a saúde das pessoas.

A dimensão da promoção da saúde e a integralidade para atenção do cuidado foram responsáveis por influenciar o modelo proposto pelo MS para reorientar o currículo das escolas de graduação e pós-graduação, apesar de essa influência nos pensamentos pedagógicos e da própria legislação política do país não se fazerem de forma tranquila.

Várias foram as dificuldades impostas para essa mudança, entre elas, citam-se, especialmente, compreensão da lógica de seus melhores significados e definições quando associadas a outros elementos dessa mudança, a exemplo dos fundamentos teórico-metodológico da EPS, integração ensino-serviço-comunidade, organização do trabalho em equipes multiprofissionais para o trabalho interprofissional colaborativo, a dimensão do trabalho técnico e humanizado, entre outros.

Repercussões recorrentes relativas às escolas e aos serviços de saúde foram racionalizadas pelas dificuldades de compreender e interpretar os elementos teórico-conceituais que se fizeram como eixos centrais da mudança: orientação teórica, abordagem pedagógica e cenários de práticas.

Análise crítica da literatura para a melhor compreensão do modelo não se sustenta numa mesma concepção de base. Percebe-se consenso entre os autores a respeito da reorientação do modelo de formação profissional em saúde: a multidimensionalidade do trabalho contemporâneo exigia redirecionamento de competências para o trabalho em saúde e mudar o modelo assistencial e de formação profissional era uma urgência.

A lógica da mudança está na capacidade de as pessoas mudarem suas concepções de vida e trabalho pelo foco da ampliação de conceitos, atitudes, escolhas, valores, cultura etc. Nesse sentido, foi observado haver, tanto por parte das instituições ordenadoras de ensino quanto do serviço, certo consenso para a necessidade de mudança no modelo de formação profissional em saúde.

Entre os eixos centrais da mudança, a orientação teórica foi a que mais avança no discurso de suas bases de fundamentação conceitual. Contudo, dos eixos de abordagem pedagógica e cenários de prática do SUS persistiram problemas diversos, dos quais podem ser citados: a organização estrutural para funcionamento compartilhado, interpretações diversas sobre o papel e a responsabilidade de cada parte, práticas colaborativas de aproximação entre universidade-serviço e adoção de abordagem metodológica problematizadora voltada para o trabalho multiprofissional e interdisciplinar (CAMPOS; BELISÁRIO, 2001; CECCIM, 2005; PEDUZZI, 2009).

FORMAÇÃO PROFISSIONAL EM SAÚDE

Observa-se que as dificuldades que existiam foram racionalizadas pelas diferentes compreensões dadas sobre um mesmo conteúdo ou sobre a execução de uma prática pedagógica no processo de formação dos alunos. Os níveis diferenciados dos problemas em termos de complexidade e diversidade em que se apresentaram e foram orientados, representaram as principais lacunas do modelo, sendo, por isso, categorias de interesse de análise para responder aos objetivos da pesquisa.

A reorientação da formação profissional em saúde configurou um modelo de substituições que implicou convivência de vários elementos distintos: desde o modelo da educação para o trabalho em saúde, modelo de formação educacional mais adequado, interpretação da competência para o trabalho em saúde e para a formação profissional, e currículos até se chegar à substituição de modelos de formação biológico ou tradicional para o modelo da formação integral ou da competência para o trabalho em saúde que dimensionava a formação biopsicossocial e o SUS, qualificada para a rede de atenção básica como principal cenário para realização das práticas de ensino.

O estudo se desenvolve com foco nas IES e Universidades que possuíam em seus quadros cursos de graduação e pós-graduação em saúde e sofreram as influências do SUS para substituir currículo tradicional pelo currículo integrado, procurando explorar o contexto da reorientação da formação profissional em saúde por meio das evidências científicas observadas na revisão da literatura, no mapeamento dos programas e na identificação dos componentes e elementos comuns que informaram sua organização, estrutura e os fundamentaram dentro da lógica do desenho curricular integrado.

Esses aspectos constituem fatores condicionantes para a compreensão do modelo que reorientou a formação profissional nos programas interministeriais. Tratam-se seus fundamentos e análise na vertente sócio-histórica e da política de Estado Brasileiro que descreve as mudanças no modo de produzir o trabalho como base para mudar as demais estruturas de organização da força produtiva e das relações de produção.

A compreensão sobre formação profissional em saúde na base do currículo integrado perpassa as condições de mudança do modelo de trabalho orientando uma nova ordem mundial da estrutura econômica, social, política e ideológica de modificação da cultura, dos valores e das atitudes das pessoas, bem como dos comportamentos, interesses e necessidades.

Considera-se que atores que participaram dessa mudança tiveram, na condução do reordenamento do modelo de trabalho, algumas especificidades de organização e, dessa forma, a análise deveria, também, considerar as especificidades e interesses políticos do Estado Brasileiro no planejamento de suas políticas sociais orientadas para a educação e saúde que gerou o modelo de educação pelo trabalho na saúde proposto pela SGTES/MS.

Na análise da pesquisa, observa-se que o cenário que recebeu politicamente o modelo da formação profissional integrado, traçando suas linhas principais na gestão da SGTES/MS, também foi o cenário que, anteriormente, acolheu a reformulação do Estado Brasileiro, substituindo-o do modelo protecionista para o modelo democrático de direito, de ordem hierarquizada para a ordenação gerencial e administrativa descentralizada e participativa (BRASIL, 1988), fez parceria público-privado com maior abertura de vínculos internacionais para a economia, e para formulação de suas políticas públicas.

No campo da Política Educacional, o reordenamento do modelo amplia a educação escolar para uma formação educacional técnico e social, pela primeira vez vista na legislação brasileira. Nesse sentido,

> a educação deveria, em seus processos formativos, abranger o mundo do trabalho e a prática social com processos formativos desenvolvidos na vida familiar, na convivência humana, no trabalho, nas instituições de ensino e pesquisa, nos movimentos sociais e organizações da sociedade civil e nas manifestações culturais (BRASIL, 1996, Art. 1º).

No campo da Política de Saúde, o reordenamento marca a substituição do currículo mínimo pelas DCNs e a centralidade da EPS para responder ao cenário das práticas de saúde no SUS. Preconiza representação multiprofissional integrando universidades, comunidades/usuários, trabalhadores e gestores dos serviços de saúde (PEDUZZI, 2009) e orienta as práticas educativas para a formulação teórica-metodológica discutida por Ceccim e Feuerwerker (2004) sobre a imagem do quadrilátero da formação profissional: ensino, gestão, atenção e controle social. Esses elementos são utilizados para construção e organização de uma gestão da educação na saúde integrante da gestão do sistema de saúde, redimensionando a imagem dos serviços como gestão e atenção em saúde e valorizando o controle social que expressaram todos os elementos de mudança a respeito da reorientação do modelo.

Isto posto, retratou-se no Brasil o perfil de uma sociedade que se estruturou num contexto de profundas mudanças e na constatação de que estas ocorreram como sua própria prerrogativa de práticas de vida e formação para o trabalho (PIERANTONI *et al.*, 2012).

O currículo tradicional de caráter científico-assistencial que colocava o profissional da saúde para reproduzir sua própria ação e executar tarefas especializadas para tratamento de doenças foi recepcionado como o melhor modelo para substituir a prática do senso comum para a formação médica (PAIVA *et al.*, 2008; GONZALÉS; ALMEIDA, 2010; CARVALHO *et al.*, 2013) no início do século XX. Apresenta-se na literatura como sendo de caráter restrito, burocrático, automatizado e limitado à competência do "saber-fazer"; instituído da fragmentação e da objetivação que o colocava centrado para o tratamento e cura de doenças.

Nessa linha, o modelo de formação profissional nas escolas de saúde orientando formação no espaço hospitalar tratou de doenças como parte de especializações clínico-cirúrgicas e se organiza em categorias profissionais hierarquizadas no atendimento. Disciplinas do currículo eram sempre separadas por núcleos básico e profissionalizante que fragmentavam o ensino, formavam os alunos por uma estrutura linear, uniprofissional e não havia, necessariamente, vínculo com as instituições de saúde e comunidade (PEDUZZI *et al.*, 2013).

Ao contrário dessa proposta, ao final do mesmo século, a literatura identifica a forte influência dos organismos internacionais para substituição do paradigma tradicional pelo integrado e apresenta cenário de transformações profundas que pressupõem as mudanças presentes no movimento de reordenação do modelo de formação profissional em saúde.

A tendência do modelo consiste em formação generalista substituindo as especialidades; ampliação do conteúdo técnico com a inserção do conteúdo social, humanizado e dialogado; caráter da formação interdisciplinar de aproximação com diferentes ciências, interação interprofissional e horizontalizada entre as várias profissões, desenvolvimento da competência multidimensional e a criação de vínculos entre os profissionais e a comunidade. A orientação pedagógica para a formação pressupõe alunos com capacidade crítica e reflexiva para conhecer, interagir, investigar e agir em diferentes cenários, setores e comunidades; estímulo à problematização da realidade de saúde da população com práticas de colaboração, planejamento e organização do trabalho por equipes (BRASIL, 2004, 2007).

A reorientação do modelo de formação dos profissionais da saúde busca desenvolver ações promocionais de cuidados dialogadas em diferentes cenários de maior participação social e a SGTES/MS, aproximando-se, inicialmente, das instituições de ensino e dos serviços de saúde. Apresenta os caminhos para a mudança por meio de três documentos básicos para responder aos três eixos centrais da mudança: AprenderSUS, EnsinaSUS e VerSUS (BRASIL, 2004), constituindo, respectivamente, o desenho da PNEPS para os eixos principais da mudança, a orientação teórica da formação em saúde centrada na EPS, a abordagem pedagógica por meio da pesquisa de mapeamento das ações integradas vivenciadas em IES, universidades e instituições de saúde condicionando o uso de metodologias ativas e contextualizadas com a realidade de saúde local, e cenários de prática para imersão de alunos voluntários bolsistas em estágios de vivência no SUS com vistas à promoção da saúde na atenção básica.

Os documentos citados apresentaram o planejamento e as ações que orientaram a gestão da SGTES/MS para desenvolver o modelo de formação profissional integrado. Seguiu o modelo assistencial da saúde, cujos principais avanços foram a elaboração da PNEPS definida como estratégia do SUS para a formação e o desenvolvimento de trabalhadores de saúde e a definição de EPS como um conceito pedagógico para agregar ao aprendizado a reflexão crítica sobre o trabalho e resolutividade da clínica e da promoção da saúde coletiva (BRASIL, 2004).

Estrategicamente, a SGTES/MS se estruturou reconhecendo que, para realizar mudanças no modelo de formação profissional em saúde, deveria mudar conceitos e interpretações sobre a própria formação de RHS pelos quais redirecionou a concepção de RHS para profissionais de saúde. Numa lógica interpretativa, a intensão era aproximar os trabalhadores da saúde de uma competência técnica humanizada, de formação crítica que deveria partir de um projeto político de elevação da escolaridade, valorização das capacidades intelectuais, convocação do trabalhador a um pertencimento crítico reflexivo ao sistema de saúde (re) situando o trabalho das profissões de saúde às rotinas operadas no mundo social (MATHIAS, 2011).

Outra estratégia referiu-se à defesa do afastamento de um sistema excludente, pautado no modelo mecânico de formação "escola para o trabalho" — os chamados modelos "do saber-fazer profissional", limitados à formação de pessoas em níveis diferenciados (BRASIL, 2007). Por fim, sua estrutura de organização para a mudança consistiu em alterar o modelo de formação dentro da escola para cenários diversificados de aproximação com os problemas de saúde e das pessoas pela qual sugeriu formação ensino-serviço-comunidade. Todas essas mudanças ensejaram o contexto que configurou a reorientação na formação profissional em saúde apresentado seu desenho na Figura 7.

Figura 7 - Desenho da Reorientação do Modelo de Formação Profissional em Saúde

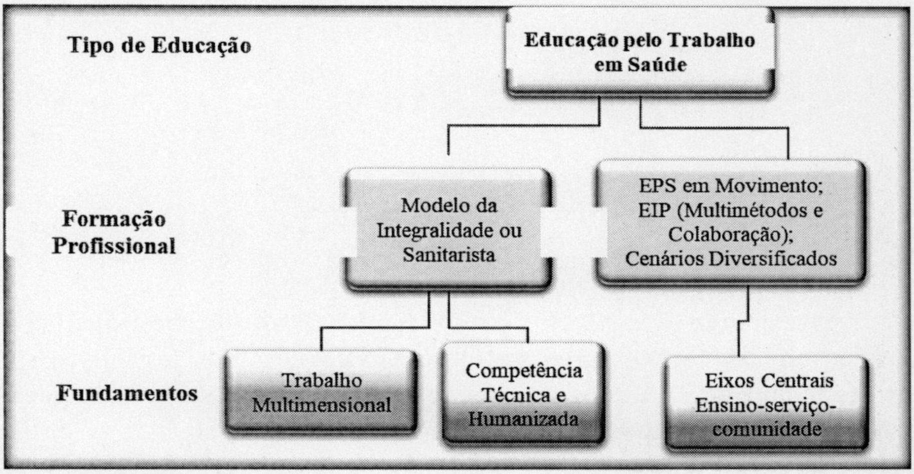

Fonte: Barreto (2019)

A ampla discussão teórico-crítica que passou a incluir os principais debates acadêmicos científicos ao final do século XX, em todo o mundo, ante a forte influência da OMS/Opas, apontou para a substituição de modelos tradicionais com a incorporação do modelo da integralidade considerada tendência que melhor atendia às necessidades de saúde da população e melhorava a qualidade de vida das pessoas. Essa mudança foi proposta em três eixos centrais, conforme Figura 8.

Figura 8 – Modelo da Mudança Profissional em Saúde – Proposta SGTES/MS

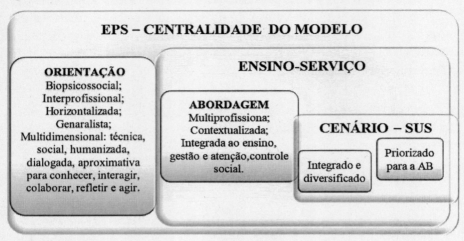

Fonte: Barreto (2019)

As categorias de análise surgem da identificação do arcabouço conceitual que fundamentou o reordenamento do modelo de formação profissional em saúde no Brasil e trazem as evidências científicas de sustentabilidade para a SGTES/MS propor substituição de currículo nas escolas de saúde de graduação e pós-graduação consoante configuração apresentada na Figura 9.

Figura 9 – Contexto de Mudanças: Identificação das Categorias de Análise

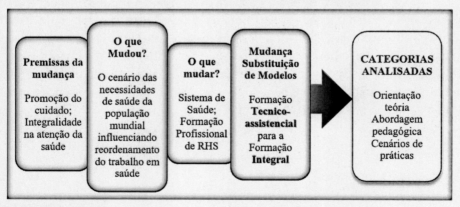

Fonte: Barreto (2019)

Com base na Figura 9, observa-se que as dimensões da integralidade e da promoção da saúde orientam para o contexto das mudanças mais amplas do mundo do trabalho e do trabalho em saúde no mundo e explicam a importância dos eixos centrais da mudança para a construção do modelo de reorientação da formação profissional em saúde.

A interpretação para as bases de fundamentação dos programas interministeriais teve a intenção de ser uma estratégica para fomentar mudança curricular nas escolas de saúde de graduação e pós-graduação. A Figura 10 apresenta a identificação literária do reordenamento do modelo de formação profissional em saúde considerando o perfil profissional, conteúdo e execução dos programas interministeriais para identificar a alternativa de base no modelo da integralidade.

Figura 10 - "Programas da SGTES/MS: Perfil profissional, Componentes de Base e Elementos da Práticas de Execução"

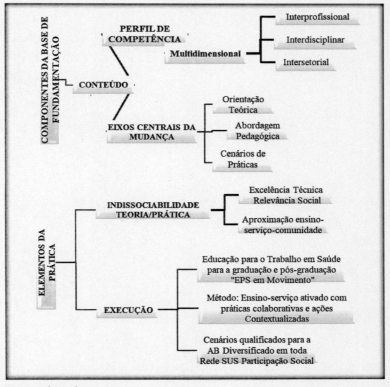

Fonte: Barreto (2019)

3

MAPEAMENTO DOS PROGRAMAS DE FORMAÇÃO PROFISSIONAL EM SAÚDE ENTRE OS ANOS DE 2003 A 2016

Neste capítulo é apresentado o mapeamento dos programas de formação profissional em saúde elaborados pela SGTES/MS a partir de 2003 considerando-se material validado para a discussão conforme é apresentado pela SGTES/MS.

3.1 ANÁLISE DO CONTEXTO DAS MUDANÇAS: REORIENTAÇÃO DO MODELO DE FORMAÇÃO PROFISSIONAL EM SAÚDE

A análise deste conteúdo faz parte da primeira fase do mapeamento dos programas de formação profissional em saúde observada a evidência científica válida com base na discussão apresentada pelo capítulo 1 – Contexto Teórico-Conceitual que compreende identificar questões para a análise sócio-histórica da formação profissional em saúde no Brasil e entender as bases de reorientação que deram sustentabilidade para a mudança proposta em todo o mundo.

O contexto das grandes transformações do mundo do trabalho trouxe as primeiras evidências científicas válidas para compreender a reorientação do modelo de formação profissional em saúde, apresentado pelo estudo a partir dos anos de 1970 por uma ampla discussão teórico-crítica, fundamentada em elementos factuais, instrucionais e normativos da sustentabilidade para a reorientação do modelo de formação profissional em saúde no Brasil conforme observado no Quadro 6.

Quadro 6 – Elementos da Evidência Científica Válida para a Mudança na Formação Profissional de RHS

ELEMENTOS FACTUAIS	ELEMENTOS INSTRUCIONAIS	ELEMENTOS NORMATIVOS
• Quadro epidemiológico complexo; • Novas Tecnologias; • Processo Acelerado de Envelhecimento Humano.	• Cartas de Recomendações da OMS; • Surgimento de vários movimentos sociais em prol da mudança; • Reforma Sanitária no Brasil.	• Reforma do Estado; • Constituição Federal de 1988; • Novas configurações das Políticas Públicas da Saúde e da Educação – LOS e LDB; • DCNs e a PNEPS.

Fonte: Barreto (2019)

A partir dos anos de 1980, o MS intensificou a produção de material e a proliferação de cursos de educação pelo trabalho em saúde com ênfase para a mudança no modelo da formação profissional.

Em que pese os anos de 1990 terem sido considerados "anos de uma década perdida", a literatura evidencia contexto de grandes mudanças, entre elas se destacando: a regulamentação do SUS ordenada para seu fortalecimento pela Lei Orgânica da Saúde (Lei 8080/1990 e 8241/1990), grandes manifestações trabalhistas e da população, travadas pelo Movimento de Reforma Sanitária e realização de várias Conferências Nacionais de Saúde e Conferências Nacionais de RHS, a regulação de uma política nacional de saúde contextualizada na ordenação do SUS pela implantação da PNEB e a criação do Programa Saúde da Família (PSF), de 1996 posteriormente, ampliado para Estratégia de Saúde da Família (ESF), bem como a promulgação da LDB de 1996 ordenando formação integrada do ensino-serviço.

Com a SGTES/MS, a partir de 2000, a discussão se amplia ultrapassando a linha do discurso para a implantação de estratégias metodológicas inovadoras e colaborativas para a formulação e implantação de uma política de formação de RHS tendo como evidências científicas válidas iniciais, a substituição de currículos mínimos pelas DCNs para todos os cursos de saúde e sua culminância com a criação da PNEPS e a elaboração dos programas de formação profissional em saúde interministeriais, de maior evidência entre os anos de 2003 a 2016.

Nota-se também, a extensão do acervo bibliográfico e documental produzido pelo MS para o alcance de todos os profissionais de saúde em formação ou do serviço, a preocupação da SGTES/MS em fazer multiplicadores da reorientação do modelo da integração ensino-serviço inserindo educação pelo trabalho em saúde e a EPS centralizando a base teórico-metodológica do modelo de reorientação para formação profissional em saúde no Brasil.

Evidências científicas observadas no material selecionado na base de dados da SciELO identifica que, nas últimas décadas, houve crescimento de estudos sobre a formação de RHS com forte tendência a temas vinculados às demandas contemporâneas do trabalho em saúde, modelos de formação com práticas de educação pelo trabalho em saúde, formação médica e doenças do comportamento, da mente e de práticas de vícios variados ligados ao exercício dos profissionais e às demandas do atendimento nos serviços de saúde e na formação dos RHS nas instituições de ensino.

Evidencia-se também, o interesse pela publicação de artigos que apresentam resultados de pesquisas e relatos de experiências a partir da participação dos trabalhadores da saúde em cursos de capacitação promovidos por instituições de ensino em parceria com as gestões dos serviços de saúde e de Organismos Internacionais em Acordos de Cooperação Técnica entre países e o MS.

O contexto aponta para a grande preocupação com a formação do profissional médico, especialmente ligada ao planejamento da FTS, formação social humanizada e promoção da saúde na rede de AB. A identificação da preocupação com o reordenamento dos modelos de assistência à saúde e de formação profissional de seus trabalhadores em análises, que discutiram criticamente temas presentes no contexto das grandes transformações do mundo do trabalho em saúde, das necessidades de saúde da população e dos próprios trabalhadores na contemporaneidade, corroboraram para contextualizar o quadro das evidências cientificas válidas para a recomendação em todos os países sobre a urgente necessidade de mudança nos modelos assistenciais e de formação profissional dos trabalhadores da saúde. No Quadro 7, identificam-se essas produções.

Quadro 7 – Evidências Científicas encontradas no Contexto das Produções Acadêmicas

PERÍODO	PRINCIPAIS TEMÁTICAS	VINCULAÇÃO DE CONTEÚDOS
2006/2018	Capacitação profissional de RHS	• Programas de formação, especialmente PET-Saúde e Residência Multiprofissional.
	Cooperação Técnica Internacional	• Diplomacia entre governos; • Qualificação de trabalhadores, formadores e gestores do governo para reorientar o modelo de assistência e formação em saúde em todos os países, especialmente naqueles com maiores desigualdades sociais.
	Desenvolvimento Profissional em Saúde	• Autoritarismo; • Liderança e Orientação Comportamental; • Competência social humanizada; • Qualificação médica.
	Demandas do trabalho em saúde	• Doenças contemporâneas: Atividades físicas, depressão e outras doenças mentais e viciosas, obesidade, uso de medicamentos indevidos, gastrite infantil, envelhecimento humano etc.; • Doenças antigas: HIV/AIDS, desnutrição, diarreias e vacinação; • Uso de novas tecnologias; • Práticas Colaborativas e de EIP; • Formação para o SUS; • Segurança no trabalho e políticas de proteção ao trabalhador da saúde.
	Formação Profissional de RHS e/ou para o SUS Formação Médica	• Atenção Básica; • Autoritarismo e isolamento no trabalho; • EPS; • Humanização do cuidado em saúde; • Modelo da integralidade; • Planejamento da FTS; • Promoção da saúde; • Saúde da família; • Trabalho em equipes.

FORMAÇÃO PROFISSIONAL EM SAÚDE

PERÍODO	PRINCIPAIS TEMÁTICAS	VINCULAÇÃO DE CONTEÚDOS
2006/2018	Formação Docente	• EPS; • Formação ensino-serviço-comunidade; • Integralidade do cuidado e humanização; • Modelos Pedagógicos da formação em saúde; • Práticas pedagógicas de promoção da saúde; • Produtivismo científico x atuação social docentes; • Trabalho em equipes; • Qualificação docente para a mudança; • Uso de novas tecnologias pedagógicas e educacionais.

Fonte: Barreto (2019)

O contexto das grandes mudanças evidenciadas para reorientar o modelo de formação profissional em saúde no Brasil, identificou as bases que fundamentaram teoricamente todo o movimento de reorientação do modelo de formação profissional de RHS, à compreensão da mudança de modelos na formação de substituição de modelos mais tradicionais de formação em saúde para um perfil de trabalhador da saúde que se desejava para atender às demandas do trabalho em saúde na contemporaneidade sustentada no modelo da integração da educação pelo trabalho em saúde.

Dessa forma, a análise do contexto retira do marco teórico conceitual os elementos da mudança que sustentam o modelo de reorientação recomendado pela OMS conforme visualizados na linha do tempo da Figura 11.

Figura 11 – Evidências Científicas do Cenário da Reorientação do Modelo de Formação Profissional em Saúde no Brasil

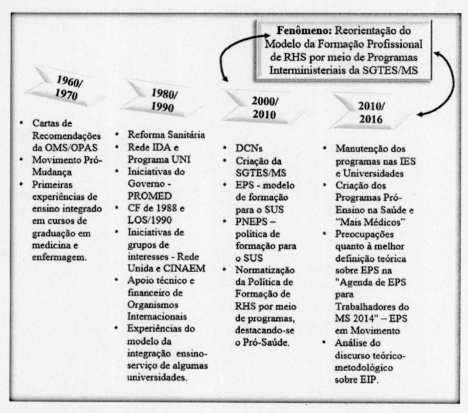

Fonte: Barreto (2019)

3.2 ANÁLISE DA POLÍTICA DE FORMAÇÃO PROFISSIONAL DE RHS

A análise deste conteúdo responde à segunda fase do mapeamento dos programas e tem a intenção de trazer evidências científicas válidas relacionadas à trajetória sócio-histórica do movimento de reorientação do modelo de formação profissional em saúde no Brasil e da Política Nacional de RHS implantada com base nas mudanças orientadas nesse percurso.

A partir da década de 2000, o Brasil sofreu os impactos da reorientação do modelo de formação profissional em saúde do mundo inteiro. Ainda que de forma tardia, gradativamente avançou com mudanças trazi-

FORMAÇÃO PROFISSIONAL EM SAÚDE

das das contribuições que recebeu dos precursores que se antecederam ao ordenamento político do MS e colaboraram em décadas anteriores para o amadurecimento das ideias que se tornaram referências para a organização da política ordenadora da mudança dada pela SGTES/MS.

O MS aponta como proposta efetiva de mudança, para a reorientação do modelo de formação profissional em saúde e substituição de currículos das escolas de saúde do ensino superior, apenas aquela que foi direcionada pela SGTES/MS por meio de seu principal programa de reorientação do modelo de formação profissional em saúde — o Pró-Saúde.

Em que pesem as contribuições que colaboraram para influenciar a mudança da política de formação profissional em saúde no Brasil, identificadas pela literatura nas iniciativas precursoras de ações antecessoras à criação da SGTES/MS, há predisposição de favorecimento do MS para as iniciativas desta secretaria, em detrimento das ações que se somaram ao longo dos anos para colaborar com as mudanças necessárias.

Evidências científicas identificam que, apesar desse posicionamento, as mudanças trazidas pela SGTES/MS se deram em nível da ordenação política formulada por uma legislação pontuada nos princípios da promoção da saúde e integração do cuidado sem, efetivamente, haver substituição dos currículos das escolas de saúde de graduação e pós-graduação.

Ainda permanece a inércia da mudança tardia, da não observação de fenômenos que precisam ser mais bem trabalhados para atender às necessidades de atenção prioritária dos RHS para que haja o pleno desenvolvimento da política com alcance efetivo na formação dos profissionais de saúde para atender com competência às necessidades de saúde do SUS e de sua população assistida.

O Quadro 8 apresenta a síntese das contribuições colaboradoras da mudança elaborada pela SGTES/MS para a ordenação de uma nova política de formação profissional em saúde no Brasil criada na perspectiva de atender às necessidades de saúde das pessoas.

Quadro 8 – Contribuições para as Mudanças na Formação Profissional de RHS

ELEMENTOS DA MUDANÇA	CONTRIBUIÇÕES PARA A MUDANÇA	CAMINHOS DA REORIENTAÇÂO
SGTES/MS	**2003/2004** AprenderSUS/ EnsinaSUS/ VER-SUS Brasil	Desenharam o modelo da PNEPS com identificação dos eixos centrais da mudança.
	2005/2007 PRÓ–Saúde	Propôs mudar currículos dos cursos de graduação e pós-graduação em saúde com apoio técnico-financeiro da OPAS para a implantação de programas interministeriais de formação profissional em saúde.
	2006 ProgeSUS[19]	Teve por objetivo estruturar, qualificar e suprir as SES e SMS com ferramentas de gestão para a organização e a profissionalização do trabalho no SUS.
	2009 Pró-Residência Médica e Multiprofissional[20]	Programa criado para dar suporte e manutenção às Residências Multi e Uni Profissionais em Saúde com responsabilidade de financiar bolsas de estudos para alunos de pós-graduação em saúde.
	2005/2016 Programas Interministeriais de Formação Profissional (PET-Saúde, RP/MFC, RMS, PTBR- Redes, UNA-SUS, Provab, PMM)	Programas de educação pelo trabalho em saúde fomentadores da mudança de currículos nas graduações e pós-graduações com chamadas do MS para participação de projetos de reorientação profissional voltados às Escolas de Saúde do Ensino Superior para a integração ensino-serviço, com prioridades para a AB.

---

[19] Programa de Estruturação e Qualificação da Gestão do Trabalho e da Educação no SUS foi criado pela Portaria Ministerial n.º 2.261/2006, trata-se de um Programa de Cooperação Técnica e Financeira com estados e municípios, visando à qualificação e o fortalecimento das estruturas das SES e SMS para a área de RHS do SUS vinculado ao Degerts/SGTES/MS.

[20] O programa nas duas modalidades tem regulamentação dada pela Lei n.º 11.129/2005 com alterações em 2009 quando da regulamentação que dividiu residência multi e uni profissional para o curso de medicina.

ELEMENTOS DA MUDANÇA	CONTRIBUIÇÕES PARA A MUDANÇA	CAMINHOS DA REORIENTAÇÃO
MEC	**2010** Pró-Ensino na Saúde Coordenado pela Capes em acordo interministerial SESu/MEC e SGTES/MS	Programa estratégico para a consolidação do SUS, de apoio ao ensino, à pesquisa científica e tecnológica para formação de alto nível em programas de pós-graduação stricto sensu de mestres, doutores e estágio pós-doutoral na área do ensino na saúde.
	2007/2012 REUNI[21] Programa de Expansão Universitária	Recebeu apoio do MS, OPAS, Abrasco e universidades para a criação do curso de graduação em Saúde Coletiva da UFBA para formação de profissionais sanitaristas. Somaram-se à proposta UFRGS, UFBA, UFPA, UnB, UFRJ, UFMG, UFAC e USP.

Fonte: Barreto (2019)

Evidências científicas das desigualdades sociais foram trazidas como determinantes da organização política do sistema de saúde dos brasileiros. Condições da exploração do capital humano foram observadas como expressão da luta dentro dos movimentos sociais sanitários e reivindicadas quando da implantação dos programas interministeriais.

Observações na análise apontam para a principal lacuna que, efetivamente emperrou os novos avanços da política ordenadora da mudança tratada pela secularidade em que é colocado o planejamento da FTS, sua formação, distribuição, motivação e segurança para romper com as barreiras que consolidam e fortificam ainda mais a grave crise da FTS no Brasil e no mundo, especialmente onde as desigualdades sociais afloram o agravamento das condições de vida e da saúde da população de seus trabalhadores.

A análise da política de reorientação do modelo de formação profissional em saúde evidencia que, no Brasil, os desafios para avançar na consolidação política da mudança nos modelos de formação profissional e substituição de currículos perpassam por considerar os embates socioeconômicos e de interesses partidários para superação da ausência de uma

---

[21] Criado pelo Decreto nº 6.096, de 24 de abril de 2007 de Coordenação do Governo Federal vinculado ao MEC para a criação de novos cursos universitários em saúde e planejamento para a reestruturação da expansão das Universidades Federais.

política ordenadora de mudanças que considere as necessidades de saúde da população, a melhoria na qualidade de vida das pessoas sem desconsiderar medidas de proteção trabalhista de seus RHS. Para isso, a literatura apontou para a falta de prioridades de uma política voltada para a proteção do trabalhador da saúde que o estimule e motive enfrentar os desafios da integralidade do cuidado e da promoção da saúde.

Para essa análise, foi fundamental o marco teórico conceitual que apontou para as grandes mudanças ocorridas no mundo do trabalho de reorientação da própria natureza do trabalho para um aspecto multidimensional de exploração da capacidade humana e da competência multiprodutiva.

A reforma do Estado de características gerencial e participativa e a implantação de políticas sociais públicas, em especial da saúde e da educação trouxeram as evidências científicas da forte influência do capital internacional nas mudanças ocorridas entre os anos de 1980 a 2000 no Brasil propondo como principal mudança a capacidade intelectual substituindo a força física no modo de produção do trabalho, refletidas para o trabalho em saúde pela ampliação da competência técnica para a competência técnica humanizada, dialogada com as novas tecnologias e contextualizada com as demandas da saúde na contemporaneidade.

A influência de organismos internacionais na ordenação política do modelo de formação profissional colaborou para que Governo Federal acatasse as determinações, não só para efetivação de uma política de formação profissional em saúde, mas sobretudo, acatar um reordenamento do próprio estado e de todas as suas políticas públicas sem precedentes.

Na Figura 12, apresenta-se o desenho da representação política da ação interministerial para a reorientação do modelo de formação profissional em saúde orientada pelos mecanismos de ordenação de influência internacional.

Figura 12 – Organização Política do Ordenamento dos Programas de Formação de RH

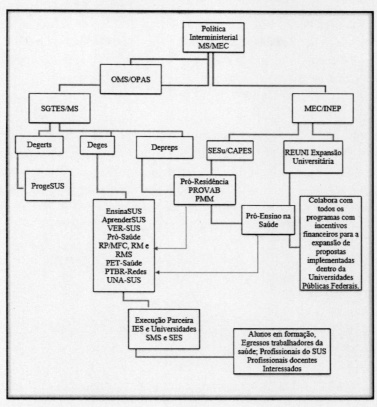

Fonte: Barreto (2019)

Observa-se que, apesar de a SGTES/MS ser a representação da própria mudança para, efetivamente, mudar os currículos das escolas de ensino superior em saúde e ter contribuído desde que foi criada com uma estrutura de organização e funcionamento bem qualificada para dar sustentação ao seu principal objetivo, ainda são precípuas suas efetivas mudanças tanto para reorientação do modelo como para a substituição de currículos.

Atualmente, a mudança curricular segue a linha paralela convivendo com currículos tradicionais e integrados que se somaram a modelos de formação em saúde trabalhados por programas interministeriais implantados e estimulados por produção científica orientada pela própria secretaria e órgãos que lhe dão sustentação.

Observou-se que a política de formação de RHS avançou mais em conteúdos normatizadores do que na prática de execução de suas principais ações formadoras para integrar ensino-serviço e reordenar o modelo de educação pelo trabalho em saúde como ação efetiva de mudar currículos nas escolas de ensino superior em saúde, tanto na graduação como na pós-graduação.

Batista e Batista (2016) e Dias (2017) analisam serem importantes os incentivos que motivaram algumas escolas a implantarem currículo diferenciado do tradicional com características integralizadoras e se manterem com o modelo, mas evidenciam que a maioria das experiências que se seguiram foram descritas na literatura como experiências de curta duração (entre um e cinco dias), limitadas metodologicamente, pouco exploradas e carentes de avaliação quanto aos impactos na mudança organizacional e repercussão na melhoria da assistência à saúde da população.

3.3 APRESENTAÇÃO DOS PROGRAMAS INTERMINISTERIAIS DE FORMAÇÃO PROFISSIONAL DE RHS

A análise deste conteúdo faz parte da terceira fase do mapeamento dos programas de formação profissional em saúde elaborados pela SGTES/MS entre os anos de 2003 e 2016 com a intenção de identificar cada programa por meio de sua regulamentação e formatação do modelo, fundamentos de base que lhes deram sustentação, a estrutura de organização e funcionamento das versões originais e/ou reeditados.

A apresentação dos programas segue a ordem em que foram implantados pela SGTES/MS, estrategicamente, organizados de acordo com as fases da gestão desta Secretaria para atender interesses da PNEPS ou outra forma de organização conforme a necessidade da informação para o mapeamento.

Os programas foram identificados conforme orientação metodológica da consulta à BVS, tomando como principais fontes de pesquisa as bases de dados LILACS, ColecionaSUS e Medline de onde foram retiradas as informações dos documentos que serviram de referência para o mapeamento e a análise crítica.

As informações selecionadas foram complementadas por materiais catalogados conforme necessidade de esclarecimentos, a partir de consultas à Biblioteca SciELO, às bases de dados Legis e Leyes, editais e/ou documentos legais auxiliares que constavam em relatórios de avaliação dos programas, livro-textos, guias de instrução, informativos e folders entre outras fontes disponibilizadas pelo MS ou de livre acesso das instituições de ensino parceiras em acervos bibliográficos, documentais e de recursos pedagógicos educacionais. O quantitativo de material selecionado de referência para a identificação e caracterização dos programas pode ser observado na Tabela 1.

Tabela 1 – Material Encontrado sobre os Programas Interministeriais no Portal da BVS

PROGRA-MAS	PERÍODO						TOTAL
	Antes de 2003	2003/ 2005	2006/ 2008	2009/ 2012	2013/ 2018	Sem Data	
EnsinaSUS	-	-	01	-	-	-	01
AprenderSUS	-	01	01	-	-	-	02
VER-SUS/ Brasil	08	01	03	19	34	-	65
PRÓ-SAÚDE	15	06	10	51	64	06	152
PET-SAÚDE	04	17	21	93	133	18	286
RM ou RP/ MFC	02	-	02	05	12	-	21
RMS	02	01	04	25	50	02	84
Pró-Residência	-	-	-	01	02	-	03
Pró-Ensino na Saúde	02	01	03	32	34	-	70
PTBR-Redes	02	-	01	05	16	19	43
UNA-SUS	05	03	14	138	189	53	381
PROVAB	-	01	04	10	27	112	154
PMM	03	06	01	19	56	07	92

Fonte: Barreto (2019)

Os dados para a composição do material válido para trazer as evidências científicas da análise foram selecionados a partir da configuração das fontes de pesquisa de maior incidência de produção sobre os programas apresentados na Tabela 2 sem desconsiderar a busca ativa a outras bases de dados quando necessário para complementar informações.

Tabela 2 – Material sobre Programas Interministeriais encontrados na Base de Dados da BVS

PROGRAMAS	BASE DE DADOS				TOTAL DE REGISTROS
	LILACS	Coleciona SUS	MEDLINE	OUTRAS	
ENSINASUS	-	-	-	01	01
APRENDERSUS	02	-	-	01	02
VERSUS	15	04	37	09	65
PRÓ-SAÚDE	103	21	05	23	152
PET-SAÚDE	197	11	-	78	286
RP/MFC	13	06	03	-	22
RMS	60	07	05	12	84
PRÓ-RESIDÊNCIA	03	-	-	-	03
PRÓ-ENSINO NA SAÚDE	57	02	05	06	70
PTBR-Redes	13	07	03	20	43
UNA-SUS	209	12	-	160	381
PROVAB	22	02	01	129	154
PMM	54	19	04	15	92

Fonte: Barreto (2019)

3.3.1 IDENTIFICAÇÃO DOS PROGRAMAS DA SGTES/MS: REGULAMENTAÇÃO E FORMATAÇÃO DO MODELO

A identificação dos programas por seus registros de regulamentação que lhes deram reconhecimento segue a ordem cronológica de quando foram criados e implantados pela SGTES/MS conforme os interesses de avançar com a PNEPS na organização do trabalho desenvolvido para a reorientação do modelo de formação profissional em saúde e as propostas de intervenção que os identificaram em seus formatos. No Quadro 9, identificam-se os registros de regulamentação das ações programáticas iniciais elaboradas pela SGTES/MS entre os anos de 2003 e 2004 e dos programas VER-SUS Brasil e Pró-Saúde editados entre os anos de 2004/2005.

Quadro 9 – Registros de Identificação das Ações Programáticas implantadas pela SGTES/MS entre os anos de 2003 e 2005

PROGRAMAS	REGULAMENTAÇÃO
EnsinaSUS	• Plataforma de Pesquisa do Lappis/IMS/UERJ para "Ensino, Desenvolvimento, Pesquisa e Documentação na Construção da Integralidade da Atenção à Saúde"
AprenderSUS	
VER-SUS/Brasil	• Portaria 198/GM, de 13 de fevereiro de 2004, que instituiu a Política de Formação; e Desenvolvimento para o SUS - Educação Permanente em Saúde • Caderno Texto Projeto Piloto do VER-SUS/Brasil, SGTES/MS, 2004
	• Rede de Observatório/ • Plataforma OTIS/ • Estação VER-SUS (Plataforma de Acesso de Reedição, 2011)
PRÓ-Saúde	• Portaria Interministerial MS/MEC nº 2.101/2005
	• Portaria Interministerial MS/MEC nº 3.019/2007

Fonte: Barreto (2019)

As ações programáticas iniciais e o programa VER-SUS não apresentaram registros de regulamentação em documentos oficiais da Administração Pública e de Ministérios, evidenciada a exceção do programa Pró-Saúde regulamentado por portaria interministerial. Documentos do MS consultados em livros textos, cadernos de capacitações, informativos e de outros formatos fizeram referências às atividades iniciais da SGTES/MS e a importância das ações programáticas para o reordenamento do modelo de formação profissional em saúde de grandes impactos.

Registros da representação das ações programáticas fazem referências às principais atividades realizadas por elas destacando pesquisa de mapeamento, formação de ativadores da mudança, criação de polos de interlocução permanente de diálogos entre instituições, profissionais e estudantes, a construção de um acervo bibliográfico e documental sobre temas voltados para a reorientação do modelo de formação profissional em saúde.

Atividade de maior repercussão e impactos foi referida à responsabilidade de desenhar a PNEPS direcionada aos eixos centrais da mudança: orientação teórica, abordagem pedagógica e cenários de práticas de ensino.

Evidências científicas registram uma fase importante da SGTES/MS para a implantação do modelo de formação profissional reordenado conforme recomendações da OMS/Opas para contextualizar as necessidades de saúde da população brasileira, melhorar a qualidade de vida das pessoas e impulsionar um modelo de formação profissional para a substituição de currículos mais tradicionais nas escolas de saúde do ensino superior, com tendência clara voltada para o modelo da integralidade ensino-serviço.

O reconhecimento legal das ações programáticas são os registros documentados das atividades que realizaram, destacando-se dois documentos:

- Resolução CNS n.º 335/2003, que aprovou a "Política de Educação e Desenvolvimento para o SUS: Caminhos para a EPS" e a estratégia de "Polos de EPS" como instâncias regionais e interinstitucionais de gestão da EP, documento detalhado no Livro Texto "Políticas de Formação e Desenvolvimento para o SUS: Caminhos para a educação permanente em saúde" – produzido pelo MS, coordenado pelo Deges/SGTES, 2003;
- Portaria n.º 198/GM de 13 de fevereiro de 2004 – Instituiu a Política Nacional de Educação Permanente em Saúde como estratégia do Sistema Único de Saúde para a formação e o desenvolvimento de trabalhadores da saúde, posteriormente substituída pela Portaria n.º 1.996, de 20 de agosto de 2007 que disponibilizou as diretrizes para a implementação da PNEPS.

O resultado da pesquisa de mapeamento e os recursos metodológicos disponibilizados pela SGTES/MS como produto das ações programáticas desenvolvidas foram registrados por vários autores consultados na bibliografia de referência. Entretanto, se destacaram para a análise da regulamentação:

- Coletânea "Ensinar saúde: a integralidade e o SUS nos cursos de graduação na área de saúde e Ensino-trabalho-cidadania: novas marcas ao ensinar integralidade no SUS" – produção elaborada pelos pesquisadores que participaram da pesquisa de mapeamento;
- Documentário *Vozes da integralidade*, fruto da parceria com o Cict/Fiocruz, realizado entre janeiro e março de 2006, dirigido por Sérgio Brito – registrou a trajetória da pesquisa de mapeamento, as principais experiências relatadas de práticas de ensino, avanços, dificuldades e conquistas ocorridos em cada uma das

FORMAÇÃO PROFISSIONAL EM SAÚDE

experiências, bem como os impactos produzidos com a visita dos pesquisadores em cada local;

- A Exposição de fotos *Olhares da integralidade* – produzida em 2006, lançada no Encontro Ensinar saúde, promovido pelo Lappis – registro fotográfico das imagens que documentaram a pesquisa de mapeamento.

O programa VER-SUS trouxe a contribuição de disponibilizar o SUS como cenário para a prática de estágio de imersão dando a oportunidade para que alunos da graduação e pós-graduação de todos os cursos de saúde pudessem integralizar a formação por meio da educação pelo trabalho em saúde com aproximação ensino-serviço.

O modelo foi formatado para acontecer dentro dos espaços de imersão das vivências, e considerado processo de imersão teórica, prática vivencial dentro do SUS em seus territórios de abrangência com funcionamento em contextos de saúde trabalhados em meio à visitação na rede de serviços.

Os alunos participantes percorrem diversos serviços, instituições e organizações que trabalham no SUS, ampliando o olhar para iniciativas que valorizam os usuários em todos os aspectos, acompanhando processos de gestão, participação social e educação na saúde.

A metodologia de imersão na vivência delimita aos interessados participarem de edital de seleção a vagas de estágio no SUS em regiões do país que estejam abertas inscrições para concorrência de candidatos. A vivência de estágio no SUS é programada para realizar atividades durante 24h de convivência com alunos de diferentes profissões de saúde entre 7 a 15 dias em período de férias, assegurado aos participantes receber durante este período recursos para sua manutenção no local de estágio: hospedagem, alimentação, transporte e material didático dentro do Sistema Municipal de Saúde com espaço criado para realização de observações e vivências frente à realidade do modelo assistencial, participando e interagindo em grupos. As atividades foram desenvolvidas para aprofundamento teórico, a partir de seminários e oficinas didático-pedagógicas sobre aspectos da gestão do sistema, estratégias de atenção, exercício do controle social e processos de educação na saúde e no campo.

O Pró-Saúde criado com a natureza de fazer a mudança de currículos nas escolas de saúde do ensino superior sistematicamente, foi implantado para organizar várias frentes de mudança. Em especial, mudar currículos das escolas de saúde do ensino superior por meio de editais de convocação para que instituições de ensino superior e SMS e SES em parceria somassem forças para realização de projetos de intervenção de reorientação de currículos com participação em programas interministeriais de formação profissional em saúde elaborados para este fim.

Passada a fase de implantação da PNEPS, a SGTES/MS procurou tomar medidas de indução para que o modelo de formação profissional em saúde pudesse ter novos avanços. No Quadro 10, apresentam-se os programas que tiveram papel de indução da PNEPS e os registros de documentos de regulamentação de cada um deles.

Quadro 10 – Registros de Identificação: Programas de Indução da PNEPS implantados pela SGTES/MS entre os anos de 2006 a 2008

PROGRAMAS	REGULAMENTAÇÃO
RM ou RP/ MFC RMS	• Lei nº 11.129/ 2005 • Portaria Interministerial MS/MEC nº 1.077/2009[22]
PET-SAÚDE	• Portaria GM/MS nº 1.996/2007 • Portaria Interministerial MS/MEC nº 1.802/2008 • Portaria Interministerial MS/MEC nº 421/2010[23] • Decreto nº 7.508, de 28 de junho de 2011 • Portaria Interministerial MS/MEC nº 1.127/2015 • Lei nº 12.871 de 22 de outubro de 2013

Fonte: Barreto (2019)

Sistematicamente, esses programas foram implantados como uma ferramenta para responder à política de reordenamento do modelo de formação profissional em saúde. Fizeram parte da fase de indução da PNEPS pela qual a SGTES/MS tratou os programas como estratégia de colaboração para substituição de currículos mais tradicionais de saúde fomentando a mudança por currículos de aproximação ensino-serviço voltados para a graduação e pós-graduação.

---

[22] Portaria Interministerial n.º 16, de 22 de dezembro de 2014, alterou a Portaria Interministerial nº 1.077/2009, direcionando a orientação do programa pelos princípios e diretrizes do SUS, a partir das necessidades e realidades locais e regionais, que integralizem a proposta ensino-serviço-comunidade.

[23] Portaria Interministerial MS/MEC n.º 421/2010 alterou e substituiu a Portaria Interministerial MS/MEC nº 1.802/2008 regulamentando o alcance do programa da rede da AB para toda a rede de cuidados do SUS e incluindo a pós-graduação para participar de projetos selecionados.

FORMAÇÃO PROFISSIONAL EM SAÚDE

A Portaria MS/MEC n.º 1077/2009 instituiu os programas de RP/ MFC e RMS e a Portaria MS/MEC n.º 421/ 2010 o PET-Saúde. Ambos os programas foram elaborados em parceria interministerial como resposta à implantação de uma política de educação pelo trabalho em saúde voltada para todas as profissões de saúde reconhecidas pelo Conselho CNS.

A RMS foi orientada pelos princípios e diretrizes do SUS, com base nas necessidades e realidades locais e regionais de forma a contemplar eixos norteadores da formação de integralização da proposta ensino-serviço-comunidade (BRASIL, 2009, Art. 2ª). Constituiu-se numa modalidade de ensino de pós-graduação *lato senso* destinada às profissões de saúde, sob forma de curso de especialização caracterizada por ensino em serviço, com carga horária de 60 horas semanais e duração mínima de dois anos (BRASIL, 2009, Art. 1º).

O Programa de Residência em Saúde colabora com as exigências e regulamentações da Comissão CNRM e da CNRMS de separar a formação médica das demais profissões de saúde ordenando dois tipos de cursos de pós-graduação em residência: RM e/ou RP/MFC e RMS. Segue as determinações orientadas pelos princípios e diretrizes do SUS com projetos pedagógicos voltados para prioridades da atenção básica com conteúdo, estratégias e cenários de aprendizagem integradas à gestão, atenção, formação e participação social com integração de todas as profissões de saúde nos cenários de práticas do SUS

O programa RMS foi criado para promover a formação de profissionais de saúde, e direcionado para as profissões de biomedicina, ciências biológicas, educação física, enfermagem, farmácia, fisioterapia, fonoaudiologia, medicina veterinária, nutrição, odontologia, psicologia, serviço social e terapia ocupacional (parágrafo único), sendo exceção o curso de medicina.

O Programa PET-Saúde foi criado para fomentar grupos de aprendizagem tutorial em áreas estratégicas para o SUS (BRASIL, 2010, Art. 1º), com pressuposto da educação pelo trabalho, caracterizando-se como instrumento para qualificação em serviço dos profissionais da saúde, bem como de iniciação ao trabalho, dirigidos aos estudantes dos cursos de graduação e de pós-graduação na área da saúde, de acordo com as necessidades do SUS, na perspectiva de inserção das necessidades dos serviços como fonte de produção de conhecimento e pesquisa nas instituições de ensino (BRASIL, 2010, Art.2º). Diferenciou-se do programa de RMS por direcionar a qualificação em serviço para todos os profissionais de saúde, inclusive o médico, e ter como uma de suas prerrogativas em versões editadas a obrigatoriedade de representantes da profissão tanto para alunos como para profissionais do ensino e do serviço.

A SGTES/MS se propôs ampliar o caráter da indução dos programas sugerindo a implantação de programas na modalidade de EaD e programas de apoio técnico-pedagógico e financeiro conforme Quadro 11.

Quadro 11 – Registros de Identificação: Programas de EaD para Fortalecimento da PNEPS Implantados pela SGTES/MS entre os anos de 2009 e 2012

PROGRAMA	REGULAMENTAÇÃO
PTBR-Redes	• Portaria Interministerial MS/MEC nº 35/2007(Projeto Piloto Experimental de menor alcance) • Portaria Interministerial MS/MEC nº 2.554/2011 • Portarias nº 2.859 e n 2.860 de 2014 • Nota Técnica Deges/SGTES/MS nº 50/2015
UNA-SUS	• Decreto 7.385 de 8 de dezembro de 2010 • Portaria Interministerial MS/MEC nº 10, de 11 de julho de 2013
PRÓ-RESIDÊNCIA EM SAÚDE	**Residência Médica:** • Lei nº 6932, de 7 de julho de 1981 • Portaria Interministerial MEC/MS nº 1001, de 22 de outubro de 2009 • Decreto nº 7562, de 15 de setembro de 2011 **Residência em Área Profissional de Saúde:** • Lei nº 11129, de 30 de junho de 2005 • Portaria Interministerial nº1077 MEC/MS, de 12 de novembro de 2009 **Pagamento de bolsas para residentes:** • Portaria conjunta nº11/MEC/MS, de 28 de dezembro de 2010 • Lei nº 12.514, de 28 de outubro de 2011 • Portaria Interministerial nº3/MEC/MS, de 16 de março de 2016

PROGRAMA	REGULAMENTAÇÃO
PRÓ-ENSINO NA SAÚDE	• Edital nº 24/2010 - Pró-Ensino na Saúde – Convocatória do MEC/SESu para seleção de projetos institucionais elaborados para implantação de cursos de pós-graduação em saúde stricto sensu e pós-doutoral na linha de pesquisa ensino na saúde

Fonte: Barreto (2019)

Esses programas são responsáveis por ampliar a aproximação ensino-serviço e a compreensão da reorientação do modelo de formação profissional em saúde para a perspectiva da integralidade da formação por meio da educação pelo trabalho em saúde. Estrategicamente, o fortalecimento da PNEPS por meio de programas de EaD rompe fronteiras para dar visibilidade à proposta de mudança e os programas de apoio técnico, pedagógico e financeiro fortaleceram a política da SGTES/MS por fomentar mudança curricular proporcionando a garantia da continuidade dos projetos em execução dos programas apoiados para funcionamento.

O PTBR – Redes ou Telessaúde Brasil em Redes colaborou para que profissionais de saúde, especialmente da atenção básica, pudessem, em tempo real, discutir problemas de saúde da população assistida por meio de TICs instaladas em espaços de atendimento das UBS ou ESF. Teve a intenção de promover espaços de discussão permanente das práticas de saúde, dar apoio técnico operacional para facilitar o atendimento aos problemas de saúde da população, promovendo a saúde por meio da resolutividade do cuidado à atenção, otimização de resultados de exames e orientação de procedimentos clínicos com baixos custos, menor tempo e maiores impactos.

O programa UNA-SUS foi editado para atender o público em geral: profissionais, alunos, professores, gestores e interessados por temas da saúde, disponibilizando a WEB como um ambiente virtual de aprendizagem em saúde, a plataforma Arouca, para a realização de estudos, consultas e cursos de formação qualificada para a atenção básica e outros afins, e um acervo de recursos educacionais em saúde — o Ares de acesso livre e gratuito de amplo alcance.

Em parceria com a Fundação Oswaldo Cruz, acolheu a proposta da ação programática EnsinaSUS para reedição do Curso de Especialização de "Ativadores de Mudança na Formação dos Profissionais em Saúde", reativado na plataforma Arouca para a formação obrigatória dos participantes do programa Provab.

O UNA-SUS foi criado para, em parceria com instituições universitárias, promover ensino e pesquisa qualificada com as práticas de saúde contextualizada com as demandas de atendimento do SUS, ofertar cursos formatados para atender diferentes níveis de formação em plataformas virtuais de aprendizagem, disponibilizando material pedagógico e de consulta em formatos diversificados, interativos, de forma permanente e de livre acesso.

O programa Pró-Residência em Saúde Profissional ou Multiprofissional foi criado como estratégia para fortalecer os programas de RM, RP/MFC, RMS e PMM. Direcionou suas ações para o planejamento da FTS de formação generalista, interdisciplinar orientada para o atendimento na atenção Básica, contemplada pela perspectiva de dirimir o déficit da falta de profissionais da saúde, especialmente médicos de família e cumprir diretrizes do SUS de atendimento integral, de qualidade e gratuito considerando lugares de difícil acesso e populações indígenas e quilombolas.

O Pró-Ensino na Saúde teve seu único edital de funcionamento lançado e coordenado pela Capes/SESu/MEC com apoio da SGTES/MS. Funcionou entre os anos de 2011 e 2016 especificamente como um projeto de formação para o ensino na saúde, fomentada a intenção de tornar a temática uma linha de pesquisa para cursos de formação stricto sensu de mestrado, doutorado e pós-doutoral.

Segundo Bahia *et al.* (2018), o edital teve participação de 59 programas de pós-graduação, 31 projetos selecionados e 24 projetos acompanhados pelos quais foram realizadas 391 pesquisas e formados 423 profissionais. Teve a participação de inscrição de instituições de todas as regiões do país para acompanhamento qualificado e mantido por bolsas de estudo para a estudantes da pós-graduação em saúde de alto nível.

A consolidação da PNEPS veio como mais uma estratégia da SGTES/MS tornar a implantação de programas sua principal ferramenta de fomentação para a mudança do modelo de formação profissional em saúde e de currículos de cursos de graduação e pós-graduação em saúde. Dessa forma, lançou editais de convocação para programas de provimento de cargos e formação médica qualificada para a atenção básica ao tempo que projetou repensar a compreensão de EPS redirecionando uma agenda programada para mudanças na compreensão do que a identificou como movimento na "Agenda de EPS para os trabalhadores do MS, 2014". O Quadro 12, apresenta a configuração dos programas de provimento de maiores impactos observados no contexto brasileiro da época.

Quadro 12 – Registros de Identificação: Programas de Provimento e Formação Médica Qualificada para a AB elaborados pela SGTES/MS entre os anos de 2011 e 2016

PROGRAMAS	REGULAMENTAÇÃO
PROVAB	• Portaria Interministerial MS/MEC nº 2.087/2011 • Portaria Interministerial MS/MEC nº 3.031/2012 • É vinculado ao UNA-SUS e apoiado pelo Telessaúde - Edital de Convocação nº 1/2014
PMM ou Programa "MAIS MÉDICOS"	• Medida Provisória n° 621, regulamentada pela Lei n° 12.871/2013 como um desdobramento do Provab

Fonte: Barreto (2019)

O Provab foi uma proposta de formação profissional que direcionou atender profissionais de medicina, enfermagem e odontologia recém-formados para trabalhar com a AB em áreas de difícil acesso, executando ações de formação ensino-serviço de modalidade semipresencial. O programa foi projetado para integralizar 32h de atendimento de cuidados de saúde da população na rede de Atenção Básica e 8h de ensino na plataforma da Rede UNA-SUS.

Aos profissionais médicos foi designada a permanência de no mínimo dois anos de prestação de serviços em regiões de difícil acesso, a elaboração de um Projeto de Intervenção (PI) inspirado nas práticas que demandam a experiência do trabalho desenvolvido na AB e um Portfólio WEB para ser alimentado dentro do ambiente virtual de aprendizagem. Também é obrigatória a participação no curso de especialização em EaD de qualificação para a atenção básica orientada na inspiração do AprenderSUS do curso de "ativadores da mudança na formação dos profissionais de saúde".

Com o apoio do Pró-Residência, os alunos médicos receberam bolsas de estudos e ajuda de custos para deslocamento e manutenção. As SMS e SES foram parceiras para a execução das atividades propostas e as universidades disponibilizaram apoio pedagógico para a formação orientada de educação pelo trabalho em saúde.

O PMM teve como um dos eixos centrais trazer a mudança para a formação do profissional médico orientado pelas DCNs de 2002, posteriormente reestruturado conforme as DCNs para o curso de medicina 2014.

A proposta do programa consiste na ampliação da formação de especialistas e na adequação desses profissionais às necessidades de saúde da população com universalização de acesso às residências médicas para todos os egressos da graduação em medicina.

Constitui-se uma ampliação da proposta do Provab com pretensão de formar, especificamente, médicos qualificados para atendimento no SUS com atuações nas áreas de Urgência e Emergência, Atenção Domiciliar, Saúde Mental, Educação Popular em Saúde, Saúde Coletiva e Clínica Geral Integral.

O PMM foi desenvolvido para provimento de três eixos pilares: a estratégia de contratação emergencial de médicos, a expansão do número de vagas para os cursos de medicina e residência médica em várias regiões do país, e a implantação de um novo currículo com uma formação voltada para o atendimento da prática do cuidado integral e humanizado, com capacidade de compreensão do contexto pessoal, familiar e comunitário dos cidadãos foco na valorização da AB, além de ações voltadas à infraestrutura das UBS.

3.3.2 AS BASES DE FUNDAMENTAÇÃO DOS PROGRAMAS DE FORMAÇÃO PROFISSIONAL EM SAÚDE ELABORADOS PELA SGTES/MS ENTRE OS ANOS DE 2003 E 2016

O marco teórico conceitual foi a evidência científica válida de fundamentação que explicou a criação dos programas de formação profissional em saúde elaborados pela SGTES/MS entre os anos de 2003 e 2016. Nele são identificados dois documentos básicos para a mudança na política de formação de RHS: as DCNs e a PNEPS.

As DCNs, instituídas a partir de 2000 redirecionaram os projetos políticos pedagógicos de todos os cursos de saúde do ensino superior para o modelo contextualizado com as necessidades de saúde da população com perfil profissional de competência multidimensional, a PNEPS desenhou o modelo da reorientação baseado nos eixos centrais da mudança para redirecionar elementos das práticas dos profissionais de saúde voltadas para a qualificação na Atenção Básica. Na Figura 13, apresentam-se as principais mudanças retiradas destes documentos para a compreensão das bases de fundamentação e das práticas de execução do modelo. Tomou como referência, para evidenciar as DCNs, a proposta apresentada para o curso de medicina elaborada pela Resolução CNE/CES n.º 3/2014 e para a PNEPS, a Portaria n.º 1.996/2007.

Figura 13 – Caracterização da Mudança na Regulamentação das DCNs e da PNEPS

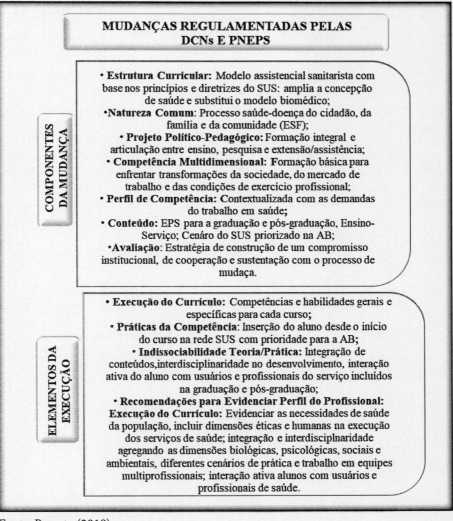

Fonte: Barreto (2019)

Fundamentos nesses documentos, os programas foram elaborados, estrategicamente, como prática pedagógica inovadora para fomentar a mudança do modelo de formação e dos currículos dos cursos de saúde das escolas de ensino superior.

A linha do tempo traçada na Figura 14 trouxe as evidências científicas dos programas no processo da reorientação do modelo de formação profissional em saúde estruturados por mais de 10 anos de organização para fomentar a mudança por meio da implantação e manutenção de projetos selecionados por editais de convocação ou chamadas da SGTES/MS para inscrição ou participação de instituições do ensino, do serviço e da comunidade em geral.

Os programas são voltados à formação profissional em serviço, designados para alunos em formação, profissionais do serviço ou do ensino, e, na maioria de suas propostas, fez chamamento conjunto para todas as categorias e representação das profissões de saúde.

Figura 14 – Desenho da PNEPS e Reordenamento da Formação de RHS por meio dos Programas Interministeriais entre os anos de 2003 a 2016

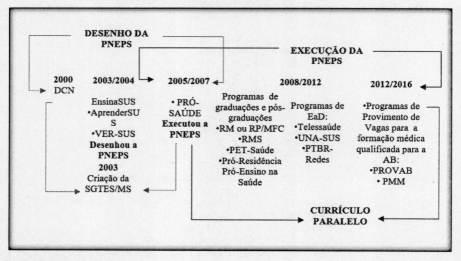

Fonte: Barreto (2019)

Os programas de formação profissional em saúde elaborados pela SGTES/MS contribuem de forma incisiva no processo de reorientação do modelo de formação profissional em saúde, fomentando avanços significativos no processo de amadurecimento dos eixos centrais da mudança, ao tempo que traz as limitações metodológicas de sustentação curricular por ser considerados uma alternativa complementar na formação profissional dentro das escolas de saúde de graduação e pós-graduação.

Evidências científicas apontam para os significativos avanços no eixo orientação teórica com estudos fundamentados para a centralização da EPS na base de sustentação do modelo. Há recomendações da própria OMS/ Opas para que o modelo de educação pelo trabalho em saúde, estrategicamente, traga a EPS como eixo estruturante de condições para efetivação das mudanças.

Entretanto, quanto aos eixos abordagem pedagógica e cenários de práticas, as evidências cientificas observadas da literatura identificam limitações para a melhor compreensão de termos e operacionalização do modelo nas escolas de saúde do ensino superior.

No eixo abordagem pedagógica, são evidenciadas limitações para a compreensão e uso adequado do melhor termo de reorientação do método para a substituição da formação profissional para interprofissional, abordagem disciplinar para a interdisciplinar, relações setoriais na aprendizagem para relações intersetoriais colaborativas.

Observação da análise evidencia dificuldades das escolas de saúde do ensino superior para reorientar o modelo de formação, aproximando, num mesmo espaço e currículo, diferentes cursos de formação profissional, compreender EPS como método teórico e incluir EIP no contexto da aprendizagem sem confundi-la com processos da multiprofissionalidade com multi e pluri termos e formatos.

EPS foi apresentada pelo próprio MS na "Agenda de EPS para Trabalhadores do MS 2014" como um método de permanente movimento muito aproximativo das concepções de EIP e com confusas interpretações sobre ambos. Evidências científicas sobre o método reforçam necessidades da ampliação de pesquisas e aumento das reflexões teórico-metodológicas esclarecedoras das bases de fundamentação das práticas de saúde como uma inovação pedagógica colaborativa e adequada para o modelo desenhado pela PNEPS.

Quanto ao eixo cenário de práticas, as evidências científicas apontam para espaços inadequados para o ensino, limitações pedagógicas sobre práticas de ensino no trabalho, e uma sobrecarga de atividades, especialmente na rede de atenção básica em que o fluxo de pessoas é muito grande e as condições do trabalho não são tão favoráveis.

As principais críticas são descritas pela falta de uma política de formação de RHS voltada para favorecer condições adequadas dos espaços, dos recursos materiais, instrumentais e pedagógicos além de garantias trabalhistas motivacionais para a adesão de mais uma atividade dentro das tantas demandas do trabalho em saúde na rede dos serviços de cuidados da saúde do SUS.

3.3.3 ESTRUTURA DE ORGANIZAÇÃO E FUNCIONAMENTO: PROGRAMAS DE FORMAÇÃO IMPLANTADOS PELA SGTES/MS ENTRE OS ANOS DE 2003 E 2016

Os programas são apresentados seguindo a ordem cronológica de implantação, agrupados por itens de aproximação para evidenciar o detalhamento de alguma informação ou agrupados por fases de interesse da SGTES/MS para avanços na PNEPS considerando:

- Estrutura organizacional dos programas por nomenclaturas, fase de criação e versões implantadas na ordem de interesse da SGTES/MS para avanços da PNEPS;
- Organização dos programas na ordem cronológica de implantação, seguido de suas versões ou reedições e detalhamento de cada uma delas;
- Apresentação dos programas por suas propostas de intervenção e regulamentação que deram funcionalidade à PNEPS;
- Apresentação dos programas conforme as características de formatação do modelo, funcionamento, local de acesso e as instituições parceiras que auxiliaram e apoiaram cada programa.

A apresentação dos programas seguindo a ordem da estrutura organizacional de implantação conforme fase da SGTES/MS para avanços na PNEPS foi apresentada na Figura 15 evidenciados os modelos originais de criação e as versões reeditadas ou que sofreram alterações da versão original.

Figura 15 – Organização dos Programas da SGTES/MS conforme Avanços da PNEPS

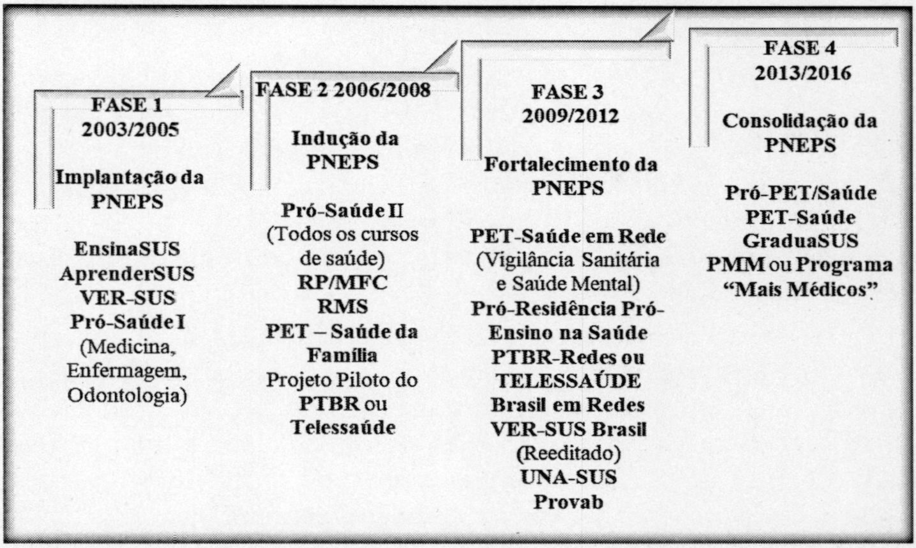

FASE 1 2003/2005

Implantação da PNEPS

EnsinaSUS
AprenderSUS
VER-SUS
Pró-Saúde I
(Medicina, Enfermagem, Odontologia)

FASE 2 2006/2008

Indução da PNEPS

Pró-Saúde II
(Todos os cursos de saúde)
RP/MFC
RMS
PET – Saúde da Família
Projeto Piloto do PTBR ou Telessaúde

FASE 3 2009/2012

Fortalecimento da PNEPS

PET-Saúde em Rede
(Vigilância Sanitária e Saúde Mental)
Pró-Residência Pró-Ensino na Saúde
PTBR-Redes ou TELESSAÚDE Brasil em Redes
VER-SUS Brasil (Reeditado)
UNA-SUS
Provab

FASE 4 2013/2016

Consolidação da PNEPS

Pró-PET/Saúde
PET-Saúde
GraduaSUS
PMM ou Programa "Mais Médicos"

Fonte: Barreto (2019)

A organização dos programas seguindo a ordem da estrutura organizacional para avanços da PNEPS evidenciou que a SGTES/MS fez uso dos programas para desenhar a PNEPS e acelerar o processo de reordenamento do modelo de formação profissional em saúde.

Os programas foram apresentados dessa forma com a intenção de identificá-los como estratégia da política de reordenamento para a formação dos profissionais da saúde evidenciadas, fortemente por uma estrutura organizada pelas iniciativas do Governo Federal por meio da ação conjunta interministerial MS/MEC.

Todos os programas de formação implantados pela SGTES/MS seguem o modelo básico de ordenação da PNEPS, desenhado para contemplar os componentes comuns de fundamentação dos eixos centrais da mudança: centralidade da EPS integrando formação profissional em saúde na graduação e pós-graduação, educação pelo trabalho em saúde aproximando ensino-serviço e cenário de ensino da prática diversificado na rede SUS, priorizando a atenção básica.

Há ações da SGTES/MS que corroboram a evidência de reorientação do modelo, para cumprir seus interesses de avançar com a PNEPS e efetivamente mudar o modelo de currículos das escolas de saúde do ensino superior.

Fase 1 (2003 a 2005): período de criação da SGTES/MS e de sua organização enquanto secretaria especializada para gestão de RHS para a educação pelo trabalho em saúde. Utilizou as ações programáticas EnsinaSUS, AprenderSUS e VER-SUS para se apresentar como gestora da política de formação de RHS e desenhar o político de ordenação da EPS detalhando claramente o foco das mudanças pretendidas para o modelo de formação profissional em saúde.

Fase 2 (2006 a 2008): período em que a SGTES/MS implantou programas de formação profissional em saúde como forma de indução da PNEPS. Propôs a inserção da educação pelo trabalho em saúde, de aproximação ensino-serviço em parceria das IES e SES e/ou SMS por meio de programas elaborados para a graduação e pós-graduação como forma alternativa para redesenhar os currículos das escolas de saúde do ensino superior.

Destacam-se, por seus impactos causados na organização do cotidiano das escolas de saúde, os programas RMS e PET-Saúde por serem fortalecidas suas propostas e mantidas de forma paralela na convivência com currículos tradicionais dentro das universidades e IES parceiras dos programas.

Fase 3 (2009 a 2012): período em que a SGTES/MS, por meio dos programas, procurou o fortalecimento da PNEPS dentro das escolas de saúde do ensino superior ampliando suas ações pela implantação do programa UNA-SUS e reedição do PTBR-Redes e VER-SUS.

Estrategicamente, essas iniciativas trazem à evidência com maiores alcances por se utilizar das TICs como ferramentas de colaboração para a divulgação da PNEPS e maiores adesões de profissionais, alunos e instituições de ensino e serviços;

Fase 4 (2013 a 2016): período de tentativa da consolidação da mudança pelo qual a SGTES/MS voltou sua preocupação para o provimento de vagas em UBS em regiões de difícil acesso e formação do médico qualificado para a atenção básica, ao tempo que o MS reorientou seu discurso sobre EPS reconfigurando o próprio órgão para compreender a PNEPS em permanente movimento.

Estrategicamente, a consolidação da PNEPS foi trabalhada pelo PMM com a intenção de alcançar três objetivos claros evidenciados como provimento de vagas para a formação médica loco regional, promover for-

FORMAÇÃO PROFISSIONAL EM SAÚDE

mação por meio da educação do trabalho em saúde com melhoramento da infraestrutura das UBS e ampliar vagas de formação para médicos de mesmas proporções na graduação e pós-graduação com ofertas de novas vagas e abertura de novos cursos de graduação e de residências, especialmente estruturados os currículos integrado ensino-serviço, perfil técnico-humanizado e qualificado para atenção básica.

Apresentados os programas conforme estrutura organizacional da SGTES/MS para avançar com PNEPS, a pesquisa trata de identificá-los seguindo a organização em que foram implantadas as versões originais e reeditadas para o funcionamento. No Quadro 13, apresenta-se essa estrutura de organização formatada para as ações programáticas iniciais da SGTES/MS para o desenho da PNEPS e o detalhamento de suas versões.

Quadro 13 – Estrutura de Funcionamento: Ações Programáticas que Desenharam a PNEPS

PROGRAMA	VERSÕES	DETALHAMENTO DAS VERSÕES
EnsinaSUS	2003/2004	• Criado como ação programática da SGTES/MS para realizar pesquisa sobre as bases de fundamentação teórico-metodológica do modelo de reorientação. Tornou-se linha de pesquisa do LAPPIS/IMS/UERJ responsável pelo eixo central da mudança - orientação teórica e elaboração da PNEPS.
	2010	• Por ser uma das linhas de pesquisa do LAPPIS/IMS/UERJ em funcionamento desde sua origem foi inspiração para a edição do Programa Pró-Ensino na Saúde.
AprenderSUS	2003/2004	• Criado como uma ação programática da SGTES/MS, de intervenção pedagógica do ensino contextualizado com a práticas de saúde para responder ao eixo central da mudança – abordagem pedagógica, teve a responsabilidade de fazer o "Mapeamento de Experiências de Práticas da Integralidade", colaborando com a pesquisa do EnsinaSUS para identificação do método de ensino da PNEPS contextualizado com as práticas de saúde do SUS, qualificados para a AB. • Marco de sua atuação: Curso de "Ativadores da Mudança".

PROGRAMA	VERSÕES	DETALHAMENTO DAS VERSÕES
AprenderSUS	2012	• Com o "Curso Ativadores da Mudança" tornou-se inspiração e colaboração para formatar o curso de especialização em EaD de "Qualificação Profissional para a AB", obrigatório para os participantes do Provab. Passou a integrar um dos cursos de especialização a nível lato sensu da Rede UNA-SUS.
VER-SUS BRASIL	2003/2004	• Criado como um projeto de intervenção da SGTES/MS para responder ao eixo central da mudança – cenário de práticas criou o Estágio de Vivência de Imersão na Rede de AB para apresentar o SUS como cenário da prática de ensino em saúde para alunos da graduação.
	2011	• Reeditado para ampliação da proposta de vivência de estágios no SUS, passou a funcionar como um programa de vivência de estágio de imersão, funcionando como uma plataforma virtual do MS para consultas e informações vinculados e por meio de Convocatória fazer inscrição de alunos da graduação e pós-graduação interessados em participar de estágios de vivência na rede SUS.

Fonte: Barreto (2019)

Essas experiências iniciais se constituem registros ordenadores do desenho da PNEPS em suas versões originais e são responsáveis pela configuração do modelo na produção de pesquisas, formação de pesquisadores da integralidade, profissionais qualificados para a integração ensino-serviço por meio de processos de ativação da formação pelo trabalho em saúde fortemente organizados e estruturados para o momento de implantação da PNEPS.

As orientações da SGTES/MS para avanços da PNEPS foram reforçadas com a implantação de programas de ensino presencial formatados para reorientação do modelo de currículos dos cursos de saúde das escolas de ensino superior trazendo as evidências científicas da mudança por um outro grupo de programas implantados que se somaram às ações programáticas iniciais.

No Quadro 14, apresentam-se os programas formatados pelo modelo de educação pelo trabalho em saúde organizados para funcionar nas escolas de saúde do ensino superior, aproximando ensino-serviço na parceria com as SMS e SES voltados para a graduação e pós-graduação.

Quadro 14 – Estrutura de Funcionamento: Programas de Presenciais de Graduação e Pós-graduação

PROGRAMA	VERSÕES		DETALHAMENTO DAS VERSÕES
RM ou RP/ MFC e RMS	2002		• Foram criadas 19 Residências Multiprofissionais em Saúde da Família com base nas DCNs dos cursos de saúde com formatos diversificados para os cursos de saúde incluindo a medicina.
	2005		• Foram aprovadas 438 novas vagas no modelo Residência em Medicina de Família e Comunidade e criados os Programas de Residência em área Profissional da Saúde fomentando articular todas as profissões de saúde incluindo a área médica.
	2009		• Criou-se a CNRMS na intenção de se produzir consenso quanto ao formato do programa e participação dos cursos de saúde incluindo a medicina, sem sucesso. • O desenho do Programa de Residência Multiprofissional incluiu todas as profissões com exceção da medicina. • Formato: RM ou RP/MFC e RMS.
	2015		• A realidade do programa tomou novos rumos para os egressos registrados em Programas de Residência Multiprofissional e Uniprofissional em Saúde com turmas iniciadas antes de 30 de junho de 2005, que comprovadamente fizeram parte deles.
PET-Saúde	2008/2010	Pet-Saúde da Família	• Rede de Atenção Básica atuando junto à ESF com a obrigação da representação do profissional de medicina.
	2011/2012	Pet-Saúde Redes	• Rede de Serviços de Saúde do SUS em diferentes áreas temáticas (saúde Mental, Vigilância Sanitária, Rede Cegonha etc.).

PROGRAMA	VERSÕES		DETALHAMENTO DAS VERSÕES
PET-Saúde	2013/2014	Pró/Pet-Saúde	• Rede de Serviços de Saúde do SUS com suporte de qualificação de pessoal e financiamento de recursos para instituições parceiras e manutenção de projetos aprovados, com obrigatoriedade da representação do profissional de medicina.
	2016/2018	Pet-GraduaSUS	• Desenvolvimento da docência e da preceptoria na saúde articulada às necessidades do SUS, com vistas a promover a formação de docentes e preceptores para a conformação do ensino às necessidades do SUS e a mudança das metodologias de ensino-aprendizagem.

Fonte: Barreto (2019)

Os programas RMS e PET-Saúde foram programas que se assemelharam às propostas pedagógicas que fazem uso da formação conjunta de alunos de diferentes cursos de saúde, organizados de forma multiprofissional com método de ensino-aprendizagem interprofissional, reflexões críticas contextualizadas com as necessidades de saúde da população e dialogadas com as demandas do trabalho em saúde.

Evidências científicas do processo de implantação dos programas identificaram o PET-Saúde como um dos programas de maior fomento de mudança curricular pelos registros dados pela literatura consultada. Avanço do PET-Saúde para o modelo de reorientação da formação profissional em saúde foi sua capacidade de trabalhar a formação de forma conjunta incluindo o profissional de medicina.

Ao contrário dessa possibilidade, evidências científicas da estrutura de organização dos programas de residência médica e multiprofissional identificaram limites da PNEPS para implantação do modelo com adesão de todos os cursos de formação profissional em saúde do ensino superior, incluindo o médico.

A história da formação médica identifica diferentes investimentos de IES, comissões e trabalhadores da saúde, e o próprio MS traçando estraté-

FORMAÇÃO PROFISSIONAL EM SAÚDE

gias de rompimento com a dicotomia da formação isolada, hierarquizada e altamente especializada.

Os programas de RMS propõem formação conjunta para todos os cursos de saúde com exceção do profissional médico, estruturados os programas para funcionamento RM e/ou RP/MFC e RMS. Estes programas representam práticas pedagógicas inovadoras para o enfrentamento das resistências profissionais, a limitação pedagógica para substituir o currículo de formação uniprofissional, especialmente do médico. O PPP diferenciado de outras propostas de formação tem validado esses programas como importante investimento do MS para rompimento com o modelo de formação por currículos mais tradicionais.

Estrategicamente, a SGTES/MS tem traçado alguns caminhos para enfrentamento da formação conjunta com a formação médica. Um dos caminhos evidenciados é a associação destes programas aos programas de provimento e de custeio de bolsas que, de certa forma, promovem o interesse pela participação dos alunos.

Outra estratégia é a associação de programa similares na graduação, a exemplo do PET-Saúde que também propõe formação conjunta, com certas versões evidenciando a presença obrigatória do curso de medicina.

A literatura identifica que os programas de residência têm prevalecido em atividade a quase 20 anos, contribuindo ao longo destes anos para o diálogo contextualizado, formação integrada ensino-serviço, e oportunidade do trabalho interprofissional com práticas de saúde humanizada e trabalho em equipes.

Esses programas representam uma porta aberta para que alunos recém-formados encontrem espaço no mercado de trabalho e experiência qualificada para a atenção básica. Os programas de residência evidenciam mudanças significativas na formação dos profissionais de saúde porque tem sido um canal de oportunidade de emprego e renda, ainda que provisória e sem contratos efetivos para o exercício profissional.

A literatura evidencia necessidade de superar a fragmentação da formação conjunta sem o médico, romper com o processo pedagógico verticalizado e revisar o modelo de contratação dos profissionais com vínculos mais atrativos e permanentes.

Observações sobre isto, tem-se que o investimento do MS em profissionais residentes os obrigam à permanência no programa por um breve espaço de tempo, após este tempo seus egressos adequadamente qualificados, nem sempre dão continuidade no exercício profissional em saúde.

São poucas contratações atrativas para o trabalho que atenda às necessidades do SUS, especialmente na rede de Atenção Básica.

As observações dessa conduta ministerial fragmentada evidenciam um alto custo na formação e pouco ou nenhum investimento no trabalho dos RHS.

No Quadro 15, apresentam-se esses programas que disponibilizaram apoio técnico-operacional para a manutenção de outros programas.

Quadro 15 – Estrutura de Funcionamento: Programas de Apoio Técnico-Administrativo e Financeiros

PROGRAMA	VERSÕES	DETALHAMENTO DAS VERSÕES
Pró-Saúde	2005	• Programa criado para formatar o modelo de formação em saúde integrando ensino-serviço para a AB com alcance apenas para os cursos de medicina, odontologia e enfermagem. Teve a proposta de estruturação dos espaços de atendimento e de equipamentos dos serviços de saúde do SUS de responsabilidade das SMS e SES.
	2007	• Ampliou a proposta para todos os cursos de saúde reconhecidos pelo CNE.
• Pró-Residência Médica • Pró-Residência Multiprofissional	2009	• Criado para fortalecimento dos programas de RM ou RP/MFC e RMS.
Pró-Ensino na Saúde	2010	• Criado para formação de alta qualificação e linha de pesquisa ensino na saúde. Disponibilizou recursos para formação profissional em saúde em cursos de pós-graduação stricto sensu e pós-doutoral.

Fonte: Barreto (2019)

Os programas Pró-Saúde, Pró-Residência e Pró-Ensino na Saúde foram criados para disponibilizar recursos financeiros de garantia e continuidade aos programas. Eles foram responsabilizados pelo pagamento de bolsas de estudos para alunos participantes dos programas e atuaram na ativação de multiplicadores de profissionais do ensino na saúde, formação de pesquisadores e a qualificação profissional de alto nível para o campo do ensino na saúde. Contam com a colaboração da Opas para oferecer apoio especializado técnico administrativo, pedagógico e financeiro de forma a possibilitar permanência e continuidade dos programas já editados, fortalecendo a PNEPS como uma proposta qualificada.

Os programas de EaD evidenciam proposta estruturada para a PNEPS atender a formação profissional em saúde em longo alcance, qualificando profissionais no serviço e em serviço de saúde, egressos e alunos em formação, além do público interessado pela área de saúde. No Quadro 16, apresenta-se a configuração que estruturou a organização dos programas de EaD em saúde.

Quadro 16 – Estrutura de Funcionamento: Programas de EaD

PROGRAMA	VERSÕES	DETALHAMENTO DAS VERSÕES
PTBR- Redes ou Telessaúde Brasil	2007	• Instituiu um Projeto-Piloto Nacional voltado para a AB.
	2011	• Tornou-se um componente do Programa de requalificação das UBS – Rede SUS de atenção do cuidado; • Expandiu o financiamento para núcleos intermunicipais e estaduais; • Instituiu o Telessaúde Brasil em Redes da AB.
	2015	• Definiu diretrizes para compor a oferta de atividades de Telessaúde.
UNA-SUS	2010	• Proposta de Implantação do Programa pelo Deges/SGTES.
	2013	• Regulamentou o ingresso de novas instituições de ensino na Rede Telessaúde.

Fonte: Barreto (2019)

Esses programas funcionam em estruturas diferenciadas, por meio de ambientes virtuais de aprendizagem, plataformas digitais, vídeo conferências, chats, sites de consultas e informações, entre outras ferramentas de comunicação. As propostas de formação estão ofertadas em plataformas virtuais de acesso livre e gratuito, operacionalizadas por abordagens pedagógicas inovadoras e colaborativas das mudanças, contextualizadas com as demandas das necessidades de saúde da população.

A aproximação do ensino-serviço é feita na parceria entre instituições de ensino superior que produzem pesquisas e material de consulta, disponibilizado em forma de recursos pedagógicos de alta qualidade no campo da saúde com possibilidade ampliada de atendimento integral de menor tempo e melhores resultados.

Além dos programas que estruturaram e foram organizados para dar funcionalidade à PNEPS, foram identificados os programas de provimento de vagas de formação médica qualificada para a atenção básica observados no Quadro 17.

Quadro 17 – Estrutura de Funcionamento: Programas de Provimento e Formação Médica Qualificada para a AB

PROGRAMA	VERSÕES	DETALHAMENTO DAS VERSÕES
Provab	2011	• Estabeleceu a criação do Programa para alcançar profissionais recém-formados das áreas de medicina, enfermagem e odontologia.
	2012	• Promoveu alterações procedentes para a permanência do profissional médico por um período mínimo de 2 anos em regiões de difícil acesso.
	2014	• Definiu regras de transferência do Provab para o Programa "Mais Médicos" sem definição clara da continuidade e situação dos participantes.
PMM	2013	• Foi instituído o Programa "Mais Médicos" para o alcance específico da qualificação do profissional médico para a AB.

Fonte: Barreto (2019)

O Provab foi formatado em forma de ensino semipresencial de educação pelo trabalho em saúde de aproximação ensino-serviço direcionados para profissionais que ocupavam a equipe mínima da ESF – médicos, enfermeiros e cirurgiões dentistas.

O PMM foi criado com a intenção de consolidar o modelo de formação de integração ensino-serviço tomando seu foco no planejamento da FTS, na necessidade de formação de médicos qualificados para a atenção básica, estruturação de UBS e formatação do atendimento integral, com ações de educação e promoção da saúde em regiões de difícil acesso.

Para concluir essa etapa, os programas foram apresentados seguindo a organização das fases da SGTES/MS para atender aos interesses da PNEPS, com vistas à identificação da formatação do modelo, funcionamento, local de acesso e as instituições parceiras que auxiliaram e apoiaram cada programa.

No Quadro 18, apresentam-se as informações sobre as ações programáticas iniciais EnsinaSUS e AprenderSUS e dos programas VER-SUS Brasil e Pró-Saúde implantados para a primeira fase da SGTES/MS.

Quadro 18 – Estrutura e Funcionamento: Formato, Funcionamento, Acesso e Parceiros das Ações Programáticas Iniciais e dos Programas VER-SUS Brasil e Pró-Saúde

PROGRAMA	FORMATO	COMO FUNCIONAM	LOCAL DE ACESSO	PRINCIPAIS PARCEIROS
EnsinaSUS	"Projeto em movimento compreendido dentro do conhecimento de que a produção se faz na integralidade das ações e requer uma construção teórica contextualizada em movimentos com os saberes da prática.	Funciona na Plataforma de Pesquisa do LAPPIS/IMS/ UERJ interagindo permanentemente para a mudança na formação profissional em saúde e na produção do conhecimento sobre o ensino, pesquisa e documentação agregando grupos de pesquisa interessados.	Plataforma do Lappis/ IMS/ UERJ	OPAS com o apoio matricial, CNPq e a Faperj, além do MS.
AprenderSUS	Política centralizada na ideia de integralidade formatada para elaborar a PNEPS.	Originalmente funcionou para realização da pesquisa de mapeamento nacional de sistematização de práticas inovadoras de integralidade no ensino da saúde nos cursos de graduação em parceria com o EnsinaSUS.	Em decorrência do "Curso de Ativadores da Mudança" tem espaço na Plataforma Aroucas funcionando junto com o UNA-SUS, e se constitui uma Agenda do MS para compromissos entre o SUS e as IES.	Coordenação da SGTES/ MS que integra ações junto com os Reitorias das universidades, associações de ensino, executivas de estudantes, docentes e estudantes das várias profissões da saúde, movimentos sociais, trabalhadores e gestores federais, estaduais e municipais do SUS.

FORMAÇÃO PROFISSIONAL EM SAÚDE

PROGRAMA	FORMATO	COMO FUNCIONAM	LOCAL DE ACESSO	PRINCIPAIS PARCEIROS
VER-SUS/ BRASIL	Projeto Estratégico de Vivência em Estágio de Imersão no SUS.	Agrega alunos dos diferentes cursos de graduação em saúde na Rede SUS, com prioridade na AB, para promover espaço de reflexão da prática profissional.	Rede de Observatório/ Plataforma OTIS/ Estação VER-SUS	SGTES/MS e instituições parceiras: Rede Unida, Rede Governo Colaborativo em Saúde/UFRGS, UNE, Conass e Conasems.
PRÓ-SAÚDE	É um programa de reorientação da formação profissional em saúde de âmbito nacional para integração ensino-serviço, assegurando uma abordagem integral do processo saúde-doença com ênfase na AB.	Estruturado dentro da SGTES/MS por um Conselho Consultivo, Comissão Executiva e Comissão Assessora para atuar em várias frentes de trabalho: Monitoração, acompanhamento e avaliação, fornecendo apoio técnico e recursos financeiros para projetos selecionados, elaborados por IES que possuem cursos de Graduação, Pós-Graduação Stricto e Latu Sensu em Áreas Estratégicas para o SUS selecionadas por meio de Convocatória de participação.	Acessado pelo site do próprio programa no Portal da SGTES/MS e por chamado de Convocatória do Pró-Saúde disponibilizada eletronicamente e na forma impressa por meio de ampla divulgação.	SGTES/MS, SESu, Inep/MEC com o apoio da Opas.

Fonte: Barreto (2019)

Do período de criação da SGTES/MS à implantação do Pró-Saúde (2003/2005) caracteriza-se a fase de reordenamento da política de formação profissional em saúde, demarcada fortemente por três ações fundamentais para identificação do modelo de formação profissional em saúde no Brasil: o Ensina SUS, o AprenderSUS e VerSUS, seguido posteriormente pelo marco determinante, o Pró-Saúde.

As três ações iniciais da SGTES/MS representam, respectivamente, a base do modelo da integralidade por evidenciarem os eixos centrais da mudança e o Pró-Saúde representou a sustentação técnica, administrativa e financeira para elaboração, implantação, execução e manutenção dos programas que posteriormente, passam a existir para fomentar a mudança de currículos dentro das escolas de graduação e pós-graduação em saúde.

A literatura que auxilia a compreensão dessa fase inicial, destaca essas ações como estratégia política para dar visibilidade do que pretendia a SGTES/MS com o reordenamento do modelo de formação profissional em saúde: fundamentar uma relação de EPS no estreitamento das relações entre instituições formadoras e o sistema de saúde, a aproximação ensino--serviço, orientada pela educação pelo trabalho em saúde, experimentada no cotidiano do cenário de aprendizagem, direcionado para atenção básica.

A segunda fase da SGTES/MS, representada pelos programas que se fundamentaram na mudança curricular dos cursos de graduação e pós--graduação, está caracterizada nos Quadros 19, 20 e 21.

Quadro 19 – Estrutura e Funcionamento: Formato, Funcionamento, Acesso e Parceiros dos Programas elaborados pela SGTES/MS entre os anos de 2006 a 2008

PROGRAMA	FORMATO	COMO FUNCIONAM	LOCAL DE ACESSO	PRINCIPAIS PARCEIROS
RP/MFC RMS	Constitui modalidade de ensino de pós-graduação *lato sensu*, sob forma de curso de especialização, caracterizado por ensino em serviço, de responsabilidade conjunta dos setores da educação e da saúde, com carga horária de 60 horas semanais e duração mínima de dois anos, em regime de dedicação exclusiva.	Principal cenário de formação é a Rede de AB e a ESF; seu projeto pedagógico prioriza conteúdos, estratégias e cenários de aprendizagem inseridos em toda Rede de Saúde do SUS que possibilitem as transformações nas práticas de saúde com o envolvimento da gestão, da atenção do cuidado, da formação em serviço e da participação social.	Acessado pelo site do próprio programa no Portal da SGTES/MS e em HU, hospitais de ensino, IES e SMS e SES que trabalham pela articulação entre ensino-serviço-comunidade.	Deges/SGTES/MS, responsável pelo pagamento das bolsas, Diretoria dos Hospitais Universitários Federais e de Residências em Saúde (DHR) da SESu/ MEC, responsável pela gestão dos processos de autorização, supervisão e regulação de programas de residência junto à CNRM e CNRMS; SMS e SES em parceria com as IES responsáveis pela execução dos cursos ofertados.

PROGRAMA	FORMATO	COMO FUNCIONAM	LOCAL DE ACESSO	PRINCIPAIS PARCEIROS
PET-Saúde[24]	É um programa caracterizado de instrumento para a qualificação em serviço dos profissionais da saúde, bem como de iniciação ao trabalho, dirigidos aos estudantes dos cursos de graduação e de pós-gradua-ção na área da saúde.	Funciona por meio de grupos tutoriais parceiros das IES e SMS e/ou SES nos quais são incluídos professores/ tutores, trabalhadores da saúde/ preceptores e alunos/ monitores para desenvolver educação pelo trabalho em saúde, promover e qualificar docentes, estudantes e profissionais de saúde com atividades na rede pública de saúde. Inclui na maioria de suas versões a obriga-toriedade do profissional médico atuando junto com os demais. profissionais de saúde.	Acessado pelo site do próprio programa no Portal da SGTES/MS e por Editais de Convocação lançados para seleção de projetos inscritos obrigatoriamente na parceria entre IES públicas e/ou privadas sem fins lucrativos e SMS ou SES.	Recebe apoio do Pró-Saúde para projetos selecionados e para pagamento de bolsas de estudos.

[24] De 2008 a 2016 o PET-Saúde lançou a cada dois anos um edital de convocação atendendo as versões PET-Saúde da Família, Grupos Temáticos (foco na Vigilância em Saúde e Saúde Mental), Redes de Atenção à Saúde (Rede Cegonha, Rede de Urgência e Emergência, Rede de Atenção Psicossocial, Ações de Prevenção e Qualificação do Diagnóstico e Tratamento do Câncer de Colo de Útero e Mama, Plano de Enfrentamento das Doenças Crônicas não Transmissíveis), Pró-PET e PET-Saúde GraduaSUS. Em virtude da Pandemia 2019 o PET lançou novo edital em 2022. Ver Portal do MS/ PET-Saúde. Disponível em: https://www.gov.br/saude/pt-br/composicao/sgtes/pet-saude. Acesso em: 13 abr. 2023.

PROGRAMA	FORMATO	COMO FUNCIONAM	LOCAL DE ACESSO	PRINCIPAIS PARCEIROS
PTBR-Redes[25]	Rede integrada por gestores da saúde, instituições formadoras de profissionais de saúde e serviços de saúde do SUS. Formatada por: • Núcleo de Telessaúde Técnico-Científico[26]; • Ponto de Telessaúde[27].	Instrumento de articulação entre a AB e a Especializada para integrar ensino e serviço por meio de ferramentas de tecnologias da informação, que oferecem condições para promover a Teleassistência e Teleducação.	• **Teleconsultoria** por meio chat, web, videoconferência ou mensagens off-line; • **Telediagnóstico** realiza serviços de apoio ao diagnóstico; • **Tele-Educação** Oferece conferências, aulas e cursos, ministrados por meio de TICs; e • **Segunda Opinião Formativa** • Tem base em revisão bibliográfica, e nas ECs clínicas ordenadora da AB.	MEC; MCT junto com a RUTE; Ministério das Comunicações (MinC); Ministério da Defesa – Casa Civil; Bireme/Opas; Fundação Oswaldo Cruz – "Canal Saúde" projeto da Fiocruz que produz e veicula audiovisuais sobre saúde.

Fonte: Barreto (2019)

[25] Projeto Piloto envolveu nove Núcleos de Telessaúde localizados em universidades nos estados do Amazonas, Ceará, Pernambuco, Goiás, Minas Gerais, Rio de Janeiro, São Paulo, Santa Catarina e Rio Grande do Sul, com a meta de qualificar aproximadamente 2.700 equipes da ESF em todo o território nacional. O PTBR-redes editado em 2011 ampliou-se com a implantação de Núcleos de Telessaúde Técnico-Científicos, implementados em 11 estados, conectados em rede e oferecem Teleconsultorias a aproximadamente 1.500 UBS. Fonte Portal do MS, 2018.

[26] Tratam-se de instituições formadoras e de gestão e/ou serviços de saúde responsáveis pela formulação e gestão das Teleconsultorias, Telediagnósticos e Segunda Opinião Formativa. Fonte Portal do MS, 2018.

[27] Tratam-se de serviços de saúde através dos quais os trabalhadores e profissionais do SUS demandam Teleconsultorias e Telediagnósticos. Fonte Portal do MS, 2018.

Quadro 20 – Caracterização: Programas e Ações da SGTES/MS instituídas entre os anos de 2009 a 2012

PROGRAMA	FORMATO	COMO FUNCIONAM	LOCAL DE ACESSO	PRINCIPAIS PARCEIROS
Pró-Residência em Saúde	Programas de apoio à formação de especialistas em regiões e áreas prioritárias para o SUS, tendo como estratégias de indução: • Financiamento de bolsas para alunos residentes; • Apoio à criação, ampliação e requalificação de programas de residência com bolsas pagas diretamente aos seus alunos residentes.	Pagamento de bolsas destinadas a profissionais que participam dos Programas de RMS e RPM Conferindo direito a profissionais de todas as áreas de saúde selecionados em programas de RMS e RPM em diversas especialidades (entre as Quais se incluem AB, urgência, saúde mental, atenção à mulher e criança, oncologia e atenção ao idoso) voltadas às regiões prioritárias para o SUS (Norte, Nordeste e Centro-Oeste).	Acessado pelo site do próprio programa no Portal da SGTES/MS.	Deges/SGTES/MS, responsável pelo pagamento das bolsas, Diretoria dos Hospitais Universitários Federais e de Residências em Saúde (DHR) da SESu/MEC, responsável pela gestão dos processos de autorização, supervisão e regulação de programas de residência junto à CNRM e CNRMS.; SMS e SES em parceria com as IES responsáveis pela execução dos cursos ofertados.

PROGRAMA	FORMATO	COMO FUNCIONAM	LOCAL DE ACESSO	PRINCIPAIS PARCEIROS
Pró-Ensino na Saúde	Política de formação no nível de pós-graduação stricto sensu e de desenvolvimento de pesquisas sobre o ensino na Saúde, reconhecido por seu conjunto de ações vinculada ao eixo pedagógico do Pró-Saúde.	Funciona por meio de um conjunto de estratégias para fortalecer a formação docente e a produção de conhecimento na área do ensino na Saúde. Disponibilizando formação de pós-graduação stricto sensu para a formação de mestres, doutores e pós-doutoral.	Única Convocação de chamada - "Edital nº 24/2010" para a execução de projetos selecionados entre os anos de 2011 a 2016, permitindo que RPM e RMS pudessem submeter projetos de cursos com dupla titulação – residência e mestrado profissional.	coordenação do MEC/SESu em parceria com a SGTES/MS com execução de projetos elaborados por IES e Universidades Públicas ou Privadas sem fins lucrativos.
UNA-SUS		Composta pela tríade: Rede UNA-SUS, Acervo de Recursos Educacionais em Saúde (Ares) e Plataforma Arouca.	Rede UNA-SUS Composta por 16 IES Públicas que produzem recursos educacionais, trocam material por meio do Ares e ofertam cursos disponibilizados pela Plataforma Arouca de livre acesso à comunidade.	MS com o apoio da Opas e da Fiocruz e colaboração de 16 IES Públicas que alimentam o Ares.

PROGRAMA	FORMATO	COMO FUNCIONAM	LOCAL DE ACESSO	PRINCIPAIS PARCEIROS
PROVAB[28]	Programa de formação ensino-serviço de EaD e formação em serviços de saúde da AB em localidades de difícil acesso e maior carência. Com exigência de realizar Curso de especialização em AB por meio da Rede UNA-SUS e instituições parceiras que assinam Termo de Compromisso para monitorar, acompanhar e avaliar os profissionais participantes.	Utiliza-se dos instrumentos de TIC da Rede UNA-SUS para qualificação de médicos, enfermeiros e dentistas. Obrigatoriedade de permanecer trabalhando na ESF durante 12 meses em diversos postos de atuação pelo país com recebimento de bolsas de estudos. Possui supervisão técnica institucional e carga horária semanal de 40 horas, sendo 32 em atividades de práticas e 8 em curso de formação por meio do Web Portfólio. O médico tem a obrigação de elaborar um Projeto de Intervenção(PI) com foco na melhoria das condições de saúde da população, no contexto da AB e desenvolvê-lo durante o período da formação em serviço.	Acessado pelo site do próprio programa no Portal da SGTES/MS e na Plataforma do UNA-SUS, por Editais de Convocação para seleção de profissionais interessados com possibilidade de formação em serviço nas regiões de todo país, especialmente norte, nordeste e centro-oeste.	Comissão Coordenadora presidida pela SGTES/MS com representação do MS pelos Órgãos: GM, SE, SAS, SESAI; (SESAI/MS); do MEC pelos Órgãos: SESu; CONASEMS; CONASS; IES e representação da Rede UNA-SUS.

Fonte: Barreto (2019)

[28] O PROVAB está suspenso para novas inscrições desde 2017. Oficialmente, não houve determinação de que o programa tenha acabado, entretanto, em 2015, pela Resolução MEC/SESu/CNRM nº 2/2015 com alterações observadas na Resolução MEC/SESu/CNRM nº 35/2018, os alunos do Provab receberam bonificação para inscrições em novos cursos de residência médica em áreas da ESF na AB com tendência à incorporação ao Programa "Mais Médicos".

Quadro 21 – Caracterização: Programas e Ações da SGTES/MS instituídas entre os anos de 2013 a 2016

PROGRAMA	FORMATO	COMO FUNCIONAM	LOCAL DE ACESSO	PRINCIPAIS PARCEIROS
PMM	Desenhado com política do SUS para o fortalecimento da AB, voltado para o direito ao acesso universal e de qualidade dos serviços de saúde prestados às populações residentes em locais de difícil acesso, indígenas e quilombolas.	Programa atende três eixos pilares: • Contratação emergencial de médicos; • Expansão do número de vagas para os cursos de Medicina e Residência médica em várias regiões do país; • Implantação de novo currículo formação voltada para o atendimento mais humanizado e foco na AB, com infraestrutura para as UBS.	Publicação de editais, compatíveis com inscrições exclusivamente feita em site do próprio programa no Portal do MS.	• OMS/Opas parceiras no funcionamento do PMMS; • SMS e SES dando suporte para o acolhimento dos profissionais nas regiões de difícil acesso; e • Instituições de ensino que dão suporte para o aumento de vagas na graduação e pós-graduação bem como na inovação para a implantação de novo currículo de aspecto humanizado voltado para a AB.

Fonte: Barreto (2019)

3.4 ANÁLISE DO CONTEÚDO E EXECUÇÃO: DETALHAMENTO DOS PROJETOS POLÍTICOS PEDAGÓGICOS DE CADA PROGRAMA IMPLANTADO PELA SGTES/MS ENTRE OS ANOS DE 2003 A 2016

Este item responde à etapa 4 do mapeamento dos programas de formação profissional em saúde, elaborado para trazer o detalhamento dos conteúdos e das práticas de execução, que fizeram parte do projeto político pedagógico de cada programa elaborado pela SGTES/MS entre os anos de 2003 e 2016.

Esses programas são caracterizados como ferramenta de estratégia política da SGTES/MS para realizar o reordenamento do modelo de formação profissional em saúde e mudar currículos das escolas de saúde de graduação e pós-graduação evidenciados pela organização de como foram implantados seguindo as fases da SGTES/MS para avançar com a PNEPS.

O mapeamento é realizado por meio do instrumento elaborado "Matriz de Competência: Detalhamento do Programa" para descrever o projeto político pedagógico de cada um deles detalhando, especificamente, o conteúdo e as formas de execução desses conteúdos com a intenção de trazer as evidências científicas da aproximação de suas propostas da reorientação do modelo de formação profissional em saúde dada pela PNEPS.

O Instrumento "Matriz de Competência: Detalhamento do Programa" foi preenchido conforme a identificação dos itens de informação: nomenclatura do programa por extenso, natureza de criação, foco da atividade fim e seus objetivos traçados compondo a parte 1 do instrumento. O projeto político-pedagógico foi caracterizado na parte 2 que detalhou os eixos centrais da mudança: orientação teórica, abordagem pedagógica e cenários de práticas, além do detalhamento da estrutura de organização e da gestão operacional que caracterizaram conteúdos e práticas de execução.

Cada programa foi caracterizado na ordem das informações solicitadas pelo instrumento de pesquisa, organizados conforme as fases da SGTES/MS para avançar com a PNEPS, desconsiderando a forma de agrupamento por fazer parte da análise o detalhamento de cada um individualmente.

FORMAÇÃO PROFISSIONAL EM SAÚDE

3.4.1 DETALHAMENTO DAS AÇÕES PROGRAMÁTICAS "ENSINASUS E APRENDERSUS", DOS PROGRAMAS "VER-SUS BRASIL E PRÓ-SAÚDE" – FASE DE IMPLANTAÇÃO DA PNEPS (2003 A 2005)

Esta fase de implantação de programas elaborados pela SGTES/MS traz o detalhamento das ações programáticas iniciais que evidenciam os impactos na política de formação profissional de RHS tratadas conjuntamente com a criação da própria secretaria.

Essas ações iniciais tiveram a responsabilidade de apresentar uma política nacional de RHS de evidências científicas válidas do reordenamento do modelo de formação profissional em saúde, desenhada nas propostas do EnsinaSUS e AprenderSUS e dos programas VER-SUS Brasil e Pró-Saúde, conforme Quadros 22, 23, 24 e 25.

Quadro 22 – Matriz de Competência: Detalhamento da Ação Programática "EnsinaSUS"

PARTE 1 – IDENTIFICAÇÃO E CARACTERIZAÇÃO DO PROGRAMA	
Nomenclatura	EnsinaSUS Ensino, Desenvolvimento, Pesquisa e Documentação para a Construção de Práticas de Apoio Integralizadoras do Sistema Único de Saúde
Natureza	• Ser uma ação de pesquisa, ensino, extensão e especialização em práticas da integralidade voltado para o eixo da Orientação Teórica.
Foco	• Desenho da PNEPS; • Centralidade na EPS; • Linha de atuação homônima e multicêntrica para promover interação entre pesquisadores/as, professores/as, estudantes e outros/as colaboradores/as institucionais por meio de Pesquisas sobre a integralidade na formação profissional em saúde e formação de pesquisadores para o tema.
Objetivos	• Apoiar experiências realizadas por diferentes instituições de educação, saúde e direito, buscando a melhoria da formação de profissionais dessas áreas em dois campos de atuação específicos: • Na formação e educação permanente, tendo em vista as interfaces educação, saúde, direito e trabalho; e

Objetivos	• No desenvolvimento/incorporação de novas tecnologias do cuidado capazes de articular saberes e práticas produzidas nos serviços, a fim de conhecê-las, avaliá-las e promover sua divulgação.
PARTE 2 – PROJETO POLÍTICO PEDAGÓGICO	

Eixos de Mudança	Orientação Teórica	**Tipo de Produção:** Linha de pesquisa dentro da Plataforma Lappis/IMS/UERJ sobre a Integralidade da atenção à saúde como eixo da formação profissional para o SUS; **Principais Ações:** • Promover por meio da Plataforma Lappis/IMS/UERJ estudos e capacitações sobre a integralidade na formação dos profissionais da saúde em diferentes níveis e modalidades de ensino (presenciais e de EaD, stricto e Lato Sensu para a formação de pesquisadores da integralidade com estímulo à produção de pesquisa nesta área; • Colaborou com "Curso de Ativadores de Mudança" junto com o AprenderSUS e com versão adaptada para curso de especialização do Provab, oferecido pela Fundação Oswaldo Cruz, por meio do Programa Arouca que funciona na rede UNA-SUS.
	Abordagem Pedagógica	• Abordagem pedagógica inovadora de ensino em EaD; • Aproximação de ensino-serviço por meio da oferta de cursos voltados para integralidade na formação profissional qualificada para a AB.
	Cenários de Prática	• Plataforma do Lappis/IMS/UERJ apresenta o SUS como o contexto da integração investigativa ensino-serviço.
Estrutura de Organização		• Funciona por meio da Plataforma Lappis/IMS/UERJ com uma prática teórica interdisciplinar, metodologias educacionais ativas e cenário de práticas de ensino sobre o SUS de ordem digital.
Gestão Operacional		• Possui gestão de grupo de pesquisa no diretório do CNPq funcionando desde 2004 com o apoio da Abrasco para publicações e distribuição exclusiva das pesquisas produzidas;

Gestão Operacional	• Operacionalmente integra à Rede Multicêntrica de Pesquisa Incubadora da Integralidade, mantida por três incubadoras em funcionamento que são: Incubadora da Integralidade do Hospital Sofia Feldman (HSF-MG), Grupo de Pesquisa do CNPq Incubadora da Integralidade em Saúde da Amazônia Legal, situado na Faculdade de Medicina da Universidade Federal do Acre (UFAC) e o Departamento do Instituto Investigaciones Gino Germani (IIGG), Facultad de Ciencias Sociales, UBA; • Trabalha em parceria e participando dos projetos de pesquisa do LAPPIS pesquisadores e líderes de grupos de pesquisa respectivamente: Instituto da Saúde da Comunidade da UFF; ICICT/Fiocruz; NUCEM; GESC-UFRGS, Programa Integrado de Pesquisa e Cooperação, Técnica em Comunidade, FASA-UFBA; Grupo de Estudos de Saúde Coletiva da UFMG, ISC-UNB, Labic/ UFES; NDS-IC-UFMT, o Departamento de Ciências Sociais/Instituto Gino Germani da Universidad de Buenos Aires (Argentina); Centro de Investigaciones Sociojurídicas Facultad de Derecho, Ciencias Políticas y Relaciones Internacionales de la Universidad los Libertadores – Bogotá – Colômbia, a Latin America Studies Association; o Centro Latino Americano de Informação de Ciências em Saúde; e a Organização Bireme/Opas; • O Programa conta com a sustentação na plataforma do Lappis com o apoio do MS, Cosems/RJ, CNPq, Sub-Reitorias: de Pós-graduação e Pesquisa e de Extensão e Cultura da UERJ, da Faperj.

Fonte: Barreto (2019)

Quadro 23 – Matriz de Competência: Detalhamento da Ação Programática "AprenderSUS"

PARTE 1: IDENTIFICAÇÃO E CARACTERIZAÇÃO DO PROGRAMA	
Nomencla-tura	AprenderSUS
Natureza	• Ideia de integralidade entendida como a transformação das práticas profissionais e da própria organização do trabalho em saúde ligada ao eixo da abordagem pedagógica.
Foco	• Colaborou com a proposta metodológica da PNEPS sustentando o eixo Abordagem Pedagógica designação para a educação dos profissionais de saúde pela noção de integralidade, pensada tanto no campo da atenção, quanto no campo da gestão de serviços e sistemas.

Objetivos	• Transformar práticas profissionais e da própria organização do trabalho e estruturar-se com base na problematização do processo de trabalho e sua capacidade de dar acolhimento e cuidado às várias dimensões e necessidades em saúde das pessoas, dos coletivos e das populações.	
PARTE 2: PROJETO POLÍTICO PEDAGÓGICO		
Eixos de Mudança	Orientação Teórica	• Convocatória Nacional para Mapeamento de práticas inovadoras de integralidade no ensino da saúde; • Ampliação do pensamento crítico dinamizador da mudança na graduação em saúde; • Trabalho articulado entre os MS e MEC para promover uma política de especialização e implementação do ensino com ampliação das residências médicas para melhorar o desenvolvimento do SUS; • Desenvolvimento de linha adicional de financiamento para os polos de Educação permanente – PEPS; • Sistematização das experiências de integralidade dos cursos de saúde das IES selecionadas para o mapeamento.
Eixos de Mudança	Abordagem Pedagógica	• Curso de Educação à Distância para a formação de ativadores de processos de mudança na graduação; • Implementação de oficinas regionais para a análise crítica das estratégias e processos de mudança; • Apoio à produção de conhecimento sobre processos de mudança; • Capacitação pedagógica para docentes, preceptores, tutores e orientadores de serviço; • Implantação de laboratórios para o desenvolvimento de práticas integradas e aprendizagem de técnicas profissionais com características de trabalho em equipe (multiprofissional e interdisciplinar; • Ampliação de acervos bibliográficos e abertura de centros de documentação em saúde; • Qualificação da infraestrutura para a diversificação dos cenários de prática, especialmente para a AB.

FORMAÇÃO PROFISSIONAL EM SAÚDE

Eixos de Mudança	Cenários de Prática	• A integralidade pressupondo o cenário de práticas inovadas em todos os espaços de atenção à saúde, práticas em diferentes cenários– todos aqueles em que a produção da saúde e do cuidado ocorrer – e conhecimento da realidade de vida das pessoas, bem como de todos os âmbitos do sistema de saúde.
Estrutura de Organização		• Estruturada a partir da problematização do processo de trabalho e sua capacidade de dar acolhimento e cuidado às várias dimensões e necessidades em saúde das pessoas, dos coletivos e das populações funcionando por meio dos PEPS, aglutinados para trabalhar formação inicial em saúde voltadas para a formação de profissionais do SUS por meio da integração ensino-serviço que se faz pela promoção da saúde, educação em saúde e integralidade da atenção na formação dos profissionais por diferentes modalidades de ensino com práticas motivacionais publicadas das atividades e oficinas de trabalho decorridas do mapeamento das experiências de práticas integralizadoras de IES.
Gestão Operacional		• Deges/SGTES/MS ligado ao IMS/UERJ congregando pesquisadores de diversas instituições públicas de ensino e pesquisa em saúde coletiva e linha de investigação orientada para o ensino-aprendizagem da integralidade, componente EnsinaSUS; • A proposta de gestão foi a integração de banco de instituições de base para as atividades de divulgação e mobilização do ensino da integralidade na graduação das profissões de saúde e, posteriormente integrou um curso de formação em saúde a nível de especialização de profissionais para a AB estruturada pelo PTBR-Redes.

Fonte: Barreto (2019)

Quadro 24 – Matriz de Competência: Detalhamento do Programa "VER-SUS/Brasil"

PARTE 1: IDENTIFICAÇÃO E CARACTERIZAÇÃO DO PROGRAMA		
Nomenclatura	**VER-SUS/Brasil** Programa Vivências de Estágio na Realidade do SUS	
Natureza	• Formação interprofissional integrada entre profissionais de saúde da graduação e pós-graduação realizadas na rede de cuidados do SUS integralizados pelo enfoque interdisciplinar que surge do processo de imersão na vivência com diferentes profissionais e reflexões permanentes do processo ensino-aprendizagem que permite a indissociabilidade entre teoria/prática, tomando a AB como principal espaço de ensino-serviço e de formação em saúde ligada ao eixo cenário de aprendizagem.	
Foco	• Cenário diversificado da prática, com indução da vivência de alunos na ESF como principal cenário de integralidade da atenção na formação profissional para o SUS, integrando a AB às demais redes do cuidado do SUS.	
Objetivos	• Proporcionar aos estudantes de diferentes cursos de saúde do ensino superior a vivência e a experimentação da realidade do SUS por meio de estágios de imersão por um período integrado por 24horas/dia durante aproximadamente 15 dias de práticas de vivência no SUS intensivas.	
PARTE 2: PROJETO POLÍTICO PEDAGÓGICO		
Eixos de Mudança	Orientação Teórica	• Integração ensino-serviço tomando o SUS como cenário de vivência e estágio de imersão nos problemas de saúde da população assistida, na prática de colaboração entre equipes de saúde e nas ações educativas que estimulam a participação social. O estágio de imersão organizado para produzir reflexões críticas sobre a formação em saúde, de forma conjunta e interprofissional sobre os diversos temas que operam a dinâmica do trabalho em saúde pública voltado para a AB e a rede de serviços do cuidado sob olhares diversificados da composição interdisciplinar.

FORMAÇÃO PROFISSIONAL EM SAÚDE

Eixos de Mudança	Abordagem Pedagógica	• Contextualizadas com as oportunidades que os protagonistas têm de vivenciar conquistas e desafios inerentes a um sistema amplo e complexo como o SUS. Podem, também, aprofundar a discussão sobre o trabalho em equipe, a gestão, a atenção, a educação e o controle social no Sistema, configurado em distintas formas de operar nas diversas regiões do Brasil instrumentalizados pelas multifontes que as demandas de saúde oferecem aos estudantes experimentarem.
	Cenários de Prática	• Configura geração de cenários de encontro e problematização que podem contribuir para a produção de subjetividade e de uma nova suavidade no desmanchamento dos perfis identitários, que colocam em ato a multiprofissionalidade, o SUS, as concepções de saúde e a questão da formação de pessoal, entendendo a atenção integral à saúde como um projeto de gestão, de assistência, de promoção, de participação social e de educação dos profissionais da saúde.
Estrutura de Organização		• Estrategicamente, a proposta é de aproximação dos estudantes universitários do setor da saúde aos desafios inerentes à consolidação do SUS em todo o território nacional. Representando, também, compromisso do gestor do SUS com a aprendizagem dos estudantes que se preparam para este setor; • O projeto de vivência é organizado pela parceria da representação de estantes universitários, IES e SMS e/SES coordenado pelo MS para promover a interação dos estudantes entre si, com gestores, trabalhadores da saúde, usuários e IES. Uma interação para propiciar o debate e o conhecimento sobre aspectos de gestão do sistema, as estratégias de atenção, o exercício do controle social e os processos de educação na saúde municipal ou estadual; • O programa não tem intensão de ser referência para estágio curricular, a proposta é provocadora do desassossego e da inquietação promotoras de novas propostas, conhecimentos e pesquisas relacionadas aos temas trabalhados, além de aproximar o aluno das práticas de saúde que demandam o SUS e fazê-lo despertar para este campo de atuação com um olhar diferenciado de interesses.

Gestão Operacional	• Em parceira e colaboração, o MS juntamente à Comissão Nacional de Representação do Movimento Estudantil da Saúde (representação estudantil de todos os cursos de saúde de nível superior), organiza edital de convocação; • O programa faz parte do Portal do MS disponibilizado na WEB para conhecimento e divulgação de eventos relacionados de acesso livre para o público em geral; • Os estudantes também podem procurar os Diretórios Acadêmicos de seus cursos dentro das IES para receberem maiores informações e conhecimento do programa; • Durante o período da vivência, os estudantes recebem suporte pedagógico de IES parceiras e suas despesas de alimentação, hospedagem e transporte são custeadas pelo MS em parceria com as SMS, SES e IES.

Fonte: Barreto (2019)

Quadro 25 – Matriz de Competência: Detalhamento do Programa "PRÓ-SAÚDE"

PARTE 1: IDENTIFICAÇÃO E CARACTERIZAÇÃO DO PROGRAMA	
Nomenclatura	**PRÓ-SAÚDE** Programa Nacional de Reorientação da Formação Profissional em Saúde
Natureza	• Aproximação da academia com os serviços públicos de saúde, mecanismo fundamental para transformar o aprendizado, com base na realidade socioeconômica e sanitária da população brasileira, priorizando a integração da atenção na formação profissional para a AB.
Foco	• Reorientação do modelo da formação profissional em saúde por meio da mudança curricular dos cursos de formação em saúde de graduação e pós-graduação de todas as IES e instituições do Brasil.
Objetivos	• Integração ensino-serviço; • Reorientação da formação profissional; • Abordagem integral do processo saúde-doença com ênfase na AB; • Transformar processo de geração de conhecimento, ensino e aprendizagem e de prestação de serviços à população.

PARTE 2: PROJETO POLÍTICO PEDAGÓGICO		
Eixos de Mudança	Orientação Teórica	• Priorizar os determinantes de saúde e os biológicos e sociais da doença; • Pesquisa clínica-epidemiológica baseada em evidências para uma avaliação crítica do processo de Atenção Básica; • Orientação sobre melhores práticas gerenciais que facilitem o relacionamento, e Atenção especial à educação permanente, não restrita à pós-graduação especializada.
	Abordagem Pedagógica	• Diversificação, incluindo vários ambientes e níveis de atenção; • Maior ênfase no nível básico com possibilidade de referência e contrarreferência; • Importância da excelência técnica e relevância social; • Ampla cobertura da patologia prevalente; • Interação com a comunidade e alunos, assumindo responsabilidade crescente mediante a evolução do aprendizado; • Importância do trabalho conjunto das equipes multiprofissionais.
	Cenários de Práticas	• Utilização de processos de aprendizado ativo (nos moldes da educação de adultos); • Aprender fazendo e com sentido crítico na análise da prática clínica; • O eixo do aprendizado deve ser a própria atividade dos serviços; • Ênfase no aprendizado baseado na solução de problemas, e Avaliação formativa e somativa.
Estrutura de Organização		• Integralidade das ações com dimensões individual e coletiva; • Abordagem interdisciplinar com ampla articulação entre as ações promocionais, preventivas e curativas, atuando na comunidade e instituições de saúde (aproximação ensino-serviço); • Estruturada com recursos de concessão provenientes de participação em editais com provisão de equipamentos, recursos de manutenção e acompanhamento (materiais e pedagógicos).

Gestão Operacional	• O planejamento, execução e avaliação dos projetos são acompanhados pela Comissão Gestora Local constituída por representantes dos docentes, gestores municipais de saúde, discentes e membros dos conselhos locais; • O MS monitora o desenvolvimento dos projetos por meio de um grupo de assessores compostos por técnicos do MS, da Opas e de entidades externas, com larga experiência em formação nas áreas envolvidas; • O programa envolve três anos de apoio técnico-financeiro a projetos que apresentem o potencial de transformação do modelo de formação; • Recursos assegurados pelo MS – Portaria MS nº 2.530/2005.

Fonte: Barreto (2019)

Nessa fase é observada a intenção da SGTES/MS em estruturar política de formação profissional em saúde centralizada na EPS e nos eixos da mudança que produzem o modelo da integralidade e o perfil profissional de competência multidimensional como resultados.

Os eixos centrais da mudança estão identificados no conteúdo desenhado pelo modelo da integralidade executado pela orientação teórico-metodológica de educação pelo trabalho na saúde, aproximação ensino-serviço e cenários de práticas orientados para o SUS com prioridade na atenção básica.

O conteúdo desenhado para o perfil profissional multidimensional destaca a interdisciplinaridade e interprofissionalidade dialogada na relação de intersetoriedade proposta apresentada pela PNEPS para ser executada nas práticas de saúde realizadas no cotidiano de toda a rede SUS, priorizada a rede de atenção básica como forma de colaborar com a promoção da saúde da população assistida e a integralidade do cuidado.

Os conteúdos trabalhados apresentam evidências científicas das mudanças pretendidas trazidas pela pesquisa de mapeamento, que servem para desenhar o modelo da integralidade e como ferramenta de trabalho para executar ações desse desenho como estratégia política para reorientação do modelo de formação profissional em saúde e mudança de currículos das escolas de saúde da graduação e pós-graduação.

Em que pesasse o arcabouço teórico-metodológico desenhado por meio dos conteúdos trabalhados, estrategicamente, com a pesquisa de mapeamento realizada pelo EnsinaSUS e AprenderSUS, e todos os recursos pedagógicos produzidos, de forma intensa ao longo dos anos de 2003 a 2005,

FORMAÇÃO PROFISSIONAL EM SAÚDE

não foram suficientes para implantar modelo de EPS nas escolas de ensino superior em saúde. Somente com o programa Pró-Saúde, a SGTES/MS deu-se início à execução de seu projeto político pedagógico de reordenar o modelo de formação profissional em saúde, aproximando instituições de ensino das instituições do serviço por meio de editais de convocação para participação de projetos orientados para a fazer a mudança.

O apoio técnico-pedagógico e orçamentário oferecido às instituições que aderiram ao Pró-Saúde colabora com o desenho teórico-metodológico da PNEPS elaborado pelas ações programáticas iniciais da SGTES/MS.

A execução das práticas que caracterizam o conteúdo da PNEPS trouxe as evidências científicas do estímulo a novas pesquisas e reestruturação dos cenários da aprendizagem redefinidos para fazer acompanhamento dos indivíduos, famílias e população utilizando-se da ESF e da rede de atenção básica de forma prioritária e obrigatória.

Também evidencia a aproximação ensino-serviço na realização do Curso de Ativadores do modelo da integralidade na formação profissional em saúde e propostas pedagógicas diversificadas, de fomento à mudança, que utilizaram dos resultados da pesquisa de mapeamento.

Cursos de saúde de escolas de ensino superior, que aderiram ao Pró-Saúde, tiveram condições de estruturar, em seus espaços de trabalho, projetos pedagógicos voltados para o modelo da integralidade. Algumas faculdades, especialmente de medicina e enfermagem, foram fortalecidas com os recursos recebidos mantendo projetos iniciados anteriormente e/ou estruturando propostas que passaram a fazer parte da programação do curso sem alterar a proposta pedagógica original de seus currículos.

3.4.2 DETALHAMENTO DOS PROGRAMAS "RM E/OU RP/MFC E "RMS", "PET-SAÚDE" E PTBR-REDES" – FASE INDUTORA DA PNEPS (2006 A 2008)

Esta fase corresponde ao período em que a SGTES/MS amplia a capacidade de orientação da mudança curricular por meio do Pró-Saúde, que ampliou suas ações voltadas para as profissões que compunham a equipe mínima da ESF médicos, enfermeiros e cirurgião dentistas para todos os cursos de saúde do ensino superior reconhecidas pelo CNS com representação de impacto na ordenação da PNEPS favorecida, estrategicamente pela implantação dos programas Residência em Saúde: RP/MFC, RMS, do

Programa PET-Saúde e PTBR-Redes. Esses programas são apresentados nos Quadros 26, 27 e 28.

Quadro 26 – Matriz de Competência: Detalhamento dos Programas "RM, RP/MFC e RMS"

PARTE 1: IDENTIFICAÇÃO E CARACTERIZAÇÃO DO PROGRAMA	
Nomenclatura	**RM e/ou RP/MFC e RMS** Residência Profissional Médica Residência Médico de Família e Comunidade Residência Multiprofissional em Saúde
Natureza	• Ordenação da formação em serviço em uma composição multidisciplinar e método de aprendizagem interprofissional com ações intersetoriais dialogada com as diferentes profissões e campos da ciência. Incluindo a medicina.
Foco	• Enfrentamento aos desafios da integralização interprofissional e às resistências à mudança na formação em saúde, estrategicamente tratado por um conjunto de competências a serem desenvolvidas no SUS, especialmente na AB; • Evidenciar um novo perfil profissional de saúde contextualizado com valorização da família e atuação dialogadas coletivamente, em equipes multiprofissionais e permanentemente construídas para integralizar cuidados de saúde de promoção, prevenção e recuperação de agravos decorrentes; • Incluir os profissionais médicos na proposta interprofissional de formação com busca ativa de oportunidades e proximidades com o curso de medicina. Desta forma propôs o MS o programa RP/MFC.
Objetivos	• Responder à PNEPS para formar profissionais qualificados para atender às necessidades de saúde da população com vistas à implantação do modelo generalista contextualizado de confrontação ao modelo tradicional de formação especialista tratado no binômio saúde-doença; • Implantar, em instituições de ensino superior e universidades, condições de trabalho, estrutura organizacional e qualificação técnica e social dos profissionais para às mudanças do processo pedagógico do ensinar e aprender para o SUS, confrontando diariamente perspectivas sobre EP, interprofissionalidade, interdisciplinaridade e intersetoriedade na formação e nos serviços de saúde.

PARTE 2: PROJETO POLÍTICO PEDAGÓGICO		
Eixos de Mudança	Orientação Teórica	• Orientado para formação pautada nas necessidades e princípios e diretrizes do SUS, a partir das necessidades e realidades locais e regionais de forma a contemplar eixos norteadores da formação de integralização da proposta ensino-serviço-comunidade; • Modalidade de ensino de pós-graduação *lato sensu*, sob forma de Curso de Especialização, caracterizado por ensino em serviço e formação interprofissional, ministrado no movimento que centraliza a EPS na reorientação do modelo de formação profissional em saúde.
	Abordagem Pedagógica	• Busca ativa por um novo perfil profissional dentro de um contexto de valorização da família pelas políticas públicas; • Rompimento com o modelo de formação tradicional com inclusão de formação e atuação de promoção de ações interventivas dialogadas coletivamente, em equipes multiprofissionais; • Atendimento interdisciplinar e permanente, priorizando a promoção de saúde e prevenção de agravos decorrentes no cuidado em saúde; • Transformações nas práticas de saúde com o envolvimento da gestão, da atenção do cuidado, da formação em serviço e da participação social.
	Cenários de Práticas	• O projeto pedagógico do RMS prioriza intervenções de IEP na ordenação do modelo de formação e de práticas colaborativas inovadoras indutoras de formação conjunta entre as profissões integradas às necessidades do SUS. Os espaços de aprendizagem somam hospitais universitários, hospitais de ensino, IES e SES/SMS que trabalhando conjuntamente para favorecer a inserção qualificada de profissionais de saúde; • O modelo de formação profissional confronta excesso de especializações, resistências profissionais e de gestores e inova ao apresentar desenhos curriculares que defendem a utilização de metodologias ativas e participativas de EP como eixo pedagógico na proposta curricular e formação interprofissionais.

Estrutura de Organização	Modelo formulado pela SGTES orientado por formação profissional em saúde pelo conjunto das competências a serem desenvolvidas pelos profissionais de saúde como eixo estruturante do processo formativo. Responsabilidade conjunta dos setores da educação e da saúde, com carga horária de 60 horas semanais e duração mínima de dois anos, em regime de dedicação exclusiva.
Gestão Operacional[29]	O Deges/SGTES/MS, atualmente, dá suporte aos Programas de Formação em serviço. Tanto os vinculados aos cursos de medicina quanto aqueles que trabalham a multiprofissionalidade das profissões de saúde sem a medicina têm apoiado, financeiramente, a mudança do perfil profissional da saúde com iniciativas de práticas que incluem cursos introdutórios, de especializações em saúde da família, polos de capacitações regionais, Normas e Manuais Técnicos do MS e outros Programas de Formação presenciais e a distância além de distribuição de bolsas e editais para implantação dos programas de RP/MFC e RMS.

Fonte: Barreto (2019)

Quadro 27 – Matriz de Competência: Detalhamento do Programa "PET-SAÚDE"

PARTE 1: IDENTIFICAÇÃO E CARACTERIZAÇÃO DO PROGRAMA	
Nomenclatura	**PET-SAÚDE** Programa de Educação pelo Trabalho em Saúde
Natureza	• Tem por pressuposto a educação pelo trabalho em saúde, caracterizado como instrumento para qualificação em serviço dos profissionais da saúde, bem como de iniciação ao trabalho.
Foco	• Fortalecimento de ações de integração ensino-serviço-comunidade por meio de atividades que envolvam o ensino, a pesquisa e extensão universitária, e a participação social, direcionado aos estudantes dos cursos de graduação e de pós-graduação na área da saúde, de acordo com as necessidades do SUS; • Insere necessidades dos serviços de saúde como fonte de produção de conhecimento e pesquisa nas instituições de ensino.

---

[29] O Pró-Residência, criado em 2009, se constitui como programa de formação para subsidiar recursos orçamentários e dar apoio para a manutenção e sustentabilidade aos programas de RP/MFC e RMS.

Objetivos	• Fomentar grupos de aprendizagem tutorial em áreas estratégicas para o SUS, tendo como pressuposto a educação pelo trabalho em saúde, caracterizando-se como um instrumento para qualificação em serviço dos profissionais de saúde e iniciação ao trabalho, dirigidos à estudantes na área da saúde que se voltem para atender necessidades dos serviços como fontes de produção do conhecimento e pesquisas, incluindo participação do curso de medicina e seus profissionais e a obrigatoriedade desta participação em algumas versões editadas.	
PARTE 2: PROJETO POLÍTICO PEDAGÓGICO		
Eixos de Mudança	Orientação Teórica	• EP formuladas conforme DCN dos cursos de saúde para fomentar mudança de currículos, produzir conhecimento e reordenar a formação profissional em saúde.
	Abordagem Pedagógica	• Integração ensino-serviço-comunidade; • Formação interdisciplinar em cenários de práticas; • Uso de metodologias ativas e problematizadoras; • Formação em meio a equipes multiprofissionais e grupos de formação interprofissionais organizados por processo seletivo para alunos e trabalhadores do SUS participantes para atuarem de forma técnica e humanizada e ações interdisciplinares.
	Cenários de Práticas	• Cenário diversificado da rede SUS visitado a cada dois anos por um reordenamento de versões que são editadas para adesão de novos projetos de IES e SMS e/ou SES parceiras.
Estrutura de Organização	• Estruturada por meio de projetos elaborados na parceria IES com SMS e/ou SES e por meio de grupos tutoriais organizados por um coordenador de projetos, tutores de ensino, preceptores do serviço e alunos dos cursos de graduação em saúde (em algumas versões obrigatoriedade da presença do médico) para atuar na Rede SUS, nas instituições de ensino e comunidade.	

Gestão Operacional	• Participação de universidades e Secretarias de Saúde parceiras em Editais para aprovação de projetos conforme orientação temática para cada versão; • Coordenação do projeto por um representante do grupo constituído por preceptores de serviço, tutores acadêmicos e alunos de diferentes cursos de saúde possui recursos próprios provenientes do MS com concessão de bolsas para tutores (docentes), preceptores (profissionais do serviço) e alunos selecionados dos cursos de saúde. As ações precisam envolver atores do SUS e da comunidade acadêmica como professores, estudantes, usuários, gestores e profissionais da saúde, funcionando como um projeto político pedagógico alternativo dentro das instituições de ensino na saúde.

Fonte: Barreto (2019)

Quadro 28 – Matriz de Competência: Detalhamento do Programa "PTBR- Redes"

PARTE 1: IDENTIFICAÇÃO E CARACTERIZAÇÃO DO PROGRAMA	
Nomenclatura	**PTBR-Redes** Programa Telessaúde Brasil em Redes
Natureza	• Aproximação ensino-serviço dos profissionais da saúde por meio da formação profissional direcionada para a AB de longo alcance.
Foco	• Qualificar profissionais de saúde em larga escala potencializando aliados no processo de especialização das equipes de saúde, oferecendo diferentes recursos tecnológicos e subsídios para os processos de ensino-aprendizagem; • Incorporar novas tecnologias no cuidado em saúde.
Objetivos	• Desenvolver ações de apoio à assistência à saúde das famílias que se utilizam do SUS, especialmente na AB por meio de EPS com mudanças de práticas de trabalho, que resultem na qualidade do atendimento da Rede de Atenção do Cuidado do SUS; • Integrar ensino-serviço por meio de consulta e troca de conhecimentos, pelo uso de ferramentas de TICs que favoreçam a resolutividade dos problemas, a qualidade do cuidado com maior eficiência, baixos custos e menor tempo.

PARTE 2: PROJETO POLÍTICO PEDAGÓGICO		
Eixos de Mudança	Orientação Teórica	• Aproximação teórica das práticas do serviço, ideias dialogadas coletivamente, formação articulada e integrada com diferentes núcleos de forma permanente e interprofissional.
	Abordagem Pedagógica	• Estímulo ao trabalho de equipe em Rede Nacional SUS de forma interdisciplinar com conectividade e uso de meios eletrônicos de ensino a distância (EAD).
	Cenários de Práticas	• Telemedicina – discute casos clínicos/troca de experiências e diagnóstico; • Teleducação – promove cursos, reuniões e palestras voltados à Rede SUS/AB; • Teleconsultorias apoio assistencial com caráter educacional de ampla resolutividade; • Telediagnóstico – serviço autônomo que utiliza as tecnologias de informação e comunicação para apoiar o diagnóstico por meio de distâncias geográfica e temporal.
Estrutura de Organização	• Utiliza novas formas de organização dos serviços, com base na estruturação de uma rede de segunda opinião profissional, que contribui para melhorar a resolubilidade dos serviços locais, visando à fixação dos profissionais de saúde e a redução de custos com o deslocamento dos pacientes; • Uso das TIC para atividades a distância, relacionadas à saúde, possibilitando a interação entre profissionais de saúde e o acesso remoto a recursos de apoio educacional, clínico e diagnóstico; • Estrutura-se por meio de TIC; • Teleconsultoria por telefone – suporte aos médicos da AB participantes dos programas Provab e PMM e a outros programas de acesso e qualificação da AB, a exemplo do PMAQ-AB[30], também serve de auxílio a todas as equipes de saúde que atuam na AB com o objetivo de facilitar o acesso à informação e agilizar a tomada de decisão, auxiliando a resolver problemas de saúde e dúvidas clínicas, sem a necessidade de agendamento prévio.		

---

[30] PMAQ tem como objetivo induzir a ampliação do acesso e a melhoria da qualidade da AB se utilizando do PTBR-redes como uma ferramenta importante para garantia da informação por meio de recursos eletrônicos de maior alcance. Consultar Portaria nº 1.645/2015.

Gestão Operacional	• Integração entre as diversas instituições por intermédio de recursos de Telemedicina e Telessaúde, capazes de desenvolver ações de saúde e de aperfeiçoar a qualidade do atendimento da AB do SUS por meio da ampliação da capacitação das equipes de Saúde da Família e do estreitamento por aproximação e troca de diálogos entre a rede de AB e a rede de especializações do SUS; • Possui gestão de espaços das mudanças no processo de trabalho das equipes de Atenção Especializada, pois exige que a equipe desse ponto de atenção realize outras atividades. Entre elas, teleconsultoria, telediagnóstico, apoio matricial, reuniões, discussão de casos, apoio à regulação, desenvolvimento de protocolos e diretrizes e definição compartilhada de fluxos. Saindo do modelo tradicional (ambulatorial), realizando apenas consulta para usuários e estando isolada do restante da rede de serviços, esse ponto de atenção pode passar a se comprometer com o cuidado integral e em rede e não só com sua responsabilidade específica em cada caso, exercendo, também, funções que apoiam a clínica na AB e a gestão das ações e serviços de saúde.

Fonte: Barreto (2019)

A estratégia política da SGTES/MS nessa fase fomentou a mudança de currículos dos cursos de saúde da graduação e pós-graduação por meio da implantação de projetos pedagógicos alternativos que traziam como proposta a implantação dos conteúdos observados no desenho da PNEPS. Esses projetos foram executados por programas implantas nesta fase e passaram a funcionar concomitante com os currículos tradicionais.

Os programas RMS e PET-Saúde foram destinados a fazer, efetivamente, a substituição de modelos dando ênfase aos componentes centrais da mudança.

Na orientação teórica, enfatizam os elementos da produção do conhecimento por meio da graduação e pós-graduação e o desenvolvimento da educação pelo trabalho em saúde, utilizando a EPS como ferramenta de abordagem pedagógica para dialogar com os problemas de saúde na aproximação ensino-serviço pelas demandas decorrentes da aprendizagem desenvolvida no cenário diversificado de toda a rede SUS.

A ênfase no conteúdo perfil de competência técnica e humanizada foi amplamente trabalhada considerando a exigência dos programas por ações pedagógicas tutoriais, organizadas por equipes de profissionais do ensino, do serviço e alunos de todas as categorias de profissão com orien-

FORMAÇÃO PROFISSIONAL EM SAÚDE

tação prioritária qualificada para a atenção básica, executadas as ações pedagógicas por meio do trabalho em equipes multidisciplinares de atuação interprofissional.

O PTBR-Redes reforça a estratégia política da SGTES/MS ampliando a proposta de aproximação ensino-serviço por meio do ensino de EaD com foco no perfil dos trabalhadores do SUS, na qualificação para atenção básica e no modelo de educação pelo trabalho em saúde. Desenvolve estratégias pedagógicas inovadoras com base nos componentes de fundamentação da mudança executados no ambiente virtual de aprendizagem como política indutora para favorecer a mudança curricular.

3.4.3 DETALHAMENTO DOS PROGRAMAS "PRÓ-RESIDÊNCIA", "PRÓ-ENSINO NA SAÚDE", "UNA-SUS" E "PROVAB" – FASE DE FORTALECIMENTO DA PNEPS (2009 A 2012)

Correspondeu à fase da PNEPS pela qual, estrategicamente, os avanços observados para reorientar o modelo de formação profissional em saúde, por meio de programas, traz evidências científicas do fortalecimento de programas já existentes e do lançamento de novos para ampliação da estratégia política da SGTES/MS para a reorientação do modelo de formação profissional em saúde.

Os programas implantados na fase anterior sofreram alterações no projeto original para melhor adequação política de continuidade e permanência de seus projetos selecionados e/ou em execução e os novos programas foram implantados para dar suporte técnico administrativo e financeiro pelo qual garantiu a continuidade da abertura de novos editais de convocação e a continuidade para a qualificação dos participantes.

As Residências em Saúde sofreram a separação do curso de medicina dos demais cursos de saúde do ensino superior como uma estratégia de recuo para novos avanços, o PET-Saúde avançou politicamente inserindo a obrigatoriedade do curso de medicina com lançamento de várias versões qualificadas para a atenção básica. O PTBR-redes ampliou seu alcance deixando de ser um projeto piloto desenvolvido por nove instituições de ensino superior para atender todas as regiões do país.

Outros programas implantados nesta fase foram o UNA-SUS e o Provab responsáveis pela ampliação de cursos na modalidade em EaD com vínculos de ordenação ensino-serviço qualificada para a atenção básica, conforme Quadros 29, 30, 31 e 32.

Quadro 29 – Matriz de Competência: Detalhamento do Programa "Pró-Residência em Saúde"

PARTE 1: IDENTIFICAÇÃO E CARACTERIZAÇÃO DO PROGRAMA		
Nomenclatura	**Pró-Residência em Saúde** Pró-Residência Profissional Médica e Pró-Residência Multiprofissional e em Área Profissional em Saúde	
Natureza	• Ser um programa de apoio técnico-administrativo, financiador de projetos institucionais para implantar programas de RM e/ ou RP/MFC e RMS com orçamento destinado para pagamento de bolsas à alunos residentes de programas já regulamentados e abertura de novos programas; • Investimento na formação lato sensu a nível de especialização para profissionais de saúde e na infraestrutura que possibilite a realização de programas de residência com vistas a ampliação de vagas com prioridades para a AB.	
Foco	• Ampliação da oferta de bolsas de RMS e RM em especialidades e regiões prioritárias para o SUS com prioridades em especializações para atender: saúde da criança, da mulher, do idoso, mental, oncologia, de atenção primária, urgência e emergência, em regiões prioritárias.	
Objetivos	• Selecionar projetos institucionais para ampliação de vagas em programas de residência já existentes ou de criação de programas que dependam exclusivamente de bolsas de residência para iniciar as atividades; • Distribuir bolsas entre os projetos apresentados por instituições que necessitam de investimentos em infraestrutura e formação de médicos que fazem a supervisão de estudantes e residentes em atividades práticas.	
PARTE 2: PROJETO POLÍTICO PEDAGÓGICO		
Eixos de Mudança	Orientação Teórica	• Integração de saberes e práticas para construir competências compartilhadas para a consolidação da EPS, tendo em vista a necessidade de mudanças nos processos de formação, de trabalho e de gestão na saúde; • Integração de projetos que se articulem entre os Programas de RMS e RM com a educação profissional, a graduação e a pós-graduação na área da saúde.

FORMAÇÃO PROFISSIONAL EM SAÚDE

Eixos de Mudança	Abordagem Pedagógica	• Utiliza-se dos princípios e diretrizes do SUS, descentralização e regionalização, contemplando as necessidades locais, regionais e nacionais de saúde; • Abordagem pedagógica que considera os atores envolvidos como sujeitos do processo de ensino-aprendizagem-trabalho e protagonistas sociais; • Estratégias pedagógicas capazes de utilizar e promover cenários de aprendizagem configurados em itinerário de linhas de cuidado, de modo a garantir a formação integral e interdisciplinar; • Integração ensino-serviço-comunidade, por intermédio de parcerias dos programas com os gestores, trabalhadores e usuários do SUS, IES e universidades.
	Cenários de Práticas	• Abertura de vagas em regiões priorizadas pelo SUS, estrategicamente planejadas pela falta de profissionais de saúde, especialmente o médico na perspectiva de fixar profissionais residentes como trabalhadores do serviço de saúde da região onde concluíram o programa de residência com seleção de projetos prioritários para serem desenvolvidos nas regiões: norte, nordeste e no centro-oeste, onde mais faltam especialistas de saúde; • Cenários de educação em serviço representativos da realidade socioepidemiológica do País por meio da distribuição de bolsa para propostas selecionadas por editais do MS/MEC elaboradas para adesão de hospitais universitários federais, de ensino e as SES e SMS, prioritariamente das regiões Norte, Nordeste e Centro-Oeste para qualificação em serviço ou educação pelo trabalho em saúde.

Estrutura de Organização	• Iniciativa do MS/MEC orientadas pelos princípios e diretrizes do SUS a partir das necessidades e realidades locais e regionais, estruturadas a organização por meio do Sistema de Informações Gerenciais do Pró-Residência – SIGResidências; • O Programa tem como público-alvo hospitais universitários, hospitais de ensino, instituições de ensino superior, SES e SMS para serem parceiros no funcionamento das atividades planejadas para a RM, apenas o profissional médico e para o programa de RMS, egressos das seguintes áreas de formação na graduação: Biomedicina, Ciências Biológicas, Educação Física, Enfermagem, Farmácia, Fisioterapia, Fonoaudiologia, Medicina Veterinária, Nutrição, Odontologia, Psicologia, Serviço Social, Terapia Ocupacional, Saúde Coletiva e Física Médica.
Gestão Operacional	• Os programas de RM e RMS recebem projetos pedagógicos que priorizem conteúdos, estratégias e cenários de aprendizagem inseridos nas Redes de Atenção à Saúde do SUS, que possibilitem as transformações nas práticas de saúde com o envolvimento da gestão, atenção, formação e participação social; • O financiamento de bolsas é direcionado principalmente para as regiões prioritárias e áreas estratégicas para o SUS; • O MEC fornece suporte técnico e administrativo à CNRMS e o financiamento da estrutura e o funcionamento da CNRMS são de responsabilidade compartilhada entre os MEC e MS; • A CNRMS em consonância com a PNE e PNS é responsável pelos processos de avaliação, supervisão e regulação de programas de RMS e em Área Profissional da Saúde com atribuição normativa, deliberativas e de assessoramento à SESu sobre assuntos afetos à RMS e em Área Profissional da Saúde; • Cabe à CNRMS deliberar sobre pareceres das câmaras técnicas, para pedidos de autorização, reconhecimento e renovação de reconhecimento dos Programas, aprovar os instrumentos de avaliação para autorização, reconhecimento e renovação de reconhecimento e analisar questões relativas à aplicação da legislação; • Cabe à CNRMS recomendar abertura, manutenção e renovação de novos programas e definir diretrizes gerais em relação à configuração do programa no país, segundo a sua distribuição por Regiões e Estados, perfil das áreas profissionais e áreas de concentração envolvidas, com vistas a subsidiar os MEC e MS na formulação de políticas de governo voltadas ao desenvolvimento de tais programas.

Fonte: Barreto (2019)

Quadro 30 – Matriz de Competência: Detalhamento do Programa "Pró-Ensino na Saúde"

PARTE 1: IDENTIFICAÇÃO E CARACTERIZAÇÃO DO PROGRAMA	
Nomenclatura	**Pró-Ensino na Saúde** Programa Nacional de Desenvolvimento Docente na Saúde Parceria SESu/Capes/MEC e SGTES/MS
Natureza	• Estratégia política da SGTES/MS para formação no nível de pós-graduação stricto sensu e de desenvolvimento de pesquisa sobre a linha ensino na saúde, indutora de fomentação de redes colaborativas e produção de conhecimento; • Natureza interdisciplinar tendo como objeto organização de um sistema de relações nas dimensões do conhecimento, de habilidades e atitudes com o máximo de favorecimento do processo ensino-aprendizagem.
Foco	• Formação de pesquisadores, docentes para a linha de pesquisa ensino na saúde; • Estímulo no país à realização de projetos de pesquisa e apoio ao Ensino na Saúde, utilizando-se de recursos humanos e de infraestrutura disponíveis em diferentes IES e/ou demais instituições enquadráveis para a formação de docentes, pesquisadores e profissionais de saúde de alto nível de qualificação.
Objetivos	• Possibilitar a produção de pesquisas científicas e tecnológicas e a formação de mestres, doutores e estágio pós-doutoral na área do ensino na saúde contribuindo para desenvolver e consolidar a linha de pesquisa ensino na saúde, considerada estratégica para a consolidação do SUS; • Melhor o ensino de pós-graduação e graduação em Saúde por meio da análise das prioridades e das competências existentes no processo de formação de RHS; • Criar ou fortalecer área (s) de concentração ou linha (s) de pesquisa em Ensino na Saúde com compromisso de atividades de formação de RHS e ações pedagógicas de ensino e pesquisa para o fortalecimento do SUS.
PARTE 2: PROJETO POLÍTICO PEDAGÓGICO	

Eixos de Mudança	Orientação Teórica	• Caráter interdisciplinar envolvendo as áreas de Educação e Saúde e interprofissional articulando as diferentes profissões da saúde; • Produção acadêmica relacionadas à prática do Ensino na Saúde na sua interface com os serviços de saúde, e o de graduação;

Eixos de Mudança	Orientação Teórica	• Aproveitamento das experiências anteriores do AprenderSUS, Pró-Saúde e PET-Saúde para produção de conhecimentos e elaboração de pesquisas de ensino na saúde.
	Abordagem Pedagógica	• Estímulo à criação de áreas de concentração e/ou linhas de pesquisa em Programas de pós-graduação *stricto sensu* existentes no país sobre ensino na saúde priorizando as seguintes áreas temáticas: gestão do ensino na saúde; currículo e processo ensino-aprendizagem na graduação e pós-graduação em saúde; avaliação no ensino na saúde; formação e desenvolvimento docente na saúde; integração universidades e serviços de saúde; políticas de integração entre saúde, educação, ciência e tecnologia; e tecnologias presenciais e a distância no ensino na saúde; • Demanda ações pedagógicas para o processo de formação de profissionais da saúde fundamentado em bases epistemológicas, curriculares, metodológicas e contextuais.
	Cenários de práticas	• Instituições de ensino que se utilizam de toda a rede SUS para elaborar proposta de formação de professores e pesquisadores de alto nível.
Estrutura de Organização		• Estrutura-se para comprometimento com a formação de RHS em nível de pós-graduação *stricto sensu* para o avanço do ensino na saúde, com vistas ao fortalecimento do SUS; • Abrande instituições brasileiras públicas e privadas, sem fins lucrativos de diversas áreas da saúde para Programas de pós-graduação *stricto sensu*, reconhecidos pelo MEC, com nota mínima 4, conferida pelo Sistema de Avaliação Capes; • Parcerias interinstitucionais com definição de estratégias e políticas para a divulgação da produção em periódicos científicos especializados.
Gestão Operacional		• Criação de núcleos disseminadores e incentivadores, regionais, com desenvolvimento de propostas interinstitucionais; • Formação em cada projeto aprovado de, no mínimo, seis mestres ou dois doutores, para os quais serão concedidas bolsas de estudo nessas modalidades, observadas as regras e procedimentos da Capes.

Gestão Operacional	• As bolsas de estudo concedidas no âmbito do projeto têm duração definida de acordo com o seu prazo de vigência. As bolsas de mestrado distribuídas de forma mais equitativa possível entre os dois períodos de dois anos de execução do projeto; • Levantamento de indicadores, de modo a evidenciar os impactos positivos no ensino de graduação, direta ou indiretamente, e de forma a estabelecer conexões entre o ensino de pós-graduação; • A coordenação-geral do Edital Pró-Ensino na Saúde compete à Diretoria de Programas e Bolsas no país da Capes, assessorada por um Núcleo de Gestão, para responder pela apresentação de subsídios e decisões referentes às suas ações e pelo acompanhamento e avaliação dos projetos apoiados; • O Núcleo de Gestão para a formação na linha de pesquisa ensino na saúde compõe a representação de três membros da Capes e três do MS com coordenação e presidência da Capes; • A execução dos projetos tem um coordenador executivo que se reporta à Diretoria de Programas da Capes. De acordo com as necessidades advindas da resposta da comunidade ao Edital, o Núcleo poderá ter ampliado o número de seus integrantes ou valer-se da colaboração de consultores *ad hoc*, a serem por ele indicados.

Fonte: Barreto (2019)

Quadro 31 – Matriz de Competência: Detalhamento do Programa "UNA-SUS"

PARTE 1: IDENTIFICAÇÃO E CARACTERIZAÇÃO DO PROGRAMA	
Nomenclatura	**UNA-SUS** Programa Universidade Aberta do Sistema Único de Saúde
Natureza	• Criação de condições para o funcionamento de uma rede colaborativa de instituições acadêmicas, serviços de saúde e gestão do SUS, destinada a atender as necessidades de formação e EPS no âmbito da AB.
Foco	• Ofertar cursos e programas de especialização, aperfeiçoamento e outras forma de qualificação dirigida aos profissionais do SUS e público em geral interessado, por meio das instituições que integram a Rede UNA-SUS; • Fomentar e apoiar a disseminação de meios e TICs que possibilitem ampliar a escala e o alcance das atividades educativas;

Foco	• Contribuir para a redução das desigualdades entre as diferentes regiões do país, por meio da oferta de cursos de capacitação e EPS; • Promover integração ensino-serviço na área da atenção do cuidado da saúde via WEB.	
Objetivos	• Criar um acervo público e colaborativo de materiais educacionais para área da saúde; • Promover a incorporação de novas TIC aos processos de educação em saúde; • Oferecer apoio presencial aos processos de aprendizagem em saúde; • Disponibilizar aos trabalhadores da saúde a oferta de cursos adequados à realidade local, utilizando-se de interações presenciais e a distância, com vistas à capacitação em áreas estratégicas para o SUS; • Qualificar pessoas interessadas, profissionais do serviço e do ensino, alunos universitários e alunos participantes de outros programas que se utilizam do UNA-SUS como ferramenta para desenvolver atividades programadas em seus projetos em execução e formação profissional por meio da oferta de Cursos de Especialização em EaD para a área de AB; • Ser parceiro de outros cursos implantados pela SGTES/MS para o desenvolvimento de qualificação profissional em saúde para a AB, a exemplo do PROVAB.	
PARTE 2: PROJETO POLÍTICO PEDAGÓGICO		
Eixos de Mudança	Orientação Teórica	• Utiliza-se de ferramenta eletrônica de aproximação ensino-serviço para dar acesso à produção de conhecimentos, troca de saberes, consultas de materiais científicos, web conferências, encontrar informações e dialogar por meio de chats, links e outros dispositivos eletrônicos de longo alcance. • Oportuniza aprendizagem contextualizada e dialogada com as práticas de saúde e a dinâmica do trabalho dos profissionais do SUS com disponibilidade de acesso livre e gratuito; • Oferta material para autoinstrução, cursos livres e de atualização, cursos de aperfeiçoamento, especialização e mestrados profissionais alcançando graduação e pós-graduação;

FORMAÇÃO PROFISSIONAL EM SAÚDE

Eixos de Mudança	Orientação Teórica	• Cria oportunidade de aprendizagem de acordo com os determinantes de saúde e necessidades do SUS pela Rede UNA-SUS, estreitando distâncias, aproximando pessoas de diferentes regiões e cidades e minimizando deslocamentos que geram custos e perdas de tempo.
	Abordagem Pedagógica	• Método de ensino-aprendizagem desenvolvido por meio de intercâmbio de experiências, compartilhamento de material instrucional, cooperação para desenvolvimento e implementação de novas tecnologias educacionais em saúde, rede compartilhada de apoio presencial ao processo de aprendizagem em serviço e intercâmbio de informações acadêmicas dos alunos para certificação educacional compartilhada; • Práticas colaborativas do acompanhamento à resolução de problemas presentes no dia a dia dos profissionais de saúde por meio do uso de metodologias problematizadoras ativadas pelas TICs disponibilizada na WEB com capacitação de tecnologias educacionais inovadoras que ampliam o diálogo interprofissional e a EPS para profissionais de saúde que atuam no SUS.
	Cenários de Práticas	• Acesso livre e gratuito ofertado para que cada trabalhador da saúde tenha oportunidades de aprendizado, com material para autoinstrução, cursos livres e de atualização, cursos de aperfeiçoamento, especialização e cursos de mestrados profissionais com enfoque prático e dinâmico, utilizando casos clínicos comuns vivenciados no SUS; • Aproxima ensino-serviço por meio da produção de conhecimentos e trocas de saberes colaborativos para a formação em saúde; • A dinâmica da aprendizagem é realizada com recursos de grande alcance por seu caráter virtual e pela dinâmica pedagógica de acesso livre, utilizando casos clínicos comuns oferece cursos inteiramente gratuitos na modalidade de EaD e semipresenciais.

Estrutura de Organização	• Estrutura-se por meio de ferramentas disponibilizadas na WEB: Rede UNA-SUS colaborativa de instituições de ensino superior; o Ares que representa o acervo de recursos educacionais na área da saúde e a Plataforma Arouca pela qual são disponibilizados os cursos realizados na modalidade a distância, oferecidos pela Rede UNA-SUS.
Gestão Operacional	• Regime de colaboração da União com os Estados, os municípios e o Distrito Federal com a participação de organismos internacionais (Opas). As diretrizes e orientações técnicas são disciplinadas por ato conjunto dos MS e MEC; • Propõe-se articular ações de universidades e outras instituições acadêmicas, Escolas de Saúde Pública, Serviços de Saúde e Gestão do SUS para atender aos objetivos propostos, constituindo-se em uma Rede Nacional para a EPS; • O Sistema é coordenado pelo MS, por meio da atuação conjunta da SGTES e da Fiocruz e a concepção e implantação do programa é interfederativa, sendo que o CONASEMS e CONASS têm papel fundamental como coautores e cogestores do programa; • As despesas necessárias à implementação e à execução das ações realizadas correm por conta das dotações orçamentárias anualmente consignadas ao MS, observados os limites de movimentação, empenho e pagamento da programação orçamentária e financeira.

Fonte: Barreto (2019)

Quadro 32 – Matriz de Competência: Detalhamento do Programa "PROVAB"

PARTE 1: IDENTIFICAÇÃO E CARACTERIZAÇÃO DO PROGRAMA	
Nomenclatura	PROVAB Programa de Valorização dos Profissionais da Atenção Básica
Natureza	• Tem natureza de formação em serviço a nível de especialização e formato de residência em EaD para atender profissionais recém formados de medicina, enfermagem e odontologia; • Obrigar profissionais participantes do programa à inscrição e frequência em curso de especialização em Saúde da Família, sob responsabilidade das universidades públicas participantes do Sistema UNA-SUS e garantir o desenvolvimento de suas atividades nas equipes de atenção básica, pelo prazo mínimo de 12 meses.

Foco	• Suprir a falta de profissionais de saúde qualificados para a AB e a carência de atendimento integral do cuidado em saúde para populações que residem em regiões de difícil acesso, servir como degrau entre a graduação e a pós-graduação, aprimorando a formação profissional do recém-formado, para conhecer de perto a realidade dos usuários do SUS, atuando juntamente às comunidades, de forma supervisionada, e acesso ao curso de especialização em AB, disponibilizado pelo programa da rede UNA-SUS.	
Objetivos	• Estimular e valorizar o profissional de saúde que atue em equipes multiprofissionais no âmbito da AB e da ESF, incentivando os recém-formados a trabalhar em regiões com escassez de médicos para áreas que geralmente não são devidamente atendidas pelo poder público disponibilizando profissionais de saúde para localidades do país marcadas pela pobreza, tais como periferias das grandes metrópoles, populações ribeirinhas, quilombolas, indígenas, além de áreas remotas da Amazônia legal e do semiárido nordestino.	
PARTE 2: PROJETO POLÍTICO PEDAGÓGICO		
Eixos de Mudança	Orientação Teórica	• Aproximação ensino-serviço com atendimento do cuidado em saúde na Rede de AB em regiões de difícil acesso, territórios indígenas e quilombolas e via WEB para as atividades de ensino; • Consolidação da integração ensino-serviço-comunidade e a educação pelo trabalho em saúde qualificada para a AB voltada para a pós-graduação.
	Abordagem Pedagógica	• Educação para o trabalho, no trabalho e com o trabalho de forma permanente e interprofissional – princípios da EIP colaborativo da EPS que centraliza os fundamentos da proposta de aprendizagem no trabalho em saúde; • Profissional médico deve elaborar um Projeto de Intervenção (PI) por meio do qual deve propor ações voltadas para a AB, considerando as condições do trabalho, a localização, os determinantes de saúde e as necessidades da população assistida monitorado o acompanhamento via plataforma WEB da Rede UNA-SUS;

Eixos de Mudança	Abordagem Pedagógica	• Ações do trabalho devem ser desenvolvidas juntamente à equipe de profissionais de saúde com propostas de integração ensino-serviço, formação interdisciplinar e interprofissional considerando determinantes de saúde e necessidades da população e são monitoradas por instrutores do serviço gestores das SMS e/ou SES; • Ações do ensino são realizadas na Plataforma Arouca que disponibiliza um WEB Portfólio para acompanhamento das atividades pedagógicas e de avaliação.
	Cenários de Práticas	• Cenários diversificados e contextualizados com as práticas de saúde que são demandadas da AB sob dois formatos: • Educação pelo trabalho em saúde com vivência na realidade da AB de regiões de difícil acesso, quilombolas e indígenas; • Aprendizagem pelo trabalho em saúde em formato de EaD e uso de ferramentas eletrônicas que ampliam os espaços de reflexão e diálogos formativos.
Estrutura de Organização	Se constitui programa de formação em serviço em formato de universidade aberta, em que os estudantes têm liberdade de escolher suas oportunidades de aprendizagem e de determinar o ritmo e o estilo de seus estudos; É centrada na aprendizagem, implicando no uso de metodologias ativas e problematizadoras, que incentivem a busca por soluções aos desafios apresentados pela realidade de cada estudante; A gestão formula o próprio processo de trabalho em rede, operando de forma descentralizada para a construção cooperativa de métodos, conhecimentos e ferramentas de aprendizagem em saúde; Busca se basear em padrões internacionais abertos, garantindo a interoperabilidade e granularidade e permitindo, a máxima visibilidade da contribuição de cada um.	
Gestão Operacional	• Comissão Coordenadora responsável pela coordenação, orientação e edição dos atos necessários para a sua execução composta pelo MS;	

Gestão Operacional	• MEC, Conasems, Conass, instituições de ensino superior e instituições que compõem a Rede UNA-SUS. Conta com supervisão presencial e a distância desenvolvida por tutores de instituição de ensino superior, hospitais de ensino ou outros serviços de saúde com experiência em ensino, selecionados por meio de edital (ais) específico(s); • Compete ao MS instalar, onde houver necessidade, e manter os Núcleos de Telessaúde nas instituições que forem responsáveis pela supervisão dos profissionais participantes do Programa e nas UBS selecionadas, custear a realização dos cursos de especialização em Saúde da Família e as atividades prestadas pelos supervisores selecionados bem como passagens e as diárias para a execução de atividades de supervisão presencial, porém apenas nos casos em que for necessário o deslocamento do supervisor e dos profissionais participantes do Programa; • Os municípios contemplados para execução do programa assumem o compromisso de contratar, pelo prazo mínimo de 12 meses, os profissionais médicos, enfermeiros e cirurgiões dentistas com remuneração equivalente a praticada pela ESF e oferecer moradia para a equipe contratada, quando houver necessidade; • Os alunos do Provab desenvolvem 40h de atividades semanais, sendo 32 presenciais de acompanhamento às demandas do trabalho em saúde na AB e 8h para a aprendizagem do trabalho em saúde por meio das ferramentas eletrônicas disponíveis para o acompanhamento, monitoramento, supervisão e avaliação. As oportunidades de aprendizagem são permanentemente avaliadas, visando a garantia de sua qualidade.

Fonte: Barreto (2019)

Nessa fase se destacam duas ações diretas da parceria Deges/SGTES/MS e SESu/Capes/MEC para o fortalecimento da PNEPS: a criação dos programas Pró-Residência e Pró-Ensino na Saúde que disponibilizaram apoio técnico-administrativo e financeiro para a manutenção e continuidade da estratégia política da SGTES/MS de reorientar o modelo de formação profissional em saúde se utilizando de programas como ferramenta de mudança.

O Programa Pró-Residência Médica e Multiprofissional deu suporte aos programas com apoio financeiro orçado pelo MS para pagamento de bolsas de estudos que pudessem assegurar a continuidade dos cursos de residência em saúde, colaborando com os programas de RMS e áreas de saúde como para os programas de RP/MFC e RM, favorecendo, também, o PMM implantado, posteriormente, em 2013.

Esse programa deu sustentação para projetos de residência voltados para áreas prioritárias do SUS pudessem fixar profissionais de saúde em regiões de difícil acesso, promover educação em saúde e integralizar à atenção do cuidado de saúde da população com prioridade para a atenção básica.

O Pró-Ensino na Saúde teve a coordenação da Capes, apoiado pela SESu/MEC para funcionar como uma ferramenta de ensino para executar ações pedagógicas orientadas pelos componentes do eixo central da mudança de formar profissionais de alto nível qualificados como mestres, doutores e pós-doutores para a linha de pesquisa ensino na saúde e tomou como referência o curso de "Ativadores da Integralidade" bastante trabalho desde sua proposta inicial dada pelo EnsinaSUS e o AprenderSUS, recebendo suporte técnico do Programa UNA-SUS.

3.4.4 DETALHAMENTO DO PROGRAMA "MAIS MÉDICOS" – FASE DE CONSOLIDAÇÃO DA PNEPS (2013 A 2016)

A SGTES/MS deu continuidade à sua proposta de mudança implantando na fase de consolidação da PNEPS, estrategicamente, o Programa Mais Médicos. O programa teve peso de política de reordenamento da formação e da assistência dos RHS por subsidiar a implantação do programa voltado para o provimento de vagas de formação médica por meio da educação pelo trabalho em saúde.

O programa foi estruturado para executar modelo de formação loco--regional, formação específica para médicos qualificados para a atenção básica, ampliação do número de vagas para a formação médica com abertura de novos cursos e residências em saúde com prioridades regionais do SUS e reestruturação das UBS com melhoramento da infraestrutura para integralizar o cuidado de saúde da população moradora de regiões de difícil acesso, conforme Quadro 33.

Quadro 33 – Matriz de Competência: Detalhamento do Programa "PMM"

PARTE 1: IDENTIFICAÇÃO E CARACTERIZAÇÃO DO PROGRAMA		
Nomenclatura	**PMM** Programa "Mais Médicos"	
Natureza	• Enfrentamento do "déficit de provimento de profissionais de saúde", especificamente o médico em regiões de difícil acesso, zonas indígenas e quilombolas.	
Foco	• Fixação e atração dos profissionais de saúde médicos em regiões de difícil acesso, aumento de vagas com abertura de novos cursos de medicina e implantação de currículos mais flexíveis às necessidades de saúde da população e do SUS voltados para a formação crítica, reflexiva e humanizada e melhoramento da infraestrutura da UBS.	
Objetivos	• Formar recursos humanos na área médica para o SUS seguindo orientações de diminuir a carência de médicos nas regiões prioritárias do SUS, a fim de reduzir as desigualdades regionais na área da saúde; • Fortalecer a prestação de serviços de AB em saúde no país por meio da formação médica qualificada e proporcionar maior experiência no campo de prática médica durante o processo de formação; • Ampliar a inserção do médico em formação nas unidades de atendimento do SUS, desenvolvendo seu conhecimento sobre a realidade da saúde da população brasileira; • Levar mais médicos para regiões onde há escassez ou ausência desses profissionais, investir para construção, reforma e ampliação de UBS e abertura de novas vagas de graduação e Residência Médica para qualificar a formação dos profissionais médicos como uma estratégia política para o SUS.	
PARTE 2: PROJETO POLÍTICO PEDAGÓGICO		
Eixos de Mudança	Orientação Teórica	• Política de EPS com a integração ensino-serviço, por meio da atuação das instituições de educação superior na supervisão acadêmica das atividades desempenhadas pelos médicos; • Promoção da troca de conhecimentos e experiências entre profissionais da saúde brasileiros e médicos formados em instituições estrangeiras;

Eixos de Mudança	Orientação Teórica	• Aperfeiçoamento de médicos para atuação nas políticas públicas de saúde do país e na organização e no funcionamento do SUS com estímulo à realização de pesquisas aplicadas ao SUS.
	Abordagem Pedagógica	• Fortalecimento da PNEPS com reorientação da formação para o trabalho em equipes multiprofissionais com ações interdisciplinares voltadas às necessidades de saúde da população e orientação do SUS de aproximação ensino-serviço-comunidade; • Formação profissional do médico com mudança de currículo que aponte para o perfil de profissional generalista.
	Cenários de Práticas	• Rede de Serviços de Saúde do SUS estrategicamente voltadas para os serviços de saúde da ESF na rede de AB.
Estrutura de Organização	Provimento Emergencial	• Promove na AB, em regiões prioritárias dos SUS, o aperfeiçoamento de médicos por meio de integração ensino-serviço e contratação de médicos estrangeiros para provimento em áreas de difícil acesso e periferias.
	Infraestrutura da Rede de Serviços da AB	• Associada a uma série de iniciativas, com destaque para o Programa de Requalificação das UBS cujo objetivo é construir mais unidades em um novo padrão de qualidade, reformar e ampliar as já existentes com uso da informatização das UBS via Plano Nacional de Banda Larga e a implantação do novo Sistema de Informação da AB, o Siab, e a estratégia e-SUS que inclui prontuário eletrônico para o conjunto dos profissionais de saúde.
	Formação Médica Técnica e Humanizada	• Conjunto de medidas estruturantes em médio e longo prazos para que autorização da criação de novos cursos de Medicina, públicos e privados, aconteça em função de critérios claros de necessidade social seguindo as necessidades do SUS e em proporção correlacionada ao número de vagas abertas para a residência médica;

FORMAÇÃO PROFISSIONAL EM SAÚDE

Estrutura de Organização	Formação Médica Técnica e Humanizada	• Elaboração do Cadastro Nacional de Especialistas para que se saiba "quem são", "especialistas em que" e "como se formaram" e "onde estão e atuam" no país. Nesse Eixo, estão medidas de qualificação da formação médica tanto no âmbito da graduação quanto no das residências médicas.
Gestão Operacional		• Desenvolvimento dos três eixos pilares: a estratégia de contratação emergencial de médicos, a expansão do número de vagas para os cursos de Medicina e residência médica em várias regiões do país, e a implantação de um novo currículo com uma formação voltada para o atendimento mais humanizado, com foco na valorização da AB, além de ações voltadas à infraestrutura das UBS.

Fonte: Barreto (2019)

A fase de consolidação da PNEPS foi evidenciada pelos grandes avanços políticos de regulamentação do modelo de formação profissional em saúde, tendo na representação conjunta dos programas implantados pela SGTES/MS os méritos de maiores impactos.

Evidências científicas apontam para o PET-Saúde como o programa de maior mobilização de alunos, professores e trabalhadores da saúde e o que mais possibilitou a ampliação da capacidade reflexiva dos gestores e colaboradores de instituições de ensino e do serviço para as necessidades de mudança no modelo de formação profissional em saúde.

Os programas são representativos de currículos alternativos implantados dentro das escolas de graduação e pós-graduação em saúde convivendo paralelamente com os currículos tradicionais. Não foram capazes, com toda a estrutura qualificada e monitorada para a mudança curricular, efetivamente, de mudar os currículos dos cursos de saúde das escolas de ensino superior. Avanços reconhecidos têm evidências científicas observadas na representação do programa de RMS com a limitação de ainda não ter conseguido incluir o médico no currículo interprofissional em saúde.

A SGTES/MS, recomendando a substituição de currículos tradicionais pelo currículo reorientado para as necessidades de saúde, destaca-se pelas discussões críticas promovidas pelos programas para o amadurecimento da compreensão da EPS na centralidade da orientação teórico-metodológica do modelo da integralidade, a inserção da EIP como elemento metodológico inovador da abordagem pedagógica, a necessidade de aproximação ensino-serviço e da educação pelo trabalho em saúde somados aos cenários diversificados da rede SUS com apreensão qualificada para a atenção básica.

3.5 COMPONENTES E ELEMENTOS COMUNS: MAPEAMENTO DAS CATEGORIAS CONTEÚDO E EXECUÇÃO DOS PROGRAMAS DE FORMAÇÃO DA SGTES/MS

Este item responde à etapa 5 do mapeamento dos programas de formação profissional em saúde elaborados pela SGTES/MS entre os anos de 2003 e 2016 para trazer as evidências científicas de aproximação e semelhança dos componentes e elementos comuns que caracterizaram os programas de formação profissional de RHS.

O mapeamento foi realizado com o uso do instrumento elaborado para a pesquisa "Matriz de Competência: Componentes e Elementos Comuns", utilizado para mapear os componentes e elementos comuns de aproximação dos programas com as semelhanças da estrutura curricular identificada pelas DCNs para todos os cursos de saúde do ensino superior de reorientação do modelo da formação profissional em saúde.

Componentes comuns foram tratados conforme desenhados pela PNEPS seguindo as orientações dos conteúdos trabalhados na estrutura curricular orientados pelas DCNs para os cursos de saúde do ensino superior. Elementos comuns foram evidenciados nas ações de execução dos conteúdos que orientaram a ação pedagógica de cada componente formulados pelas DCNs e pela PNEPS.

Os programas foram analisados conforme agrupamento dos componentes e elementos comuns de aproximação dos elementos e componentes comuns evidenciados nos documentos de base para o mapeamento do detalhamento de cada programa tratado na etapa 4.

3.5.1 COMPONENTES E ELEMENTOS COMUNS EVIDENCIADOS ENTRE OS PROGRAMAS ELABORADOS PELA SGTES/MS COM BASE NOS DOCUMENTOS DCNS PARA OS CURSOS DE SAÚDE E PNEPS

Os componentes e elementos comuns foram observados e mapeados conforme Matriz de Competência: "Componentes e Elementos Comuns". A análise considerou organizar os programas conforme agrupamento de

FORMAÇÃO PROFISSIONAL EM SAÚDE

semelhanças comuns em seus componentes de base e elementos da execução de seus conteúdos de formação. Foram selecionados componentes e elementos comuns descrito no detalhamento de cada programa apresentado na etapa 4, conforme Quadro 34.

Quadro 34 – Matriz de Competência: "Componentes e Elementos Comuns": Programas Elaborados pela SGTES/MS entre os anos de 2003 a 2016

Estrutura Curricular do Modelo de Formação Profissional de RHS Orientado pelas DCNs e PNEPS		Conteúdo e Execução dos Programas de Formação de RHS da SGTES/MS
COMPONENTES COMUNS	ELEMENTOS COMUNS	
Perfil Profissional de Competência Multidimensional	• Formação geral, humanista, crítica, reflexiva e ética, com capacidade para atuar nos diferentes níveis de atenção à saúde, com ações de promoção, prevenção, recuperação e reabilitação da saúde, nos âmbitos individual e coletivo, com responsabilidade social e compromisso com a defesa da cidadania, da dignidade humana, da saúde integral do ser humano e tendo como transversalidade em sua prática, sempre, a determinação social do processo de saúde e doença.	Todos os programas procuraram trazer ECs destes elementos. Alguns programas sistematizaram o detalhamento desta competência em seus projetos políticos pedagógicos, pela preocupação específica que tiveram de indução da PNEPS, observados nos projetos políticos pedagógicos dos programas: • Pró-Saúde • RMS e RP/MFC • PET-Saúde • UNA-SUS • Pró-Ensino na Saúde • Provab • PMM

Estrutura Curricular do Modelo de Formação Profissional de RHS Orientado pelas DCNs e PNEPS		Conteúdo e Execução dos Programas de Formação de RHS da SGTES/MS
COMPONENTES COMUNS	ELEMENTOS COMUNS	
Dimensão da Competência	• **Atenção à Saúde** (necessidades individuais e coletivas da saúde) – executar, desenvolver e avaliar ações de saúde; • **Gestão em Saúde** - Organização do trabalho em Saúde, acompanhamento e avaliação do trabalho em saúde; • **Educação em Saúde** - Necessidades de Aprendizagem, construção e socialização do conhecimento, promoção do pensamento científico e crítico e apoio à produção de novos conhecimentos.	Foram evidenciados dois elementos básicos para reorientar o modelo de formação profissional de RHS pelos programas, a saber: • Indissociabilidade teoria-prática; • Excelência técnica associada à relevância social.
Referência do Modelo Curricular	• EPS; • Dimensões ética e humanística; • Metodologia ativa integrando ensino-serviço; • Cenários diversificado da prática.	Em todos os programas foram observadas ECs em seus projetos político-pedagógicos de um modelo de formação profissional em saúde estruturados por elementos: • Formação biopsicossocial, centralizado na EPS, desenvolvimento de pesquisa e produção do conhecimento tanto para a graduação como para a pós-graduação; • Educação pelo trabalho na saúde de aproximação ensino-serviço, utilizando-se de metodologia ativa contextualizada com as práticas de saúde; • Cenários de ensino diversificado na rede SUS, priorizando a AB.

FORMAÇÃO PROFISSIONAL EM SAÚDE

Estrutura Curricular do Modelo de Formação Profissional de RHS Orientado pelas DCNs e PNEPS		Conteúdo e Execução dos Programas de Formação de RHS da SGTES/MS
COMPONENTES COMUNS	ELEMENTOS COMUNS	
Conteúdo Geral e Específico	• Relaciona todo o processo saúde-doença do cidadão, da família e da comunidade e referenciados na realidade epidemiológica e profissional, proporcionando a integralidade das ações do cuidar em saúde,	Os programas foram desenhados para atender à integralidade nos eixos centrais da mudança, estruturados para atender necessidades do SUS de forma comum e com atenção específica de ECs das preocupações com elementos a serem focados nas propostas de intervenção dos programas de forma mais específica, a saber: 1. Programas com foco no ensino/pesquisa: • EnsinaSUS • Pró-Saúde • UNA-SUS • Pró-Ensino na Saúde • Pró-PET-Saúde 2. Programas com foco no método de ensino: • AprenderSUS • VER-SUS Brasil • UNA-SUS • PET-Saúde GraduaSUS 3. Programas com foco na assistência à população: • RP/MFC e RM • PET-Saúde da Família • PTBR-Redes • PET-Saúde em Redes • Provab • PMM

Estrutura Curricular do Modelo de Formação Profissional de RHS Orientado pelas DCNs e PNEPS		Conteúdo e Execução dos Programas de Formação de RHS da SGTES/MS
COMPONENTES COMUNS	ELEMENTOS COMUNS	
Estrutura Curricular	• Construção coletiva, centrado no aluno; • Formação integral articulando ensino-pesquisa-extensão assistencial; • Pluralismo de concepções e a diversidade cultural.	A SGTES/MS estruturou todos os programas no desenho teórico-metodológico da integralidade orientado pelo conteúdo da educação pelo trabalho em saúde, método de aproximação ensino-serviço e toda a rede SUS para diversificar o cenário da aprendizagem.
Modelo de Currículo	• Necessidades de saúde dos indivíduos e das populações; • Interdisciplinaridade que integre as dimensões biológicas, psicológicas, étnico-raciais, socioeconômicas, culturais, ambientais e educacionais; • Perfil generalista – deve levar o aluno à prática de saúde desde o início da formação; • Interação ativa com usuários e profissionais; • Ênfase no SUS; • Formação flexível e interprofissional; • Diálogo intersetorial; • Formação intersetorial – integrar instâncias governamentais, os serviços do SUS, as instituições formadoras e as prestadoras de serviços, coadunando problema.	Alguns programas trouxeram ECs claras de que foram implantados para atender especificamente a rede de AB, priorizando a ESF no SUS não desconsiderando a aproximação deles das demais redes de atenção do cuidado. • VER-SUS Brasil • Pró-Saúde I • PET-Saúde da Família • RMS e RP/MFC • Pró-Residência em Saúde • Pró-Ensino na Saúde • Provab • PMM

FORMAÇÃO PROFISSIONAL EM SAÚDE

Estrutura Curricular do Modelo de Formação Profissional de RHS Orientado pelas DCNs e PNEPS		Conteúdo e Execução dos Programas de Formação de RHS da SGTES/MS
COMPONENTES COMUNS	ELEMENTOS COMUNS	
Modelo de Currículo		Outros programas priorizaram a AB, mas tiveram seus focos de atenção em elementos direcionado para outros cenários. • Pró-Saúde II • Residência Médica • PET-Saúde em rede de serviços e PET-Saúde GraduaSUS • PTBR Redes • Pró-Residência em Saúde • Pró-Ensino na Saúde • UNA-SUS
Procedimento de Avaliação	• Acompanhamento, monitoramento e permanentemente avaliação em caráter sequencial e progressivo, baseada em conhecimentos, habilidades, atitudes e conteúdos curriculares desenvolvidos, tendo como referência as DCNs; • Desenvolver instrumentos que verifiquem a estrutura, os processos e os resultados; • Desenvolver processo permanente de formação da Docência em Saúde; • Definir indicadores de avaliação e valorização do trabalho docente; • Avaliação de caráter obrigatório, processual, contextual e formativo.	Não foram identificados detalhamento de avaliação dos programas. Evidências Científicas apontaram para interesses da SGTES/MS em permanecer com continuidade de novas edições ou não.

Fonte: Barreto (2019)

Os programas foram mapeados seguindo a orientação para a identificação dos componentes comuns na organização dos conteúdos selecionados para a análise.

Componentes comuns que fundamentaram o modelo de competência multidimensional e o perfil da competência dos profissionais de saúde serviram de referência para desenhar a mudança que reorientou o modelo de formação profissional em saúde conforme a estratégia política da SGTES/MS que implantou ações programáticas iniciais que se responsabilizaram por desenhar a PNEPS em 2004.

Em análise do documento de referência, DCNs do Curso de Medicina (2001 e 2014), observa-se que um dos avanços relacionados à estrutura curricular de seus componentes é a evidência científica de definição do termo competência e os campos de atuação atribuída claramente ao profissional.

No documento de 2001, observou-se fragilidade quanto ao seu melhor uso, sendo comumente referido ao desenvolvimento da estrutura curricular que o direcionava para divisão de conteúdos por competências gerais e específicas sem clara evidência de aplicação adequada.

Avanços observados em 2014 evidenciaram que a competência profissional do médico teve papel de destaque no documento, com atribuições em três áreas específicas de atuação profissional: atenção à saúde, gestão em saúde e educação em saúde.

O termo competência foi direcionado ao conteúdo curricular passando a ser compreendido por sua "capacidade de mobilizar conhecimentos, habilidades e atitudes com utilização dos recursos disponíveis" (Art. 8º/ Parágrafo Único, BRASIL, 2014).

Pelo documento de 2014, as DCNs para o curso de medicina evidenciam que a competência deveria "expressar-se por iniciativas e ações de tradução dos desempenhos com capacidade de solucionar, com pertinência, oportunidade e sucesso, os desafios que se apresentaram à prática profissional, em diferentes contextos do trabalho em saúde", traduzindo a excelência da prática médica, prioritariamente nos cenários do SUS (BRASIL, 2014, s/p).

Essa definição compreende haver uma aproximação dos componentes comuns curriculares presentes nos PPP dos programas e nos conteúdos dos projetos políticos pedagógicos dos cursos de graduação e pós-graduação em saúde. Estes elementos comuns fazem referência, a saber:

- Abandono de concepções antigas e herméticas das grades (prisões) curriculares, indutoras, na maioria das vezes, da mera transmissão de conhecimento e informações, e busca da garantia de uma sólida formação básica, preparando o futuro graduado para enfrentar os desafios das rápidas transformações da sociedade, do mercado de trabalho e das condições de exercício profissional;
- Redefinição das competências pedagógicas que evidenciam os elementos para a orientação dos currículos por competência com implicação da inserção dos estudantes, desde o início do curso, em cenários da prática profissional, com a realização de atividades educacionais de promoção para o desenvolvimento dos desempenhos (capacidades em ação), segundo contexto e critérios;
- Estímulo ao estudante para o desenvolvimento crescente da autonomia e domínio em relação às áreas de competência, tanto às direcionadas para as necessidades do SUS comum a todos os cursos, como àquelas direcionadas ao núcleo específico de cada profissão;
- Parceria entre a academia e os serviços de saúde no processo de ensino-aprendizagem, evidenciado nos eixos centrais da mudança de aproximação ensino-serviço e na organização curricular focalizada no desenvolvimento das áreas de competência que destaca elementos de exploração de conteúdos trabalhados a partir da integração de situações-problema reais ou simulados da prática profissional.

3.5.2 COMPONENTES E ELEMENTOS COMUNS: ANÁLISE DO CONTEÚDO NAS AÇÕES DE EXECUÇÃO DOS PROGRAMAS DE FORMAÇÃO DE RHS DA SGTES/MS

O mapeamento dos programas demonstra que eles fizeram parte da estratégia política da SGTES/MS para dar visibilidade à PNEPS reconhecida por seu principal conteúdo os eixos centrais da mudança: orientação teórica, abordagem pedagógica e cenários de práticas.

Os elementos trabalhados pelos programas que evidenciam essa política tiveram seu mérito nas ações programáticas iniciais da SGTES/MS que se responsabilizaram por estruturar seu modelo na centralidade dos eixos da mudança tanto para o modelo da assistência como para o modelo da formação profissional em saúde.

O mapeamento dos programas destaca que a PNEPS centralizou toda a gestão da SGTES/MS no âmbito de suas principais intervenções. EPS esteve na centralidade da mudança nas principais discussões teórico-metodológicas observadas na literatura e nos documentos produzidos pelo MS, nas DCNs para todos os cursos de saúde e áreas afins. No eixo teórico e metodológico de fundamentação do modelo de formação em saúde há preocupação do próprio MS em reorientar seu discurso com preocupações tratadas com a "Agenda de EPS para os Trabalhadores do MS 2014".

Evidências científicas observadas na literatura apontam EPS com forte contribuição no seu significado pedagógico, político, estratégico ou teórico que a definiu como componente curricular ao tempo que foi também elemento para a execução das práticas de saúde, reconhecida por ser: "conhecimento contextualizado com a prática" (BRASIL, 2007) para a reorientação do modelo da formação profissional em saúde.

A pesquisa de mapeamento dos programas trouxe evidências científicas de que a EPS é o elemento central para fazer a mudança, como também constitui o principal componente e elemento comum de reconhecimento de todos por seu conteúdo percebido nas principais ações executadas pelos programas e pela própria SGTES/MS como gestora de políticas de RHS.

Na figura 16, apresenta-se o desenho que estruturou a PNEPS, componente e elemento central comum nas ações de reorientação do modelo de formação em saúde, representada nas DCNs para a mudança de currículos e nos programas para a reorientação do modelo de formação profissional.

Figura 16 – Elementos comuns: Organização dos Programas para Avançar com a PNEPS

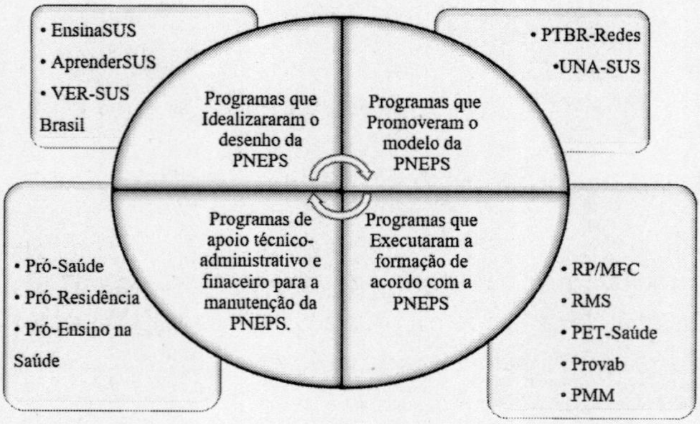

Fonte: Barreto (2019)

Características que evidenciam os elementos comuns observados entre os programas pelo projeto político pedagógico relacionaram propostas iniciais que idealizaram a PNEPS e propostas implementadoras para o avanço da PNEPS. A Figura 17 apresenta as evidências científicas dos elementos comuns que retrataram essa proposta de caracterização entre os programas.

Figura 17 – Elementos Comuns: Programas Idealizadores *versus* Programas Implementadores

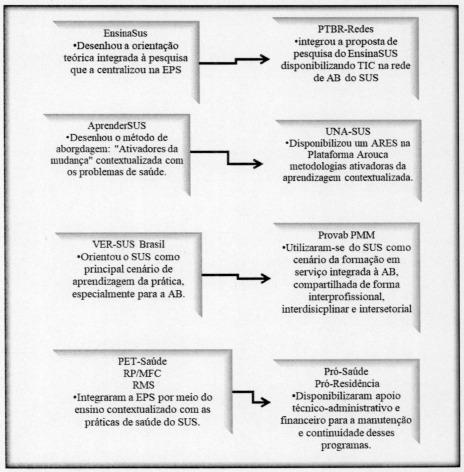

Fonte: Barreto (2019)

Componentes e elementos comuns da EPS nos eixos centrais da mudança foram mapeados conforme orientação de identificação desses componentes com evidências científicas observadas no detalhamento de cada eixo. A identificação dos componentes comuns entre os programas no eixo orientação teórica é apresentada no Quadro 35.

Quadro 35 – Componentes Comuns de Identificação dos Programas: Orientação Teórica

ELEMENTOS DE APROXIMAÇÃO	COMPONENTES COMUNS		
	ORIENTAÇÃO TEÓRICA	PROGRAMAS	
Principal foco da Produção de Conhecimento	Pesquisa	• EnsinaSUS • PTBR Redes • UNA-SUS	• RP/MFC • RMS • PET-Saúde • Provab • PMM
	Ensino	• AprenderSUS	
	Assistência à Comunidade	• VER-SUS Brasil	
Público-Alvo	Graduação	• Pró-PET-Saúde GraduaSUS	• PET-Saúde da Família • PET-Saúde em Redes
	Pós-graduação	• RP/MFC • RMS • Provab • PMM	
	Comunidade	• UNA-SUS	
	Profissionais — Ensino	• PET-Saúde	• RP/MFC • RMS • PET-Saúde • Prova • PMM
	Profissionais — Serviço	• PET-Saúde • PTBR-Redes	
EPS	AB	• PET-Saúde da Família • PTBR-Redes • Provab • PMM	• UNA-SUS • Telessaúde
	Rede Específica	• PET-Saúde em Redes	
	Toda a Rede SUS	• PET-Saúde	

ELEMENTOS DE APROXIMAÇÃO	COMPONENTES COMUNS	
	ORIENTAÇÃO TEÓRICA	PROGRAMAS
Modalidade de Ensino	EaD	• EnsinaSUS/ UNA-SUS • AprenderSUS/ PTBR-Redes
	Ensino Presencial	• PET-Saúde • VER-SUS Brasil • Provab • PMM

Fonte: Barreto (2019)

No Quadro 36, identificam-se os componentes comuns trabalhados no eixo abordagem pedagógica, detalhados o mapeamento de acordo com a proximidade de semelhança dos programas entre si.

Quadro 36 – Componentes Comuns de Identificação dos Programas: Abordagem Pedagógica

MUDANÇA NO MODELO DE FORMAÇÃO PROFISSIONAL EM SAÚDE	
No Mundo	No Brasil
• Conceito Ampliado de saúde divulgado pela OMS(1948) expressa o direito à vida plena, sem privações. Saúde passou a não se limitar a ausência de enfermidades, reconhecida como o "mais completo bem-estar físico, mental e social das pessoas".	• Constituição Brasileira Federal de 1988 e LOS de 1990 estruturam a política e as responsabilidades de ordenação da formação de RHS colocando a saúde como política de direito para todos, não contributiva e assegurada pelo Estado.
• Relatório de Lalonde (1974) do Canadá - documento mundial que apresentou as concepções de Atenção Primária e Promoção da Saúde sustentando o modelo de atenção biopsicossocial do cuidado integral da população em substituição ao tradicional modelo biomédico de tratamento de doenças.	• DCNs substituindo os currículos mínimos para todos os cursos de saúde do ensino superior com alcance para as graduações e pós-graduação; • PNAB – recomendou fortemente a orientação do trabalho em saúde por meio de equipes básicas de saúde (medicina, enfermagem, odontologia) complementada pelos demais profissionais; cenário formatado para priorizar as redes de AB e RUE do SUS e atendimento integral do cuidado em saúde com prevalência multidimensional técnica e humanizada voltada para a ESF;

MUDANÇA NO MODELO DE FORMAÇÃO PROFISSIONAL EM SAÚDE	
No Mundo	**No Brasil**
• Cartas de recomendações para todos os países pela OMS, em especial a produzida em Alma Ata (1978) reforçou a integralidade no cuidado com a saúde evidenciando a responsabilidade governamental na provisão da saúde, a importância da participação de pessoas e comunidades no planejamento e implementação dos cuidados de saúde, ações de cuidado humanizado com acessibilidade para todas as pessoas, famílias e comunidades, garantias de atendimento qualificado e de alcance para todos com expressa orientação da Atenção Primária representar a porta de entrada para todos os sistemas de saúde.	• PNEPS desenhou o modelo e formatou a imagem do quadrilátero da formação profissional em saúde: ensino e gestão centralizando a EPS com a aproximação do ensino-serviço, a atenção do cuidado e o controle social substituindo o tratamento de doenças com a aproximação da população para a tomada de decisões e na criação de vínculos com os profissionais de saúde.

Fonte: Barreto (2019)

Para o fechamento do mapeamento dos programas, apresentam-se, no Quadro 37, os componentes comuns do eixo cenário de prática do ensino na saúde.

Quadro 37 – Componentes Comuns de Identificação dos Programas: Cenário de Práticas

ELEMENTOS DE APROXIMAÇÃO	COMPONENTES COMUNS	
	CENÁRIO DE PRÁTICAS	**PROGRAMAS**
Retira o hospital como centro da aprendizagem Deshospitalização	• Trabalha especificamente com a AB	• AprenderSUS • PTBR-Redes • PET-Saúde da Família • VER-SUS Brasil • Provab • PMM

ELEMENTOS DE APROXIMAÇÃO	COMPONENTES COMUNS	
	CENÁRIO DE PRÁTICAS	PROGRAMAS
Retira o hospital como centro da aprendizagem Deshospitalização	• Ênfase no SUS em cenários diversificados visitando toda a rede e a comunidade	• VER-SUS Brasil • RP/MFC • RMS • PET-Saúde • Provab • PMM
	• Leva o aluno a aprender em cenários multicêntricos	• EnsinaSUS • VER-SUS/Brasil • PET-Saúde • RP/MFC • RMS • Provab • PMM
Compreender e agir de forma interdisciplinar, intersetorial e interprofissional	• Dialoga com diferentes profissões para tomada de decisão (Interdisciplinaridade)	• AprenderSUS • VER-SUS/Brasil • PTBR-Redes • PET-Saúde • RP/MFC • RMS • UNA-SUS • Provab • PMM
	• Interação ativa do aluno com usuários e profissionais de saúde (Interprofissionalidade)	• VER-SUS/Brasil • PET-Saúde • RP/MFC • RMS • Provab • PMM

ELEMENTOS DE APROXIMAÇÃO	COMPONENTES COMUNS	
	CENÁRIO DE PRÁTICAS	PROGRAMAS
Compreender e agir de forma interdisciplinar, intersetorial e interprofissional	• Articula-se com outras áreas do conhecimento, bem como com instâncias governamentais, os serviços do SUS, as instituições formadoras e as prestadoras de serviços (Intersetoriedade).	• EnsinaSUS • AprenderSUS • VER-SUS/Brasil • PTBR-Redes • PET-Saúde • RP/MFC • RMS • UNA-SUS • Provab • PMM

Fonte: Barreto (2019)

4

DISCUSSÃO DOS RESULTADOS

Os resultados da pesquisa comprovam haver necessidade urgente de mudanças a serem tomadas por iniciativas de Governos em todo mundo para com seus sistemas de saúde e de formação profissional dos RHS.

Os anos de 1970 trouxeram a prevalência de problemas conjunturais e de infraestrutura que afetaram, diretamente, a saúde das pessoas em todos os países com comprometimento de suas vidas e do modo de produção do trabalho.

As evidências científicas apontam para problemas que não distinguiram pessoas, regiões ou nações. Países ricos e pobres foram atingidos passando a sofrer as consequências do reordenamento do próprio trabalho. Todos foram acometidos por um processo revolucionário imperativo de amplo alcance e sem fronteiras, evidenciado pela globalização e pela natureza multidimensional do trabalho contemporâneo.

Resultados que trazem evidências científicas para fundamentar a proposta de mudança do modelo de formação profissional de RHS foram retirados dessa primeira análise, que tratou de três fenômenos principais:

- Inserção de novas tecnologias do trabalho exigindo busca permanente pelo conhecimento qualificado como resposta para as intervenções dos profissionais de saúde;
- Quadro epidemiológico complexo caracterizado por antigas doenças convivendo com a proliferação acentuada de novas, com carência de alternativas para enfrentamento;
- Processo acelerado de envelhecimento humano em todos os países com raras exceções que exigiram redefinição dos papéis profissionais, promoção de novas profissões no mercado de trabalho em saúde e estrutura adequada para atendimento social qualificado para essa demanda.

Essas evidências científicas somam razões para fundamentar as bases da reorientação para as mudanças em modelos assistenciais e de formação profissional em saúde associadas aos Elementos e Componentes Comuns observados no modelo de sustentação biopsicossocial que propõe a integralização do cuidado e a promoção da saúde como premissas orientadas para responder à falta de respostas dos profissionais e dos sistemas de saúde mais tradicionais para as demandas dos problemas de saúde apresentadas pela população assistida mundialmente; e à falta de oferta no atendimento do cuidado em saúde para melhorar a qualidade de vida das pessoas.

Evidências cientificas trazidas da literatura apontam para as demandas que identificaram os principais fatores obstaculizadores para a mudança em detrimento dos fatores facilitadores que precisam ser enfrentados por todos os países. O registro destes fatores é apresentado no Quadro 38.

Quadro 38 – Fatores Colaboradores e Obstaculizadores para a Reorientação do Modelo de Formação Profissional em Saúde no Mundo

FATORES OBSTACULIZADORES E FACILITADORES DE GRANDES IMPACTOS OBSERVADOS NO MUNDO	
Fatores Obstaculizadores	**Fatores Facilitadores**
• Crise Severa da FTS; • Falta de profissionais em saúde; • Falta de investimento dos países no planejamento da FTS e em sistemas de saúde; • Insuficiência de políticas de RHS adequadas para a qualificação e motivação que evidenciem planos de carreira, cargos e salários atrativos; • Formação qualificada para as demandas de saúde, abertura de escolas e ampliação de vagas, especialmente para a formação médica e Atenção Básica; • Saúde Global vinculada às condições dos países para fazerem planejamento da FTS, ordenar políticas de saúde adequadas às necessidades de saúde da população com capacidade para enfrentar as desigualdades sociais, garantir acesso para todos e integralizar cuidados de saúde de forma permanente, qualificada e gratuita.	• Inserção de políticas públicas orientadas por ajudas mútuas entre governos, e apoio técnico financeiro para melhoramento dos sistemas de saúde e de planejamento da FTS em todo mundo; • Colaboração entre países para o enfrentamento da saúde global a exemplo de planejamentos de ODM/ODS; • Acordos de cooperação técnicas, organizações de grupos de trabalho, investimento em pesquisas e outras ações decorrentes com reconhecimento dos países de que a crise severa da FTS e a saúde global são problemas a serem enfrentados por todos.

Fonte: Barreto (2019)

As desigualdades sociais imperam entre os países e afetam, diretamente, as condições de seus governos estruturarem planejamento e organização de políticas sociais de saúde adequadas para superação problemas. Ao mesmo tempo, elas estimularam países a pensarem, coletivamente, sobre os problemas de saúde que afetam a todos, observando-se que a prevalência dessas desigualdades insere maior rigor em países pobres com tendência de agravamentos.

4.1 MUDANÇAS OBSERVADAS NA POLÍTICA DE REORIENTAÇÃO DO MODELO DE FORMAÇÃO PROFISSIONAL EM SAÚDE NO BRASIL

Evidências científicas válidas para a mudança na orientação do modelo de formação profissional de RHS no Brasil são prevalentes dos mesmos problemas que afetam o mundo inteiro e reforçam as recomendações da OMS/Opas de reorientação do modelo de formação e da assistência do cuidado em saúde.

Estas mudanças são notadas no contexto das grandes transformações do mundo do trabalho, das inovações tecnológicas de aspecto revolucionário de maior alcance social e processo acelerado de envelhecimento humano. No campo da saúde são registradas a convivência de doenças antigas com a proliferação de doenças novas num mesmo espaço de sucessão de agravos decorrentes.

O contexto que prevalece para orientar a substituição de modelos de formação profissional em saúde no mundo inteiro apresenta componentes comuns com os eixos centrais da mudança observado no projeto político pedagógico dos programas interministeriais implantados no Brasil que consideram:

- Orientação Teórica: Fundamentada na centralidade da EPS que tratou de organizar a estrutura de funcionamento e de gestão dos RHS tanto para a proposta curricular dos cursos de formação em saúde de graduação e pós-graduação quanto para os espaços de atendimento dos serviços de saúde alcançando seus trabalhadores no modelo de formação profissional para o SUS;
- Abordagem Pedagógica: Integração ensino-serviço-comunidade evidenciada por currículos orientados pelas DCNs de realizar

aprendizagem contextualizada com as práticas de saúde executadas por demandas dos problemas de saúde provenientes de toda a rede SUS em especial na atenção básica;

- Cenários de Práticas: Execução do ensino da prática em saúde orientado para ser realizado no cenário diversificado da rede SUS, priorizando a atenção básica. Organização do trabalho por equipes multiprofissionais com gestão operacional baseada na educação pelo trabalho em saúde interprofissional, interdisciplinar com dimensão intersetorial nas relações do cuidado evidenciado o apoio técnico e financeiro de instituições parceiras, vinculadas em sua maioria por organismos internacionais: OMS/Opas e parcerias institucionais locais SMS e/ou SES, IES, Universidades, órgãos de representação dos profissionais e dos estudantes.

Os Resultados evidenciam a mudança alcançada com a reorientação do modelo de formação profissional em saúde formatado pela PNEPS no Brasil e podem ser comparados com as recomendações das Organizações Internacionais, conforme Quadro 39.

Quadro 39 – Elementos Compartilhados da Mudança no Modelo de Formação Profissional em Saúde Brasil e no Mundo

No Mundo	No Brasil
- Conceito Ampliado de saúde divulgado pela OMS(1948) expressa o direito à vida plena, sem privações. Saúde passou a não se limitar à ausência de enfermidades, reconhecida como o "mais completo bem-estar físico, mental e social das pessoas".	- Constituição Brasileira Federal de 1988 e LOS de 1990 estruturam a política e as responsabilidades de ordenação da formação de RHS colocando a saúde como política de direito para todos, não contributiva e assegurada pelo Estado.

No Mundo	No Brasil
• Relatório de Lalonde (1974) do Canadá – documento mundial que apresentou as concepções de Atenção Primária e Promoção da Saúde sustentando o modelo de atenção biopsicossocial do cuidado integral da população em substituição ao tradicional modelo biomédico de tratamento de doenças.	• DCNs substituindo os currículos mínimos para todos os cursos de saúde do ensino superior com alcance para as graduações e pós-graduação; • PNAB – recomendou fortemente a orientação do trabalho em saúde por meio de equipes básicas de saúde (medicina, enfermagem, odontologia) complementada pelos demais profissionais; cenário formatado para priorizar as redes de AB e RUE do SUS e atendimento integral do cuidado em saúde com prevalência multidimensional técnica e humanizada voltada para a ESF.
• Cartas de recomendações para todos os países pela OMS, em especial a produzida em Alma Ata (1978) reforçou a integralidade no cuidado com a saúde evidenciando a responsabilidade governamental na provisão da saúde, a importância da participação de pessoas e comunidades no planejamento e implementação dos cuidados de saúde, ações de cuidado humanizado com acessibilidade para todas as pessoas, famílias e comunidades, garantias de atendimento qualificado e de alcance para todos com expressa orientação da Atenção Primária representar a porta de entrada para todos os sistemas de saúde.	• PNEPS desenhou o modelo e formatou a imagem do quadrilátero da formação profissional em saúde: ensino e gestão centralizando a EPS com a aproximação do ensino-serviço, a atenção do cuidado e o controle social substituindo o tratamento de doenças com a aproximação da população para a tomada de decisões e a criação de vínculos com os profissionais de saúde.

Fonte: Barreto (2019)

4.2 FATORES COLABORADORES E OBSTACULIZADORES DA MUDANÇA NA FORMAÇÃO PROFISSIONAL EM SAÚDE

Observações do contexto político evidenciam uma forte tendência para a mudança do modelo assistencial e de formação profissional em saúde disponibilizado por um reordenamento organizado e normatizado com a implantação do SUS e o reordenamento do modelo de formação expresso pelas DCS e PNEPS. Entretanto, evidências da literatura e do contexto das escolas de saúde do ensino superior demonstram dificuldades para a execução das mudanças no modelo de formação profissional e na substituição de currículos.

Resultados encontrados pela pesquisa de revisão bibliográfica sistemática integrativa e de mapeamento dos programas evidenciam a existência de fatores que colaboraram com as mudanças ao tempo que encontrou também fatores obstaculizadores para consolidar política de reordenamento do modelo assistencial e de formação profissional em saúde tanto em conteúdos normatizadores quanto nas práticas de execução da PNEPS.

Fatores Colaboradores observados no contexto brasileiro que trazem as evidências científicas válidas para dar sustentabilidade aos componentes que identificam os eixos centrais da mudança foram:

- O Movimento de Reforma Sanitária que preconizou uma estrutura de ações sistematicamente organizada para a proposta de mudança, historicamente descrita pelas experiências dos precursores da mudança: Programa UNI, Rede IDA Brasil, Rede Unida, Cinaem e o Promed, além das contribuições destes precursores para o fomento de experiências alternativas de modelo da formação profissional em escolas de ensino superior de saúde em IES e Universidades de todo Brasil;

- Ordenamento da oferta de saúde integrando o SUS como modelo assistencial e como política de direito da cidadania e atenção do cuidado com prerrogativa de garantia do acesso livre, gratuito e de qualidade;

- Reordenamento da Política Nacional de Saúde com gestão administrativa descentralizada e participativa e o desenvolvimento do trabalho por equipes com divisão da oferta dos serviços em redes de atenção integrada do cuidado, e clara evidência da promoção de saúde com foco na ESF e na rede de Atenção Básica;

- Aumento com gastos públicos, nos últimos anos, com o reconhecimento do MS para a necessidade de investimento para responder às necessidades de saúde da população brasileira e melhorar a qualidade de vida das pessoas fortalecido pelo SUS como cenário de práticas de ensino e da SGTES/MS na ordenação e qualificação dos RHS.

FORMAÇÃO PROFISSIONAL EM SAÚDE

Fatores Obstaculizadores que desafiaram a reorientação do modelo de formação profissional em saúde foram evidenciados por:

- Dificuldades de cobertura assistencial do SUS, especialmente na rede de AB evidenciadas, cientificamente, pelas condições geográficas do país de dimensões continentais e de regiões de difícil acesso como áreas indígenas e quilombolas;

- Fenômeno do processo acelerado de envelhecimento humano no país com tendência de redirecionar a pirâmide etária da população brasileira em 360º com demandas específicas para a qualificação do atendimento;

- Processo migratório acentuado dos profissionais de saúde pela falta de uma política orçamentária de estímulo à fixação e permanência dos trabalhadores da saúde em regiões de difícil acesso, periferias urbanas e regiões indígenas ou quilombolas;

- Determinantes sociais da saúde vinculados às desigualdades sociais para a acessibilidade do atendimento, garantia da resolutividade dos problemas de saúde e vínculo profissional ético qualificado e humanizado para integralizar o cuidado com a saúde das pessoas;

- Precariedade da incorporação de tecnologias para o atendimento na rede de serviços apesar dos avanços no investimento da educação a distância;

- Cenários do SUS inadequados para receptividade dos alunos e acompanhamento dos profissionais de saúde. A organização da estrutura não comporta a prática de ensino e os profissionais não estão preparados para acompanhar os alunos nas condições que demandam os serviços de saúde, especialmente na atenção básica;

- Avanços no modelo assistencial de saúde não incorporaram respostas para o modelo de reorientação da formação profissional em saúde na mesma proporção;

- Surtos epidemiológicos de doenças parasitárias com medidas de contingência e campanhas educativas que retrataram os sérios agravantes dos problemas de saúde, a exemplo do aumento de casos de Vírus da Zika e da Microcefalia, doenças associadas ao mosquito *Aedes aegypti* que foram recorrentes em todas as regiões brasileiras com sérios agravos e consequências sociais.

4.3 LACUNAS E BARREIRAS: REORIENTAÇÃO DO MODELO DE FORMAÇÃO PROFISSIONAL EM SAÚDE NO BRASIL

Lacunas evidenciadas na reorientação do modelo de formação profissional em saúde são apresentadas pela literatura e discutidas no interesse da pesquisa sob dois aspectos: lacunas evidenciadas nos eixos centrais da mudança e lacunas evidenciadas no tratamento das necessidades de RHS, orientadas pela política de formação profissional em saúde.

O desenho da PNEPS foi projetado para intervenção em três eixos centrais da mudança, os quais foram analisados para localização das lacunas que se constituíram nas principais barreiras pedagógicas para a consolidação da reorientação do modelo de formação profissional em saúde, a saber:

No eixo da orientação teórica, foram observados aspectos de avanços em relação aos seus principais conceitos de fundamentação de suas bases, orientados para a produção do conhecimento contextualizado com as demandas das necessidades de saúde da população, para a graduação e pós-graduação.

O eixo repercutiu na literatura por sua capacidade de compreensão e a grande adesão da comunidade acadêmica e do serviço de saúde para colaborar com a reorientação do modelo de formação profissional. Evidências da literatura apontam para o convencimento da necessidade de mudar convivendo com a resistência institucional para a mudança, embates políticos conflitantes, de interesses divergentes abrigaram lacunas identificadas como a primeira barreira a ser superada, não se constituindo a principal.

Essa lacuna aponta para a pouca produção científica sobre implantação da PNEPS em detrimento de uma excessiva produção acadêmica de relatos de experiências e um acervo documental com excesso de material normativo e conceitual, observada a falha de investimento nos RHS e na política ordenadora de direitos trabalhistas atrativos para a fixação de seus trabalhadores no SUS, especialmente na rede de atenção básica;

Especificamente, a EPS trata uma relação de educação pelo trabalho em saúde de aprendizagem junta pressupondo romper com a lógica do individual para pensar o coletivo ou a equipe interprofissional.

No eixo abordagem pedagógica, a literatura insiste na observação quanto à falta de clareza de compreensão de seus fundamentos metodológicos de base tratando conceitos de forma confusa, evidenciado a dificuldade de avaliação no processo formativo dos alunos e um complexo relacionamento discente/docente com o desenho curricular.

O eixo evidencia carência da qualificação docente para o melhor êxito na formação dos alunos, bem como necessidade de pesquisas fundamentadas para avaliação do método de ativação contextualizado com as demandas de saúde em seus aspectos de substituição do prefixo uni para inter, multi e pluri seguidos dos termos disciplinar, profissional e setorial.

Evidências científicas apontam para a necessidade de se produzir conhecimento em bases sólidas de investigação científica e diminuir a reprodução dos sentimentos relatados no cotidiano das melhores experiências documentadas.

Esse eixo constitui o local de identificação das principais barreiras por evidenciar os maiores conflitos com a EPS para a execução de práticas integradas de ensino-serviço.

Nele são evidenciados confusos e difusos modelos de cursos de formação caracterizados nos cursos oferecidos de forma verticalizada pelo MS em formatos diversificados: presenciais e a distância (de graduação e pós-graduação), cursos regionalizados (no caso das residências), oficinas, especializações etc. Outros modelos são evidenciados pelos relatos das experiências das IES, observado os elementos fundantes de educação pelo trabalho, formação interprofissional e relações interdisciplinar para a construção do saber sem dimensionar o desenho próprio de currículo possível de ser implantado em todas as escolas.

As evidências apontaram para o agrupamento em três grandes blocos de preocupação:

- A relação com o serviço – dificuldades de inserção e de compreensão dos agentes participantes de fazer a formação pelo trabalho nas condições limitadas oferecidas no trabalho como o núcleo central da aprendizagem. O método de educação pelo trabalho em saúde enfrenta críticas severas quanto a sua execução, por ser contraditório na ordenação política, que atende em sua maior parte por meio de contratos temporários;
- As práticas pedagógicas – identificação de seus participantes com a EPS como elo de aproximação e adesão para a superação dos problemas que procedem da aplicação do método da problematização. A abordagem metodológica propõe aprendizagem significativa que considera as experiências e os conhecimentos dos participantes e

os desafiam a uma intervenção conjunta nem sempre bem-sucedida, pelas dificuldades de romper com a hierarquização entre os saberes e profissões que emperram o trabalho nas equipes;

- Certificação – os cursos de EPS apontam para uma ampla formação profissional que valorizam os currículos dos trabalhadores e se esbarram com os princípios pedagógicos da EP que entram em conflito com as escolhas de currículos fechados, controle externo, carga-horária, tipo de avaliação, entre outros.

No eixo cenário de prática, é identificado o SUS como principal cenário diversificado para o ensino da prática de saúde por se estruturar em redes de serviços de diferentes níveis e possibilidade de atenção do cuidado e apresentar a rede de atenção básica como seu principal cenário para a qualificação profissional. Entretanto, evidências científicas trazidas da literatura apontaram para inadequação de seus espaços e despreparo dos profissionais para receber alunos atuando como docentes da prática dos serviços de saúde, bem como dificuldades no diálogo e na aproximação do docente com os profissionais do serviço de saúde.

As evidências identificam que o SUS tem representação enquanto modelo assistencial reconhecido por todos, mas a qualificação para o SUS tem representações conflitantes observadas na execução da proposta ministerial que não considera o espaço da aprendizagem no serviço e nem apresenta a adequação do trabalho dos profissionais do serviço para atender como profissionais do ensino.

As limitações dadas pelas demandas dos problemas do serviço de saúde que limitam os espaços de execução do ensino, disponibilidade de tempo para a qualificação para prática do ensino na saúde, e condições adequadas, reconhecidas e remuneradas para o ensino no serviço são as evidências das maiores lacunas observadas para este eixo.

As lacunas localizadas nos eixos centrais da mudança têm maior evidência de enfrentamento nos eixos da abordagem pedagógica e cenários de práticas, apontadas pela literatura como barreiras que precisam ser superadas, especialmente quando colocados seus componentes em execução.

De modo geral, as lacunas que evidenciam as barreiras para a implantação da mudança no modelo de formação profissional em saúde no Brasil e a substituição de currículos das escolas de ensino superior foram identificadas em ações vinculadas à falta de investimento nos RHS e na redução do orçamento para a EPS, a saber:

- Baixo investimento financeiro para o planejamento da FTS, que incidiu na carência de profissionais de saúde, especialmente o médico, a falta de vagas nas escolas de saúde do ensino superior somada à falta de escolas de graduação e pós-graduação em saúde, especialmente de medicina que incidiram na crise da FTS nacional;
- Inadequada formação profissional para atender às demandas do trabalho de saúde qualificada para o SUS e para a atenção básica provocada por currículos técnico-assistenciais voltados para o binômio saúde-doença, incapazes de responder às necessidade do processo de envelhecimento humano, enfrentamento de doenças epidemiológicas de efeitos globais e da contemporaneidade que insidiram em maiores gastos públicos com investimentos desordenados para o enfrentamento da crise pela falta de profissionais qualificados e de surtos das doenças ocasionadas;
- Concomitante à falta de profissionais se evidenciou a má distribuição dos profissionais existentes entre as diferentes regiões do país e atendimento qualificado relacionados à demanda das necessidades de saúde da população, especialmente aquelas que residem em locais de difícil acesso, quilombolas e regiões indígenas entre outras;
- A preferência migratória dos profissionais de saúde pelas áreas urbanas e locais com melhores condições de trabalho ocasionada pela falta de uma política ordenadora e motivacional para a implantação de programas e planos de cargos e carreiras para os trabalhadores da saúde, entre outros que somam para atrair profissionais e fixá-los nestas regiões de difícil acesso.

As evidências científicas apontam ausência do Governo Federal e seus órgãos de administração pública responsáveis pela ordenação da mudança para o reconhecimento da necessidade urgente de posicionamento político que apresentem garantias para a efetiva substituição de currículos. Implicando, para isso, investimento em pesquisas que apresentem clareza para todos os eixos centrais da mudança, estrutura curricular referenciadas e cenários de práticas de aprendizagem adequadas para fazer do ensino uma prática do serviço de saúde.

A necessidade do aumento de investimentos sérios em políticas de ordenação dos RHS e planejamento da FTS adequados e atrativos é uma lacuna de representação mundial e representa o principal desafio de superação para o enfrentamento da severa crise da FTS e das demandas da saúde global em todos os países.

CONSIDERAÇÕES FINAIS

O Brasil registra um acervo documental e bibliográfico de interpretação da mudança curricular evidenciado pelo traçado histórico da reorientação do modelo de formação profissional em saúde, de ricas contribuições literárias e documentais, especialmente produzidas pelo MS.

Esse acervo caracteriza a produção material científica e pedagógica responsável pela socialização do modelo entre os principais grupos de representação da saúde. Apresenta-se em condições de fácil acesso e com suficiência de informações para realizar a mudança no modelo de formação profissional em saúde.

Entretanto, a literatura também apresenta um cenário caracterizado por diferentes problemas que precisam ser superados para, efetivamente acontecer substituição de currículos dos cursos de saúde do ensino superior e a reorientação do modelo da formação profissional em saúde.

Influências externas e recomendações de Organismos Internacionais, somadas aos movimentos reivindicatórios internos, como o Movimento de Reforma Sanitária, trouxeram contribuições de grandes impactos para mudar o modelo de formação dos profissionais da saúde, exemplo disso, registram-se a ampliação do conceito de saúde e a criação do SUS.

A representação da insuficiência de condições do Brasil para fazer a mudança de modelo na formação de seus trabalhadores da saúde destacou a tardia intervenção do poder público federal para promover e investir em políticas ordenadoras da formação dos RHS para acompanhar a substituição do modelo assistencial dada com a criação do SUS a partir de 1988.

A formação de RHS tem pressuposto de mudanças normatizadas pela CF de 1988 e pela LOS em 1990, contudo, iniciativas governamentais só deram início à política de ordenação para mudar o modelo formativo da profissão de saúde somente em 2003 quando foi criada a SGTES/MS.

O MS reconheceu o atraso para a implantação da mudança do modelo de formação profissional em saúde que, efetivamente não acompanhou, a mudança do modelo assistencial do SUS.

Estrategicamente, a criação da SGTES/MS em 2003, ainda que tardia, representou ação do planejamento da FTS para pensar a reorientação do modelo de formação profissional em saúde, implementar estudos e pesquisas com foco no conhecimento contextualizado com as necessidades de saúde da população, ampliar o quadro de profissionais qualificados, disponibilizar recursos para a implementação da PNEPS e fazer uso dos programas interministeriais como ferramenta pedagógica de formação profissional em saúde, concorrendo com os currículos mais tradicionais das escolas de saúde do ensino superior.

Documentos que deram a devida sustentação à reorientação do modelo de formação profissional em saúde estão representados pelas DCNs e pela PNEPS que trouxeram os fundamentos teórico-metodológicos do modelo para a mudança.

Destaca-se a urgente necessidade de superar os graves problemas enfrentados pela crise da FTS que oneram os cofres públicos com gastos para contenção de problemas emergenciais da saúde que colocam em risco de morte a população desassistida, promovem o descumprimento dos princípios e diretrizes que fundamentam a proposta do SUS de cuidado da saúde integrada e agravam relações de trabalho pela ausência de políticas ordenadoras e motivadoras de contratos de trabalho mais atrativos.

Ao longo dos anos se tem observado novos integrantes para reforçar as recomendações dadas pelos Organismos Internacionais para a promoção da mudança no modelo de formação e atuação dos profissionais da saúde, representações coletivas dos movimentos reivindicatórios internos e de grandes impactos continuam se posicionando na luta dos trabalhadores e da sociedade, de um modo geral procurando respostas para a superação das barreiras que imperram os melhores resultados deste processo.

A EPS representa a forte contribuição dada pela SGTES/MS para ordenação da subtituição do modelo assistencial da saúde e da formação profissional de seus trabalhadores.

A contribuição da EPS para o SUS está fundamentada pelos princípios e diretrizes de ordenação doutrinária do modelo assistencial para a promoção da saúde por meio da integralidade no cuidado da saúde das pessoas e na necessidade do trabalho técnico e humanizado do atendimento qualificado.

A formação dos trabalhadores da saúde tem na EPS sua contribuição de maior evidência, corroborando para atender necessidade de saúde da população e responder às demandas do atendimento de cuidados de saúde em toda a rede de serviços, priorizado a qualificação profissional para a atenção básica.

Teoricamente, a política de formação profissional dos RHS teve o reconhecimento de seus principais avanços na produção do conhecimento por meio de pesquisas sobre a realidade de saúde da população e nos estudos sobre a integralidade do cuidado em saúde. Espera aprofundar esses conhecimentos em bases mais sólidas cientificamente, necessitando superar registros de experiências breves e relatos de vivências das escolas de saúde ou grupos de trabalho.

Na prática da saúde se observam difusos modelos de formação profissional inseridos como experiências exitosas de algumas escolas na graduação e pós-graduação, confusas interpretações sobre seus principais conceitos de mudança, especialmente na colaboração de práticas pedagógicas inovadoras, a exemplo do uso da IEP e do trabalho por equipes interprofissionais de formação interdiscplinar.

Entre os desafios para a reorientação do modelo na formação está a prática do planejamento da FTS para enfrentamento dos principais problemas evidenciados: crise da FTS, aumento do número de vagas nas escolas de saúde do ensino superior, especialmente de medicina e abertura de novas escolas para contemplar demandas da ausência de profissionais qualificados para a atenção básica.

Esses problemas refletem o trabalho desenvolvido pelo SUS que encontra como principal demanda realizar a cobertura assistencial em lugares de difícil acesso, atendimento qualificado, integrado e gratuito, especialmente voltado para as unidades básicas de saúde, com fixação e permanência de profissionais de saúde nesses lugares.

Os elementos importantes para explicar os eixos centrais da mudança são evidenciados na literatura nos avanços da orientação teórica, de bases bem fundamentadas que se sustentam na produção do conhecimento sobre a integralidade da formação, indissociabilidade teoria-prática e preocupações teóricas voltadas para a produção do conhecimento sobre o trabalho em saúde, tanto na graduação como na pós-graduação.

O eixo da abordagem pedagógica encontra dificuldade de clareza metodológica e os documentos que fazem registro sobre a EPS, especialmente produzidos pelo MS, evidenciaram, ao longo dos últimos anos, concepção difusa para explicar aprendizagem contextualizada e métodos ativos de ensino, confusas interpretações para formação conjunta ou interprofissional para substituição de currículos uniprofissionais.

A literatura evidenciou para o eixo, cenário de práticas do ensino, inadequação dos espaços para aproximar alunos do modelo de formação pelo trabalho em saúde, sobrecarga do trabalho com aumento de atribuições de suas funções profissionais, demandas de saúde complexas e desafiadoras, mais qualificação para a atenção básica e falta de intervenção política motivadora da proteção ao trabalho em saúde.

A SGTES/MS atuou em focos específicos de intervenção para fomentar mudança no modelo de formação profissional em saúde, utilizou-se dos programas como os principais articuladores desta mudança, estabelecendo caminhos estratégicos para a substituição de currículos nas escolas de saúde do ensino superior.

O mapeamento dos programas evidenciou que os programas foram implantados pela SGTES/MS para apresentar o modelo de educação pelo trabalho em saúde dentro das escolas e fora delas, centralizando a EPS como eixo estruturante do trabalho em saúde.

Estes programas exerceram forte influência na formação dos trabalhadores da saúde para alterar a vivência dos alunos, dos professores e profissionais, sugerindo novas práticas de ensino-aprendizagem.

Eles atuaram como ferramenta pedagógica inovadora da aprendizagem ensino-serviço, estrategicamente utilizada pela SGTES/MS para implantar, fortalecer e consolidar o ensino por meio da EPS dentro das escolas, promover a EPS em plataformas eletrônicas de fácil acesso para demandas espontâneas como para a população interessada, estimular a formação em cursos de ensino em EaD tanto para trabalhadores em formação, como para profissionais no exercício da prática em saúde.

Por fim, estes programas estão sendo utilizados pela SGTES/MS como programas de provimento profissional para atender demandas de atendimento à população carente dos serviços de saúde, zonas de difícil acesso, comunidades ribeirinhas, quilombolas e indígenas.

O discurso da SGTE/SM evidencia combate às desigualdades sociais e melhora a qualidade de vida das pessoas. Entretanto, todo o avanço no modelo de formação profissional orientado pela PNEPS não tem sido suficiente para atender melhores condições de trabalho para o ensino na saúde e para a própria demanda da educação pelo trabalho na saúde.

Os programas responderam adequadamente à PNEPS e às DCNs de todos os cursos de saúde ao aproximar o PPP de seus modelos das recomendações dadas por esses documentos. Eles foram colaboradores das respostas dadas pela pesquisa para a pergunta que norteou a investigação deste estudo.

FORMAÇÃO PROFISSIONAL EM SAÚDE

Respostas adequadas para evidenciar os resultados da reorientação do modelo de formação profissional em saúde para própria formação dos RHS estão representadas por essas últimas reflexões que consideram pontos importantes de contribuições desta pesquisa:

- Reorientar o modelo de formação necessita aproximar ensino-serviço mudando ambas as políticas e associando-as sob os mesmos patamares teórico-metodológicos. No Brasil ainda é deficiente a política de reorientação do modelo de formação profissional em saúde com atribuições que afetam o serviço, exemplo da crise da FTS;

- Reivindicações do Movimento de Reforma Sanitária contribuiu para o Brasil ampliar o conceito de saúde, reconhecer a saúde da população como política de direito, criar o SUS e normatizar uma política de formação em saúde evidenciada nas DCNs e PNEPS. Efetivamente, estas contribuições, ainda que importantes, não foram suficientes para a substituição de currículos em todos os cursos de saúde de ensino superior. Há necessidades urgentes de superação das barreiras institucionais, pedagógicas e da política de proteção do trabalho dos profissionais da saúde;

- A literatura apresenta a EPS nas experiências exitosas de implantação de currículos inovadores registradas ao longo de décadas, evidencia forte adesão da população acadêmica e dos trabalhadores da saúde ao modelo. A EPS esteve representada em todas as ações integralizadoras que colaboraram com reordenamento do sistema de saúde e da formação profissional de RHS nas frentes de lutas que movimentaram o processo da mudança com ganhos que caracterizaram seus principais avanços, ao mesmo tempo delimitaram seus maiores entraves;

- Entre os vários desafios enfrentados para a reorientação do modelo de formação profissional em saúde, evidenciaram-se problemas globalizadores que afetam todos os países, a exemplo da forte crise da FTS no mundo, o processo acelerado de envelhecimento humano e o complexo quadro de doenças que somam enfrentamento de doenças antigas e novas;

- Principal barreira para a consolidação da mudança na formação dos profissionais de saúde evidencia a falta de recursos orçamentários do Governo Federal com investimento adequado na política de formação de RHS voltados para formação e trabalho em saúde, sem os quais não poderá haver mudanças.

O estudo sugere como uma contribuição desta pesquisa a necessidade de investimento em RHS que considere melhoramento nas condições de trabalho, nas oportunidades de emprego e renda, na motivação para fixação de trabalhadores da saúde se manterem em locais de difícil acesso, numa política incentivadora de mudanças que se volte para atender as necessidades de saúde da população sem desconsiderar investimentos para planos de carreiras e cargos, garantias constitucionais para o direito ao trabalho em saúde resguardado, melhor contribuições dadas pelo planejamento da FTS.

Ações que pressupõem os avanços a serem evidenciados com as sugestões da pesquisa apontam para o reconhecimento de um trabalho árduo que deverá ser tratado por estratégias inovadoras de boas práticas colaborativas de convencimento, sensibilização, humanização ou outros nomes que se queira dar para se introduzir um modelo de formação profissional com foco na ética e na política, socialmente coerente com as competências e habilidades que se requer para os trabalhadores da saúde.

Desafios a serem superados priorizam a necessidade de romper com os currículos ultrapassados, estáticos, fragmentados e conservadores que, consequentemente, formam gerações de profissionais não resolutivos, que não melhoram o desempenho dos sistemas de saúde e não elevam a qualidade de vida e de saúde da população.

Concomitantemente, é necessário promover amplos espaços de reflexões críticas na academia, investimentos em pesquisas e produção de conhecimentos superadores das lacunas evidenciadas.

É necessário dialogar com os trabalhadores nos serviços de saúde e com a própria população assistida, utilizando-se das reflexões promovidas pelos diálogos como uma ferramenta pedagógica colaborativa para mudar, registrada em todo o traçado histórico que a reorientação do modelo de formação profissional em saúde teve passagem.

Outras evidências poderiam ser ditas aqui, porém não caberiam na limitação metodológica da pesquisa. Aguardo um outro momento para avançar com novas reflexões que possam colaborar com novas construções cientificamente válidas.

REFERÊNCIAS

AGUIAR, Adriana Cavalcanti de; RIBEIRO, Eliana Claudia de Otero. Conceito e avaliação de habilidades e competência na educação médica: percepções atuais dos especialistas. **Revista Brasileira de Educação Médica**, Rio de Janeiro/RJ, v. 34, n. 3, p. 371-378, set. 2010. Disponível em: http://www.scielo.br/scielo. php?pid=S0100-55022010000300006&script=sci_abstract&tlng=pt. Acesso em: 20 maio 2018.

AGUILAR-DA-SILVA, Rinaldo Henrique; SCAPIN, Luciana Teixeira; BATISTA, Nildo Alves. Avaliação da formação interprofissional no ensino superior em saúde: aspectos da colaboração e do trabalho em equipe. **Avaliação (Campinas)**, Sorocaba/SP, v. 16, n. 1, p. 165-184. mar. 2011. Disponível em: http://www.scielo. br/pdf/aval/v16n1/v16n1a09.pdf. Acesso em: 30 abr. 2018.

ALMEIDA, Magda Moura; GUIMARÃES, Rui Porto Morais; FROTA, Danilo; MACHADO, Maria de Fátima Antero Sousa; DINIZ, Rita de Cassia Moura; NUTO, Sharmênia de Araújo Soares. Da teoria à prática da interdisciplinaridade: a experiência do Pró-Saúde Unifor e seus nove cursos de graduação. **Revista Brasileira Educação Médica,** Rio de Janeiro/RJ, v. 36, n. 1, supl. 1, p. 119-126, mar. 2012. Disponível em: http://www.scielo.br/scielo.php?script=sci_arttext&-pid=S0100-55022012000200016. Acesso em: 23 fev. 2017.

ANASTASIOU. Léa da Graças Camargos Alves. Ensinar, aprender, apreender e processos de ensinagem. *In:* ANASTASLOU, Lea das Graças Camargos; ALVES, L. P. **Processos de ensinagem na universidade**; pressupostos para as estratégias de trabalho em aula. Capítulo 3. ed. 5. Editora Unlville. Joinville/SC, 2009. Disponível em: http://fipa.com.br/facfipa/ise/pdf/capitulo1.pdf. Acesso em: 30 set. 2016.

ANTUNES, Ricardo. **Adeus ao trabalho?:** Ensaios sobre as metamorfoses a centralidade do mundo do trabalho. 8. ed. São Paulo: Cortez/Editora UNICAMP, 2002. Disponível em: https://cesarmangolin.files.wordpress.com/2010/02/antu-nes-adeus-ao-trabalho.pdf. Acesso em: 23 maio 2017.

BAHIA, Silvia Helena Arias; HADDAD, Ana Estela; BATISTA, Nildo Alves Batista; BATISTA, Sylvia Helena Souza da Silva. Ensino na Saúde como objeto de pesquisa na pós-graduação stricto sensu: análise do Pró-Ensino na Saúde. **Interface (Botucatu)**, Botucatu/SP, v. 22, supl. 1, p. 1425-1442, 2018. Disponível em: http://www.scielo.br/scielo.php?script=sci_abstract&pi-

d=S1414-32832018000501425&lng=en&nrm=iso&tlng=pt. Acesso em: 21 jan. 2019.

BARILLI, Eliomar; REIS, Kátia; BORGES, Gideon. **Curso de Educação Permanente sob o olhar de Moacir Gadotti.** Introdução às Práticas Docentes em Saúde Coletiva. Educação Permanente I. ENSP/FIOCRUZ. (Versão online). Rio de Janeiro/RJ, 2016. Disponível em: https://pt.slideshare.net/elobrll/educao-permanente-1-semana-3-final?next_slideshow=1. Acesso em: 4 out. 2017.

BARR, Hugh. INTERPROFESSIONAL EDUCATION: **Today, Yesterday and Tomorrow.** A review Commissioned by The Learning and Teaching Support Network for Health Sciences & Practice from The UK Centre for the Advancement of Interprofessional Education (CAIPE). England, 2002. Disponível em: https://www.caipe.org/resources/publications/caipe-publications/caipe-2002-interprofessional-education-today-yesterday-tomorrow-barr-h. Acesso em: 29 ago. 2018.

BARRETO, Liliádia da Silva Oliveira. *Formação dos Profissionais de Saúde no Brasil:* os programas interministeriais entre 2003 a 2016. 535f. Tese de Doutorado. Universidade Estadual do Rio de Janeiro/ Instituto de Medicina Social(IMS/ UERJ). Rio de Janeiro/RJ, 2019. Disponível em: https://www.bdtd.uerj.br:8443/bitstream/1/4500/1/Tese%20Liliadia%20Barreto%20parte%201%20ate%20referencias.pdf. Acesso em: 14 abr. 2023.

BATISTA, K. B. C. e GONÇALVES, O. S. J. Formação dos Profissionais de Saúde para o SUS: significado e cuidado. **Revista Saúde e Sociedade,** São Paulo/SP, v. 20, n. 4, p. 884-899, 2011. Disponível em: http://www.scielo.br/scielo.php?script=sci_arttext&pid=S0104-12902011000400007. Acesso em: 12 maio 2017.

BATISTA, Nildo Alves. Educação Interprofissional em Saúde: Concepções e Práticas. **Caderno FNEPAS**, v. 2. São Paulo/SP, Jan 2012. Disponível em: http://www.sbfa.org.br/fnepas/artigos_caderno/v2/educacao_interprofissional.pdf. Acesso em: 20 jun. 2017.

BATISTA, Cássia Beatriz. Movimentos de Reorientação da formação profissional em saúde e as iniciativas ministeriais para as universidades. **Revista Barbarói,** Santa Cruz do Sul/MG, n. 38, p. 97-125. jun. 2013. Disponível em: http://pepsic.bvsalud.org/scielo.php?script=sci_arttext&pid=S0104-65782013000100007&lng=pt&nrm=iso. Acesso em: 26 jun. 2017.

BATISTA, Nildo Alves; BATISTA, Sylvia Helena Souza da Silva. Educação interprofissional na formação em Saúde: tecendo redes de práticas e saberes. **Revista Inter-**

face. **Comunicação Saúde Educação,** Santista/SP, Centro de Desenvolvimento do Ensino Superior em Saúde, Universidade Federal de São Paulo (Unifesp), campus Baixada Santista. Baixada, v. 20, n. 56, p. 202-204, 2016. . Disponível em: https://www.scielosp.org/article/ssm/content/raw/?resource_ssm_path=/media/assets/icse/v20n56/1807-5762-icse-20-56-0202.pdf. Acesso em: 18 mar. 2017.

BOLLELA, Valdes Roberto; GERMANI, Ana Cláudia; CAMPOS, Henry de Holanda; AMARAL, Eliana M. (org.). **Educação Baseada na Comunidade para as profissões de Saúde:** Aprendendo com as Experiências Brasileiras. Ribeirão Preto/SP: FUNPEC Editora, 2014. Disponível em: www.paho.org/.../ebc_aprendendo%20com%20a%20experincia%20brasileira_2014_po. Acesso em: 13 ago. 2017.

BOMFIM, Eliane dos Santos *et al.* Educação permanente no cotidiano das equipes de saúde da família: utopia, intenção ou realidade? **Revista de Pesquisa:** Cuidado é Fundamental Online, [*s. l.*], v. 9, n. 2, p. 526-535, abr. 2017. ISSN 2175-5361. Disponível em: <http://www.seer.unirio.br/index.php/cuidadofundamental/article/view/5464>. Acesso em: 17 jul. 2017.

BOTELHO, Louise Lira Roedel; CUNHA, Cristiano Castro de Almeida; MACEDO, Marcelo. O Método da Revisão Integrativa nos Estudos Organizacionais. **Revista Gestão e Sociedade,** Belo Horizonte/MG, v. 5, n. 11, p. 121-136, maio/ago. 2011. Disponível em: https://www.gestaoesociedade.org/gestaoesociedade/article/view/1220. Acesso em: 12 maio 2016.

BREHMEN, Laura Cavalcanti de Farias; RAMOS, Flávia Regina Souza. Experiências de integração ensino-serviço no processo de formação profissional em saúde: revisão integrativa. **Rev. Eletr. Enf.** [Internet]; v. 16, n. 1, p. 228-237, jan/mar. 2014. Disponível em: https://www.fen.ufg.br/revista/v16/n1/pdf/v16n1a26.pdf. Acesso em: 30 ago. 2018.

CAIPE. Centro para o avanço Interprofissional. BARR, Hugh; LOW, Helena. Introdução à Educação Interprofissional. **Guia de Educação Interprofissional.** Tradução de Bra. CAIPE, julho de 2013. Disponível em: https://www.observatoriorh.org/sites/default/files/webfiles/fulltext/2018/pub_caipe_intro_eip_po.pdf. Acesso em: 1 maio 2018.

CAMPOS, Francisco Eduardo de; FERREIRA, José Roberto; FEUERWERKER, Laura; SENA, Rosani R.; CAMPOS, João José Batista; CORDEIRO, Hésio; CORDONI Jr, Luís. Caminhos para Aproximar a Formação de Profissionais de Saúde das Necessidades da Atenção Básica. **Revista Brasileira de Educação Médica,** Rio de Janeiro/RJ, v. 24, n. 3, p. 53-59, out./dez 2001. Disponível em: www.pucsp.

br/prosaude/downloads/bibliografia/caminhos_aproximar.pdf. Acesso em: 15 set. 2016.

CAMPOS, Rosana Onocko; FURTADO, Juarez Pereira. **Desafios da Avaliação de Programas e Serviços em Saúde**. Campinas/SP: Editora Unicamp, 2011.

CAPOZZOLO, Ângela Aparecida; IMBRIZI, Jaquelina Maira; LIBERMAN, Flávia; MENDES, Rosilda. Experiência, produção de conhecimento e formação em saúde. **Revista Interface**, Botucatu, v. 17, n. 45, p. 357-370, jun. 2013.. Disponível em: http://www.scielo.br/scielo.php?script=sci_arttext&pid=S1414-32832013000200009. Acesso em: 30 abr. 2017.

CARDOSO, Ivana Macedo. "Rodas de Educação Permanente" na Atenção Básica de Saúde: analisando contribuições. **Saúde Soc.**, São Paulo, v. 21, supl.1, p. 18-28, 2012. Disponível em: http://www.revistas.usp.br/sausoc/article/viewFile/48766/52842. Acesso em: 20 jul. 2017.

CARDOSO, Maria Lúcia de Macedo; COSTA, Patrícia Pol; COSTA, Delaine; Martins; XAVIER, Caco; SOUZA, Rosa Maria Pinheiro. A Política Nacional de Educação Permanente em Saúde nas Escolas de Saúde Pública: reflexões a partir da prática. **Revista Ciência Saúde Coletiva**, Rio de Janeiro, v. 22, n. 5, p. 1489-1500, maio 2017. Disponível em: http://www.scielo.br/scielo.php?pid=S1413-81232017002501489&script=sci_abstract&tlng=pt. Acesso em: 20 mar. 2018.

CARVALHO, Sérgio Resende; MARQUES, Luís Felipe Rosamilia. **Resgate crítico da CINAEM e das Diretrizes Curriculares Nacionais.** 2001. Dissertação (Mestrado) – Faculdade de Ciências Médicas. Campinas/SP, Universidade Estadual de Campinas, 2001.

CARVALHO, Y. M. de; CECCIM, R. B. Formação e educação em saúde: aprendizados com a saúde coletiva. *In:* CAMPOS, G. W. (org.). **Tratado de Saúde Coletiva.** São Paulo-Rio de Janeiro: Hucitec-Fiocruz, 2007. p. 137-170, v. 1. Disponível em: http://ltc-ead.nutes.ufrj.br/constructore/objetos/Forma%E7%E3o%20e%20educa. Acesso em: 29 maio 2016.

CARVALHO, Manoela de; SANTOS, Nelson Rodrigues dos; CAMPOS, Gastão Wagner de Sousa. A construção do SUS e o planejamento da força de trabalho em saúde no Brasil: breve trajetória histórica. **Revista Saúde em debate**, Rio de janeiro, v. 37, n. 98, p. 372-387, 2013. Disponível em: http://www.scielo.br/scielo.

php?script=sci_arttext&pid=S010311042013000300002&lng=en&nrm=iso&tlng=pt. Acesso 30 mar. 2018.

CASTRO, Aldemar Araújo. **Revisão Sistemática e Meta-análise**. Universidade Estadual de Ciências da Saúde de Alagoas Departamento de Medicina Social. Maceió/AL, 2001. Disponível em: http://www.usinadepesquisa.com/pdf/pesquisar/lv4_03_contexto.pdf Acesso em: 14 abr. 2023.

CASTRO, Aldemar Araújo. **Curso de Revisão Sistemática e Meta-análise**. São Paulo: LED-DIS/UNIFESP, 2006. Disponível em: http://www.virtual.epm.br/cursos/metanalise. Acesso em: 21 abr. 2016.

CECCIM, R. B.; ARMANI, T. B. Gestão da educação em saúde coletiva e a gestão do Sistema Único de Saúde. *In:* FERLA, A. A.; FAGUNDES, S. M. S. (org.). **Tempo de inovações**: a experiência da gestão na saúde do Rio Grande do Sul. Porto Alegre: Da casa, 2002. p. 143-161.

CECCIM, R. B.; BILIBIO, L. F. S. Observação da educação dos profissionais da saúde: evidências à articulação entre gestores, formadores e estudantes. *In:* BRASIL. Ministério da Saúde. **Observatório de recursos humanos em saúde no Brasil**: estudos e análises. Rio de Janeiro: Fiocruz, 2002. p. 343-372.

CECCIM, R. B. Formação e desenvolvimento na área da saúde: observação para a política de recursos humanos. *In:* BRASIL. Ministério da Saúde. **Observatório de recursos humanos em saúde no Brasil:** estudos e análises. Rio de Janeiro: Fiocruz, 2002. p. 373-414.

CECCIM, R. B. Ensino, pesquisa e formação profissional na área da saúde: entrevista. **Formação**, v. 3, n. 7, p. 113-120, jan./abr. 2003.

CECCIM, Ricardo Burg; FEUERWERKER, Laura C. M. O quadrilátero da formação para a área da saúde: ensino, gestão, atenção e controle social. **Physis**: Revista Saúde Coletiva, Rio de Janeiro/RJ, v. 14, n. 1, p. 41- 65, jun. 2004. Disponível em: http://www.scielo.br/scielo.php?script=sci_arttext&pid=S010373312004000100004&lng=en&nrm=iso. Acesso em: 19 jul. 2015.

CECCIM, Ricardo Burg. Educação Permanente em Saúde: desafio ambicioso e necessário. **Interface** - Comunic, Saúde, Educ, Rio de Janeiro/RJ, v. 9, n. 16, p. 161-77, 2005. Disponível em: www.scielosp.org/pdf/icse/v9n16/v9n16a13.pdf. Acesso em: 4 abr. 2017.

CELEDÔNIO, Raquel Mendes; JORGE, Maria Salete Bessa; SANTOS, Danielle Christine Moura dos; FREITAS Consuelo Helena Aires de; AQUINO Francisca Ozanira Torres Pinto de. Políticas de Educação Permanente e Formação em Saúde: Uma análise documental. **Rev. Rene**, v. 13, n. 5, p. 1100-10, 2012. Disponível em: http://www.repositorio.ufc.br/handle/riufc/11740. Acesso em: 23 maio 2017.

CFM. Conselho Federal de Medicina. CINAEM - Avaliação do Ensino Médico em Nova Fase. **Jornal Medicina**. Publicações Online. Brasília/DF, ago. 1998. Disponível em: http://www.portalmedico.org.br/jornal/jornais1998/0898/jornal.htm. Acesso em: 23 mar. 2018.

CONTERNO, Solange de Fátima Reis; LOPES, Roseli Esquerdo. Inovações do Século Passado: Origens dos referenciais pedagógicos na formação profissional em saúde. **Revista Trab. Educ. Saúde**, Rio de Janeiro, v. 11 n. 3, p. 503-523, set./dez. 2013. Disponível em: http://www.scielo.br/pdf/tes/v11n3/v11n3a04.pdf. Acesso em: 7 jul. 2017

COSTA, Marcelo Viana da. **A Educação Interprofissional como abordagem para a Reorientação da Formação Profissional em Saúde**. 2014. 142 f. Tese (Doutorado) – Programa de Pós-Graduação em Ciências da Saúde. Área de Concentração: Educação das Profissões de Saúde, Universidade Federal do Rio Grande do Norte (UFRN), 2014. Disponível em: https://repositorio.ufrn.br/jspui/bitstream/123456789/19808/1/MarceloVC_TESE_2014.pdf. Acesso em: 4 mar. 2017.

COSTA, Marcelo Viana da; Peduzzi, Marina; FREIRE FILHO, José Rodrigues; SILVA, Cláudia Brandão Gonçalves (org.). **Educação Interprofissional em Saúde**. SEDIS-UFRN. Rio Grande do Norte/RN, 2018. 85p. Disponível em: http://portalarquivos2.saude.gov.br/images/pdf/2018/dezembro/12/Educacao-Interprofissional-em-Saude.pdf. Acesso em: 9 mar. 2019.

CRISP, Nigel; CHEN, Lincoln. Global Supply of Health Professionals. Review Article. **The New England Journal of Medicine**. Copyright Massachusetts Medical Society, 2014. Disponível em: https://www.nejm.org/doi/pdf/10.1056/NEJMra1111610. Acesso em: 4 jun. 2015.

CUNHA, Pedro Luiz Pinto da (dir.); CUNHA, Cláudia Silveira (coord.). **Manual de Revisão Bibliográfica Sistemática Integrativa:** A Pesquisa Baseada em Evidências. Grupo Ânima Educação. Educação a distância (EAD). COPYRIGHT © 2014. Disponível em: http://docplayer.com.br/1122683-Revisao-bibliografica-sistematica-integrativa.html. Acesso em: 12 out. 2016.

CUNHA, Célio da; WERTHEIN, Jorge. **Fundamentos da Nova Educação.** Série Educação, v. 5. Cadernos da UNESCO. Brasília/DF, 2005. Disponível em: http://unesdoc.unesco.org/images/0012/001297/129766por.pdf. Acesso em: 5 out. 2017.

CYRINO, Eliana Goldfarb; TORALLES-PEREIRA, Maria Lúcia. Trabalhando com estratégias de ensino-aprendizado por descoberta na área da saúde: a problematização e a aprendizagem baseada em problemas **Cad. Saúde Pública,** Rio de Janeiro, v. 20, n. 3, p. 780-788, mai./jun., 2004. Disponível em: http://www.scielo.br/scielo.php?script=sci_arttext&pid=S0102-311X2004000300015. Acesso em: 2 abr. 2015.

DE-LA-TORRE-UGARTE-GUANILO, Mônica Cecilia; TAKAHASHI, Renata Ferreira; BERTOLOZZI, Maria Rita. Revisão sistemática: noções gerais. **Revista Escola de Enfermagem/USP,** São Paulo/SP, v. 45, n. 5, out. 2011. Disponível em: http://xa.yimg.com/kq/groups/24793904/1063213590/name/rev.+sist.+reusp.pdf. Acesso em: 24 jun. 2016.

DELORS, Jacques. **Um tesouro a descobrir:** relatório da Unesco da Comissão Internacional sobre Educação para o século XXI. Original (Paris, 1996). São Paulo/SP: Ed. Cortez, 2003. Disponível em: http://unesdoc.unesco.org/images/0010/001095/109590por.pdf. Acesso em: 24 abr. 2017.

DELUIZ, N. O modelo das competências profissionais no mundo do trabalho e na educação: implicações para o currículo. **Boletim Técnico do SENAC**, Rio de Janeiro, v. 27, n. 3, set. /dez. 2001. Disponível em: http://www.senac.br/informativo/BTS/273/boltec273b.htm. Acesso em: 21 jul. 2014.

DIAS, Maria Socorro de Araújo. **Lentes da Educação Interprofissional na Formação de Profissionais da Saúde:** Potencialidades e Desafios Expressos na Produção Científica. 2017. Trabalho de Conclusão de Curso de Especialização em Acompanhamento, Monitoramento e Avaliação na Educação em Saúde Coletiva. Escola de Enfermagem da Universidade Federal do Rio Grande do Sul. Fundação Osvaldo Cruz (FIOCRUZ), Porto Alegre/RS, 2017. Disponível em: https://repositorio.observatoriodocuidado.org/bitstream/handle/1216/1/tcc_ufrgs_maria_1dias.pdf. Acesso em: 23 mar. 2018.

DIAS, Henrique Sant'Anna; LIMA, Luciana Dias de; TEIXEIRA, Márcia. A trajetória da política nacional de reorientação da formação profissional em saúde no SUS. **Revista Ciência e Saúde Coletiva**, Rio de Janeiro/RJ, Editora Scielo, v.18. n. 6, jun. 2013. Disponível em: http://www.scielo.br/scielo.php?script=sci_arttext&pid=S1413-81232013000600013. Acesso em: 23 maio 2017.

ELY. Luciane Ines. **Vivência Multiprofissional na Graduação em Cenários de Prática do Sistema Único de Saúde:** A Potencialidade para a Educação Interprofissional. 2017. Dissertação (Mestrado) – Programa de Pós-Graduação em Ensino na Saúde – Mestrado Profissional da Universidade Federal do Rio Grande do Sul. Ramona Fernanda Ceriotti Toassi (Orientadora). Rio Grande do Sul/RS, 2017. Disponível em: https://www.lume.ufrgs.br/bitstream/handle/10183/158684/001021971.pdf?sequence=1. Acesso em: 2 maio 2018.

FCMS/JF. Faculdade de Ciências Médicas e da Saúde de Juiz de Fora/Minas Gerais. **Manual do Projeto Programa Integrador.** Editores Djalma Rabelo Ricardo; Plinio dos Santos Ramos; Rinaldo Henrique Aguilar da Silva; Cláudia Maria Maneira Netto Moura, 43f. Juiz de Fora/MG, 2017. Disponível em: http://www.suprema.edu.br/ensino-suprema/ensino/arquivos/Manual-do-Projeto-Programa-Integrador.pdf. Acesso em: 2 maio 2018.

FCMS/JF. Faculdade de Ciências Médicas e da Saúde de Juíz de Fora/Minas Gerais. **Manual do Programa do Estudante atualizado.** Editores Djalma Rabelo Ricardo; Plinio dos Santos Ramos; Rinaldo Henrique Aguilar da Silva; Cláudia Maria Maneira Netto Moura, 49f. Juiz de Fora/MG, 2017. Disponível em: http://www.suprema.edu.br/ensino-suprema/ensino/arquivos/Manual-do-Estudante-do-PI-atualizado.pdf. Acesso em: 4 maio 2018.

FAMEMA. Faculdade de Medicina de Marília. **Projeto pedagógico do Curso de Enfermagem / Faculdade de Medicina de Marília.** Marília/ SP, 2008. Disponível em: http://www.famema.br/ensino/cursos/docs/PPC%20Enfermagem%20final.pdf. Acesso em: 27 mar. 2017.

FARIAS-SANTOS, Bárbara Cássia de Santana; NORO, Luiz Roberto Augusto. PET-Saúde como indutor da formação profissional para o Sistema Único de Saúde. **Revista Ciência Saúde Coletiva,** Rio de Janeiro/RJ, v. 22, n. 3, p. 997-1004, mar. 2017. Disponível em: http://www.scielo.br/scielo.php?pid=S1413-81232017002300997&script=sci_abstract&tlng=pt. Acesso em: 17 mar. 2018.

FAURE, E. *et al*. **Learning to Be:** The World of Education Today and Tomorrow. Paris: UNESCO, 1972. Edição original: FAURE, E. *et al*. Apprendre à être. Paris: UNESCO-Fayard, 1972. Edição em português: FAURE, E. *et al*. Aprender a ser. São Paulo: Difel, 1974. Versão em inglês disponível em: http://unesdoc.unesco.org/images/0000/000018/001801e.pdf. Acesso em: 25 nov. 2009. Versão em francês.

Disponível em: http://unesdoc.unesco.org/images/0013/001329/132982f.pdf. Acesso em: 25 nov. 2009.

FAZENDA, I. C. A. **Interdisciplinaridade: um projeto em parceria.** São Paulo/ SP: Ed. Loyola, 1991. 18p.

FERLA, Alcindo Antônio. Avaliação CINAEM do ensino médico: medicalização ou inovação. **Avaliação (Campinas)**, Sorocaba, v. 3, n. 2, p. 53-64, jun. 1998. Disponível em: http://educa.fcc.org.br/pdf/aval/v03n02/v03n02a06.pdf. Acessos em: 14 abr. 2023.

FERLA. Alcindo Antônio; TOASSI, Ramona Fernanda Ceriotti. Formação Interprofissional em Saúde: Um Caminho a Experimentar e Pesquisar. In: TOASSI Ramona Fernanda Ceriotti (org.). **Interprofissionalidade e formação na saúde: onde estamos?** Série Vivência em Educação na Saúde. Versão online. 1. ed. Porto Alegre: Rede UNIDA, 2017. Disponível em: https://www.researchgate.net/publication/324028785_Interprofissionalidade_e_formacao_na_saude_onde_estamos. Acesso em: 11 ago. 2018.

FERNANDES, Rosa Maria Castilhos. (Re) valorização da educação permanente. Direitos, Ética e Serviço Social. **Revista Serviço Social & Sociedade,** São Paulo: Cortez Editora n. 99 jul. /set, 2009, p. 518-539.

FERREIRA, Michelyne Antônia. Leôncio; MOURA, Alda Augusta Gomes de. **Evolução da Política de Recursos Humanos partir da análise das Conferências Nacionais de Saúde (CNS).** Curso de Especialização em Gestão e Política de RH para o SUS. Recife: Fiocruz, 2006. Disponível em: http://www.cpqam.fiocruz.br/ observarh/publicacoes/arquivos/politica_rh_an. Acesso em: 29 jul. 2017.

FERREIRA, Maria Amélia. Educação Médica no Século XXI: O Desafio da Integração da Tecnologia e Humanidades. **Revista GAZETA MÉDICA,** Cidade do Porto/Portugal, v. 3, n. 4, p. 156-161, 2016. Disponível em: http://www.gazeta-medica.pt/index.php/gazeta/article/download/42/64/. Acesso em: 20 set. 2018.

FEUERWERKER, L.C.M.; MARSIGLIA, R. **Estratégias para mudanças na formação de RHS com base nas experiências IDA/UNI.** Divulgação em saúde para debate n. 12, p. 24-28 Rio de Janeiro/RJ, jul. 1996. Disponível em: http://bases. bireme.br/cgi-bin/wxislind.exe/iah/online/?IsisScript=iah/iah.xis&src=google&base=LILACS&lang=p&nextAction=lnk&exprSearch=223277&indexSearch=ID. Acesso em: 23 mar. 2017.

FEUERWERKER, Laura C. M.; SENA, Roseni R. Contribuição ao movimento de mudança na formação profissional em saúde: uma avaliação das experiências UNI. **Interface** - Comunicação, Saúde, Educação, Botucatu/SP, v. 6, n. 10, p. 37-49, fev. 2002.

https://dx.doi.org/10.1590/S1414-32832002000100004. Acesso em: 12 set. 2016

FEUERWERKER, Laura C. M; LIMA, V. V. Formação de ativadores de processos de mudança: uma estratégia do Aprender/SUS. **Olho Mágico**, v. 11, n. 4, p. 15-8, 2004. Disponível em: www.scielo.br/pdf/csc/v20n1/pt_1413-8123-csc-20-01-00279. pdf. Acesso em: 30 ago. 2016.

FEUERWERKER, Laura. Modelos tecnoassistenciais, gestão e organização do trabalho em saúde: nada é indiferente no processo de luta para a consolidação do SUS. **Interface**, Botucatu/SP, v. 9, n. 18, p. 489-506, 2005. Disponível em: http://www.scielo.br/scielo.php?script=sci_isoref&pid=S1414-32832005000300003&lng=en&tlng=pt. Acesso em: 23 out. 2016.

FEUERWERKER, Laura C. M.. Educação na saúde: educação dos profissionais de saúde - um campo de saber e de práticas sociais em construção. **Rev. bras. educ. med.**, Rio de Janeiro/RJ, v. 31, n. 1, p. 3-4., 2007. Disponível em: http://www.scielo.br/scielo.php?script=sci_arttext&pid=S0100-55022007000100001. Acesso em: 20 set. 2017.

FLEXNER, Abraham. **Medical Education in the United States and Canada.** New York: Carnegie Foundation for The Advancement of Teaching; 1910. (Bulletin, 4).

FOUCAULT, Michel. A ética do cuidado de si como prática da liberdade. *In:* FOUCAULT, Michel. **Doze Textos Fundamentais da Ética do Século XX** . Aliança, 2002. p. 256-264.

FRANÇA, Tânia; BELISÁRIO, Soraya Almeida; MEDEIROS, Katia Rejane; PIERANTONI, Célia Regina; CARDOSO, Isabela Cardoso Matos Pinto; GARCIA, Ana Cláudia; CASTRO, Janete Lima de. **Política Nacional de Educação Permanente em Saúde**: análise por triangulação de métodos. Congresso Ibero-Americano de Investigação Qualitativa em Saúde. Atas CIAIQ2017. Disponível em: https://proceedings.ciaiq.org/index.php/ciaiq2017/article/view/1196/1157. Acesso em: 2 mar. 2019.

FREIRE, Paulo. **Cartas à Guiné-Bissau:** registros de uma experiência em processo. Rio de Janeiro: Paz e Terra, 1978.

FREIRE, Paulo. **Pedagogia do Oprimido**. Rio de Janeiro. 17. ed. Rio de Janeiro/ RJ: Editora Paz e Terra, 1987.

FREIRE, Paulo. Pedagogia da Esperança: um reencontro com a pedagogia do oprimido. **Educação em Perspectiva**, Viçosa/RJ, v. 2, n. 2, p. 326-344, jul./dez.1992.

FREIRE, Paulo. **Política e Educação**. 5. ed. São Paulo: Cortez, 1991.

FREIRE, Paulo; TORRES, Carlos Alberto. **Estado e Educação Popular na América Latina.** Campinas: Papirus, 1992.

FREIRE, Paulo. **Pedagogia da Indignação:** cartas pedagógicas e outros escritos. São Paulo: Editora UNESP, 2000.

FRENK, Júlio; CHEN, Lincoln. Health Professionals for a New Century: Transforming Education to Strengthen Health Systems in an Interdependent orld. **The Lancet,** London, v. 376, n. 9756, p. 1923-1958, dec. 2010. Disponível em: http:// nrs.harvard.edu/urn-3: HUL.InstRepos:dash.current.terms-ofuse#LAA. Acesso em: 20 maio 2015.

FORTES, Paulo Antônio de Carvalho e RIBEIRO, Helena. Saúde Global em tempos de globalização. **Revista Saúde e Sociedade**, São Paulo, v. 23, n. 2, p. 366-375, 2014. Disponível em: http://www.scielo.br/scielo.php?script=sci_pdf&pid=S0104-12902014000200366&lng=en&nrm=iso&tlng=pt. Acesso em: 25 jul. 2015.

FORTE, F. D. S. *et al*. Educação interprofissional e o Programa de Educação pelo Trabalho para Saúde/Rede Cegonha: potencializando mudanças na formação acadêmica. **Interface comun. saúde educ.**, Botucatu, v. 20, n. 58, p. 798-796, 2016.

GADOTTI, Moacir. **Educação contra a Educação.** Rio de Janeiro/RJ: Editora Paz e Terra, 1982.

GADOTTI, MOACIR. Perspectivas atuais da educação. **Revista São Paulo Perspectiva,** São Paulo/SP, v. 14, n. 2, p. 3-11. jun. 2000. Disponível em: http://www.scielo.br/scielo. php?script=sci_arttext&pid=S0102883920000002000028839200000020002&lng=en&nrm=iso. Acesso em: 11 out. 2017.

GADOTTI, Moacir. **Pensamento pedagógico brasileiro.** São Paulo: Ática, 2000.

GIOVANELLA, Lígia. Atenção básica ou atenção primária à saúde? Espaço Temático: Política Nacional de Atenção Básica. **Caderno de Saúde Pública,** São Paulo/ SP, v. 34, n. 8. 2018. Disponível em: https://scielosp.org/article/csp/2018.v34n8/ e00029818/pt/. Acesso em: 20 fev. 2019.

GONZALÉZ, A. D.; ALMEIDA, M. J. de. Movimentos de mudança na formação em saúde: da medicina comunitária às diretrizes curriculares. **Physis Revista de Saúde Coletiva,** Rio de Janeiro/RJ, v. 20, n. 2, p. 551-570, 2010. Disponível em: http://www.scielo.br/pdf/physis/v20n2/a12v20n2.pdf. Acesso em: 21 mar. 2018.

HADDAD, Ana Estela; BRENELLI, Sigisfredo Luís; PASSARELLA, Teresa Maria; RIBEIRO, Thais Campos Valadares. Política Nacional de Educação na Saúde. **Revista Baiana de Saúde Pública,** v. 32, supl.1, p. 98-114, out. 2008. Disponível em: http://inseer.ibict.br/rbsp/index.php/rbsp/article/view/1463/1099. Acesso em: 22 maio 2017.

HADDAD, Ana Estela; MORITA, Maria Celeste; PIERANTONI, Célia Regina.; BRENELLI, Sigisfredo Luís.; PASSARELLA, Teresa Maria. e CAMPOS, Francisco Eduardo. Formação de profissionais de saúde no Brasil: uma análise no período de 1991 a 2008. **Revista de Saúde Pública**, São Paulo/SP, v. 44, n. 3, p. 383-393, jun. 2010. Disponível em: http://www.scielo.br/scielo.php?script=sci_arttext&-pid=S003489102010000300001&lng=en&nrm=iso. Acesso em: 4 maio 2017.

HADDAD, Ana Estela. A enfermagem e a política nacional de formação dos profissionais de saúde para o SUS. **Revista da Escola de Enfermagem da USP**, São Paulo/SP, v. 45, n. spe2, p. 1803-1809, dez. de 2011. Disponível em: http://www.scielo.br/scielo.php?script=sci_arttext&pid=S0080-62342011000800029&lng=en&nrm=iso. Acesso em: 22 set. 2016.

HADDAD, Ana Estela *et al*. Pró-Saúde e PET-Saúde: a construção da política brasileira de reorientação da formação profissional em saúde. **Revista brasileira de educação médica,** Rio de Janeiro/RJ, v. 36, n. 1, supl. 1, p. 3-4., mar. 2012. Disponível em: http://www.scielo.br/scielo.php?script=sci_arttext&pi-d=S0100-55022012000200001&lng=en&nrm=iso. Acesso em: 16 jul. 2017.

HADDAD, Ana Estela. Educação Baseada na Comunidade e as Políticas Indutoras Junto aos Cursos de Graduação na Saúde. *In*: BOLLELA, Valdes Roberto; GER-MANI, Ana Cláudia; CAMPOS, Henry de Holanda; AMARAL, Eliana M. (org.). **Educação Baseada na Comunidade para as profissões de Saúde**: Aprendendo com as Experiências Brasileiras. Ribeirão Preto/ SP: FUNPEC Editora, 2014. Cap. 2, p. 9-35. Disponível em: www.paho.org/.../ebc_aprendendo%20com%20a%20 experiencia%20brasileira_2014_po. Acesso em: 13 ago. 2017.

IPEA. Instituto de Pesquisa Econômica Aplicada (IPEA)/Fundação Oswaldo Cruz (FIOCRUZ). **A saúde no Brasil em 2030:** diretrizes para a prospecção estratégica do sistema de saúde brasileiro. Fiocruz/Ipea/Ministério da Saúde/Secretaria de Assuntos Estratégicos da Presidência da República. Rio de Janeiro/RJ, 2012. Biblioteca de Saúde Pública. Disponível em https://saudeamanha.fiocruz.br/wp-content/uploads/2016/07/saude-2030livro_0.pdf. Acesso em: 30 abr. 2017.

IPEA. Instituto de Pesquisa Econômica Aplicada. Relatório do Ipea avalia avanços e desafios na implementação da Agenda 2030. **Relatório Erradicando a Pobreza e Promovendo a Prosperidade em um Mundo em Mudança:** subsídios ao acompanhamento dos Objetivos de Desenvolvimento Sustentável. Biblioteca de Saúde Pública. Disponível em: http://www.ipea.gov.br/portal/index.php?option=-com_content&view=article&id=32610. Acesso em: 25 ago. 2018.

JAPIASSU, H. **Interdisciplinaridade e patologia do saber.** Rio de Janeiro/RJ: Imago, 1976. p. 75.

KISIL, Marcos. A Fundação W. K. Kellogg e o desenvolvimento da enfermagem na América Latina. **Rev. Latino Americana de Enfermagem**, Ribeirão Preto/São Paulo, v. 1, n. 1, p. 37-42, jan. 1993. Disponível em: http://www.scielo.br/scielo.php?script=sci_arttext&pid=S0104-11691993000100005. Acesso em: 3 ago. 2018.

KOIFMAN, Lilian Koifman; HENRIQUES, Regina Lúcia Monteiro. A experiência da pesquisa EnsinaSUS. **Revista Trabalho, Educação e Saúde**, Rio de Janeiro/RJ, v. 5, n. 1, p. 161-172. jun. 2007. Disponível em: http://www.scielo.br/scielo.php?script=sci_abstract&pid=S1981-77462007000100008&lng=pt&nrm=iso. Acesso em: 14 mar. 2018.

KOVÁCS, I. Trabalho, Emprego e Organizações na Era da Globalização: Controvérsias. *In*: RIBEIRO, F. B.; SILVA, M. C.; MARQUES, A. P. M. (org.). **Trabalho, Técnicas e Mundo.** Perspectivas em Debates. Portugal: Ed. HUMUS, 2012. p. 39-59.

LEMOS, Cristiane Lopes Simão. Educação Permanente em saúde no Brasil: educação ou gerenciamento permanente? Temas Livres. **Revista Ciência & Saúde Coletiva**, Instituto de Ciências Biológicas, Universidade Federal de Goiás. Campus Samambaia. Goiânia/GO, v. 21, n. 3, p. 913-922. 2016. (Versão online) Disponível em: http://www.scielo.br/pdf/csc/v21n3/1413-8123-csc-21-03-0913.pdf#page=1&zoom=auto,-103,794. Acesso em: 4 out. 2017.

MACHADO, Katia. **Reportagem Integralidade na Pauta. Integralidade no EnsinaSUS.** Experiências Inovadoras no Ensino da Saúde. Arquivo RADIS n. 49, p.10-15. Coletânea RADIS 20 Anos. Escola Nacional de Saúde (ENSP). Fundação Osvaldo Cruz (FIOCRUZ). Rio de Janeiro/RJ, setembro de 2006. Disponível em:

http://www6.ensp.fiocruz.br/radis/sites/default/files/radis_49.pdf. Acesso em: 30 mar. 2018.

MACHADO, Maria Helena. Tendências do mercado de trabalho em saúde no Brasil *In:* PIERANTONI, Celia; DAL POZ, Mario Roberto; FRANÇA, Tania (org.). **O Trabalho em Saúde:** abordagens quantitativas e qualitativas. 1. ed. Rio de Janeiro: CEPESC, UERJ, 2011, v. 1, p. 103-116.

MACIEL, Karen de Fátima. O pensamento de Paulo Freire na trajetória da educação popular. **Revista Educação em Perspectiva**, Viçosa/MG, v. 2, n. 2, p. 326-344, jul./dez. 2011. Disponível em: file:///C:/Users/user/AppData/Local/Temp/196-658-1-PB.pdf. Acesso em: 10 out. 2017.

MARANHAO, Thaís; MATOS, Izabella Barison. Vivências no Sistema Único de Saúde (SUS) como marcadoras de acontecimentos no campo da Saúde Coletiva. **Revista Interface,** Botucatu/SP, v. 22, n. 64, p. 55-66, mar. 2018. Disponível em: http://www.scielo.br/scielo.php?pid=S1414-32832018000100055&script=sci_abstract&tlng=pt. Acesso em: 24 mar. 2018.

MARQUES, A. P. Restituir a multidimensionalidade do mercado de trabalho: O olhar Sociológico *In:* RIBEIRO, F. B.; SILVA, M. C.; MARQUES, A. P. (org.). **Trabalho, Técnicas e Mundo. Perspectivas e Debates.** São Paulo/SP: Ed. Humus, 2012. p. 61-81.

MATHIAS, Maíra. Gestão da Educação e do Trabalho em Saúde no Centro do Debate. **Revista RET-SUS**, Rio de Janeiro/RJ, n. 41, p. 2-4, jan./fev. 2011. Disponível em www.retsus.epsjv.fiocruz.br/upload/41/RETSUS41_10_Gestao_da_educacao.pdf. Acesso em: 7 nov. 2017.

MEDINA, Maria Guadalupe; ALMEIDA, Patty Fidelis de; LIMA, Juliana Gagno; MOURA, Débora; GIOVANELLA, Ligia. Programa Mais Médicos: mapeamento e análise da produção acadêmica no período 2013-2016 no Brasil. **Saúde debate**, Rio de Janeiro, v. 42, n. spe1, p. 346-360, set. 2018. Disponível em http://www.scielo.br/scielo.php?script=sci_arttext&pid=S0103-11042018000500346&lng=pt&nrm=iso. Acesso em: 6 fev. 2019.

MELLO, Guilherme Arantes; FONTANELLA, Bruno José Barcellos; DEMARZO, Marcelo Marcos Piva. Atenção Básica e Atenção Primária à Saúde - Origens e diferenças conceituais. **Revista APS,** São Paulo/SP, Rede de Educação Popular/MS, v. 12, n. 2, 2009. Disponível em: http://ojs2.ufjf.emnuvens.com.br/aps/article/view/14247. Acesso em: 30 fev. 2019.

MELO, Bárbara de Caldas. SANT'ANA, Geisa. A prática da Metodologia Ativa: compreensão dos discentes enquanto autores do processo ensino-aprendizagem. **Comunicação Ciências Saúde**, Brasília/DF, v. 23, n. 4, p. 327-339, 2012. Disponível em: http://bvsms.saude.gov.br/bvs/artigos/pratica_metodologia_ativa.pdf. Acesso em: 30 maio 2017.

MORIN, Edgar. **Os sete saberes necessários à educação do futuro.** Tradução de Catarina Eleonora F. da Silva e Jeanne Sawaya; revisão técnica de Edgard de Assis Carvalho. 2. ed. São Paulo: Cortez; Brasília, DF: UNESCO, 2000.

NEVES, Ricardo. **O Novo Mundo Digital:** Você está nele. Rio de Janeiro: Ed. RELUME DUMARÁ, 2007.

NUNES, Everardo Duarte. Cecília Donnangelo: pioneira na construção teórica de um pensamento social em saúde. **Revista Ciência Saúde Coletiva**, Rio de Janeiro/RJ, v. 13, n. 3, p. 909-916, jun. 2008. Disponível em: http://www.scielo.br/scielo.php?script=sci_arttext&pid=S1413-81232008000300013&lng=en&nrm=iso. Acesso em: 10 maio 2017.

OLIVEIRA, Neilton Araújo de; MEIRELLES, Rosane Moreira Silva de; CURY, Geraldo Cunha; ALVES, Luiz Anastácio. Mudanças Curriculares no Ensino Médico Brasileiro: um Debate Crucial no Contexto do Promed. **Revista Brasileira de Educação Médica**, Rio de Janeiro/RJ, Fundação Osvaldo Cruz (FIOCRUZ), v. 32, n.3, p. 333-346, 2008.

OMS. Organização Mundial da Saúde (OMS). **Constituição.** 1946. Disponível em http://www.who.int/governance/eb/who_constitution_en. Acesso em: 13 jul. 2015.

OMS. Organização Mundial da Saúde (OMS). **Relatório Mundial da Saúde 2006:** Trabalhando juntos pela saúde, 2006. Disponível em: www.who.int/whr/2006/06_chapter7_pr.pdf. Acesso em: 20 maio 2015.

OMS. Organização Mundial da Saúde (OMS). **Revisión del Regulamento Sanitário Internacional** [Internet]. 58ª Assembleia Mundial da Saúde; 16 a 25 de maio de 2005; Genebra. Genebra: OMS; 2005 (resolução WHA58.3). Disponível em espanhol em: https://apps.who.int/gb/ebwha/pdf_files/WHA58-REC1/spanish/REC1-Part5_sp.pdf.

OMS. Organização Mundial da Saúde. **Rede de Profissões de Saúde - Enfermagem & Obstetrícia do Departamento de Recursos Humanos para a Saúde.** Marco para Ação em Educação Interprofissional e Prática Colaborativa. Editora

Freelance, Genebra/Suíça, 2010. Disponível em http://www.who.int/hrh/nursing_midwifery/en/. Acesso em: 23 mar. 2017.

OMS. Organização Mundial da Saúde. **Relatório mundial da saúde 2013:** pesquisa para a cobertura universal de saúde. Biblioteca da OMS, 2013. Disponível em: https://apps.who.int/iris/bitstream/handle/10665/85761/9789248564598_por. pdf;jsessionid=1A071E79598BD5EA0379527D7D553D0F?sequence=26. Acesso em: 4 mar. 2018.

OMS. Organização Mundial de Saúde (OMS). **Working for health and growth:** investing in the health workforce. Report of the High-Level Commission on Health Employment and Economic Growth. Geneva: OMS; 2016.

OMS. Organização Mundial de Saúde (OMS). **Health Workforce 2030:** towards a global strategy on human resources for health. Geneva/Suíça: OMS; 2015.

ONU. Organização das Nações Unidas. Conferência Internacional: Novos Conhecimentos Rumo a Soluções. **Bem-estar humano para um planeta sob pressão**: Transição para a sustentabilidade social. Recomendações para a Rio+20. London/ Inglaterra de 26 a 29 de março de 2012.

Organização das Nações Unidas. **Relatório sobre os Objetivos de Desenvolvimento do Milénio,** 2015. Disponível em: https://www.unric.org/pt/images/ stories/2015/PDF/MDG2015_PT.pdf. Acesso em: 3 set. 2017.

ONU. Organização das Nações Unidas. Conferência Internacional: Novos Conhecimentos Rumo a Soluções. **Bem-estar humano para um planeta sob pressão:** Transição para a sustentabilidade social. Recomendações para a Rio+20. London/ Inglaterra de 26 a 29 de março de 2012. Disponível em: https://www5.pucsp. br/ecopolitica/downloads/meio_ambiente/Recomendacoes-para-a-Rio-mais- -20-Bem-estar-humano-para-um-planeta-sob-pressao.pdf. Acesso em: 3 set. 2017.

OPAS. Organização Pan Americana de Saúde (OPAS) e Organização Mundial da Saúde (OMS). Declaração de Alma-Ata. *In:* OMS; Unicef. Primeira Conferência Internacional sobre Cuidados Primários de Saúde; 1978. set. 6-12; Alma-Ata (URSS). Disponível em: http://www.opas.org.br/coletiva/uploadArq/Alma-Ata. pdf. Acesso em: 30 maio 2015.

OPAS. Organização Pan-Americana da Saúde. **Educação interprofissional na atenção à saúde:** melhorar a capacidade dos recursos humanos para alcançar a saúde universal. Relatório da reunião. Bogotá, Colômbia. 7 a 9 de dezembro de 2016. Washington, D.C.: OPAS; 2017. Disponível em http://iris.paho.org/xmlui/

bitstream/handle/123456789/34370/OPASHSS17024_por.pdf?sequence=1&i-sAllowed=y. Acesso em: 20 jan. 2018.

PAGLIOSA, Fernando Luiz; DA ROS, Marco Aurélio. O Relatório Flexner: Para o Bem e Para o Mal. **Revista brasileira de educação médica**, v. 32, n. 4, p. 492-499, 2008.

PAIVA, Vanilda P. Educação Permanente: ideologia educativa ou necessidade social? *In:* PAIVA, V. P.; RATTNER, H. (org.). **Educação Permanente e Capitalismo Tardio.** São Paulo/SP: Ed. Cortez, 1985. p. 67-97. Disponível em: http://faje.edu.br/periodicos/index.php/Sintese/article/viewFile/2406/2669. Acesso em: 4 out. 2017.

PAIVA, Carlos Henrique Assunção; PIRES-ALVES, Fernando; HOCHMAN, Gilberto. A cooperação técnica OPAS-Brasil na formação de trabalhadores para a saúde (1973-1983). **Revista Ciência Saúde Coletiva**, Rio de Janeiro, v. 13, n. 3, p. 929-939, jun. 2008. Disponível em: http://www.scielo.br/scielo.php?script=sci_arttext&pid=S1413-81232008000300015. Acesso em: 20 abr. 2017.

PAULINO, Valquíria Coelho Pina; BEZERRA Ana Lúcia Queiroz; BRANQUINHO Nayla Cecília; PARANAGUÁ, Thatianny Tanferri de Brito. Ações de educação permanente no contexto da Estratégia Saúde da Família. **Rev Enfermagem da UERJ**, Rio de Janeiro/RJ, v. 20, n. 3, p. 312-316, 2012. Disponível em: https://www.e-publicacoes.uerj.br/index.php/enfermagemuerj/article/view/687. Acesso em: 20 ago. 2017.

PEDUZZI, Marina *et al.* Atividades educativas de trabalhadores na atenção primária: concepções de educação permanente e de educação continuada em saúde presentes no cotidiano de Unidades Básicas de Saúde em São Paulo. **Comunicação Saúde Educação,** v. 13, n. 30, p. 121-134, 2009. Disponível em: http://www.scielo.br/scielo.php?script=sci_arttext&pid=S1414-32832009000300011. Acesso em: 30 set. 2016.

PEDUZZI, M.; NORMAN, Ian James Norman; GERMANI, Ana Claudia Camargo Gonçalves; SILVA, Jaqueline Alcântara Marcelino da e SOUZA, Geisa Colebrusco de. Educação interprofissional: treinamento para profissionais de saúde para trabalho em equipe com foco em usuários. **Revista Escola de Enfermagem**, São Paulo/SP, v. 47, n. 4, p. 973 - 979, 2013. Disponível em http://www.scielo.br/scielo.php?script=sci_arttext&pid=S0080-62342013000400977. Acesso em: 13 maio 2017.

PEDUZZI, Marina. O SUS é interprofissional. **Interface,** Botucatu, v. 20, n. 56, p. 199-201, mar. 2016. Disponível em http://www.scielo.br/scielo.php?script=sci_isoref&pid=S1414-32832016000100199&lng=en&tlng=pt. Acesso em: 20 jun. 2017.

PIERANTONI, Célia Regina; VARELLA, Thereza Cristina; FRANÇA, Tânia. Recursos humanos e gestão do trabalho em Saúde: da teoria à prática. *In:* In: BARROS, A. F. R. (org.). **Observatório de Recursos Humanos em Saúde no Brasil:** estudos e análises. Brasília: Ministério da Saúde, 2004. Disponível em: www.obsnetims.org.br/uploaded/16_5_2013__0_Recursos_Humanos_e_gestao. pdf. Acesso em: 20 jun. 2016.

PIERANTONI, Célia Regina; VARELLA, Thereza Christina; SANTOS, Maria Ruth dos; FRANÇA, Tania; GARCIA, Ana Claudia. Gestão do trabalho e da educação em saúde: recursos humanos em duas décadas do SUS. **Physis** - Revista de Saúde Coletiva [online], out./dez. 2008. Disponível em: http://www.redalyc.org/articulo. oa?id=400838219005 ISSN 0103-7331. Acesso em: 20 abr. 2016.

PIERANTONI, Célia Regina; FRANÇA, Tania; GARCIA, Ana Claudia; SANTOS, Maria Ruth dos; VARELLA, Thereza Christina; MATSUMOTO, Karen dos Santos. **Gestão do Trabalho e da Educação em Saúde.** 1. ed. Rio de Janeiro/RJ: CEPESC - IMS /UERJ – ObservaRH, 2012. Disponível em www.obsnetims.org. br/uploaded/23_11_2015__0_miolo_livro_gestao.pdf. Acesso em: 29 jul. 2017.

PIERANTONI, Célia Regina; VARELLA, Thereza Christina; FRANÇA, Tania. Recursos humanos e gestão do trabalho em saúde: da teoria para a prática. Observatório de Recursos Humanos em Saúde no Brasil. **Estudos e Análises**, Rio de Janeiro/RJ, v. 2, 2013. Disponível em: http://www.obsnetims.org.br/uploaded/16_5_2013__0_Recursos_Humanos_e_gestao.pdf. Acesso em: 29 ago. 2018.

PINHEIRO, Roseni; CECCIM, Ricardo Burg e MATTOS, Ruben Araújo (org.). **Ensinar Saúde: a integralidade e o SUS nos cursos de graduação na área da saúde.**Rio de Janeiro/RJ: IMS/UERJ: CEPESQ: ABRASCO, 2005. 336p. Disponível em https://cepesc.org.br/livros/ensinar-saude-a-integralidade-e-o-sus-nos-cursos-de-graduacao-na-area-de-saude/. Acesso em: 20 nov. 2018.

PORTELA, Gustavo Zoio; FEHN, Amanda Cavada; UNGERER, Regina Lucia Sarment; POZ, Mario Roberto Dal. Recursos humanos em saúde: crise global e cooperação internacional. **Revista Ciência da Saúde Coletiva**, Rio de Janeiro/ RJ, v. 22, n. 7, p. 2237-2246, jul. 2017. Disponível em: http://www.scielo.br/scielo. php?pid=S1413-81232017002702237&script=sci_abstract&tlng=pt. Acesso em: 20 jul. 2018.

POZ, Mario Roberto Dal; GRUPTA, Neeru; QUAIN, Estelle; SOUCAT, Agnes L. B. (ed.). **Manual para a Monitorização e Avaliação de Recursos Humanos de Saúde com aplicação dedicada aos países de rendimento baixo e médio.** Biblioteca da OMS, 2009. Disponível em: http://www.redxlasalud.org/index. php/mod.documentos/mem.detalle/id.1128/lang.pt. Acesso em: 26 maio 2015.

POZ, Mario Roberto Dal, PIERANTONI, Célia Regina, GIRARDI, S. Formação, Mercado de Trabalho e Regulação da Força de Trabalho em Saúde no Brasil. *In:* FUNDAÇÃO OSWALDO CRUZ. **A saúde no Brasil em 2030** - prospecção estratégica do sistema de saúde brasileiro: organização e gestão do sistema de saúde [online]. Rio de Janeiro/RJ: Fiocruz/Ipea/Ministério da Saúde/Secretaria de Assuntos Estratégicos da Presidência da República, 2013. v. 3. p. 187-23. Disponível em: www.books.scielo.org/id/98kjw/pdf/noronha-9788581100173-07. pdf. Acesso em: 24 maio 2017.

POZ, Mário Roberto Dal. A crise da força de trabalho em saúde. **Cad. Saúde Pública**, Rio de Janeiro, v. 29, n. 10, p. 1924-1926, out, 2013. Disponível em: http:// www.scielo.br/scielo.php?pid=S0102-311X2013001000002&script=sci_arttext. Acesso em: 20 abr. 2015.

POZ, Mario Roberto Dal (org.). **Formação em Saúde:** Problemas e Tendências. Projeto Saúde Amanhã. Textos para discussão - Educação profissional em saúde – Brasil. Rio de Janeiro/RJ: Fundação Oswaldo Cruz, 2015. Disponível em: https:// saudeamanha.fiocruz.br/.../3-PJS. Saúde Amanhã. Texto 0003_A4_07-07-2015. Acesso em: 29 set. 2015.

REDE UNIDA. **Estatuto da Rede Unida, 2012** – Aprovada em Assembleia Geral no X Congresso Brasileiro da Rede Unida. Rio de Janeiro/RJ, 07 de maio de 2012. Disponível em: http://www.redeunida.org.br/static/file/estatuto_rede_unida. pdf). Acesso em: 23 out. 2017.

REEVES, Scott. Porque precisamos da educação interprofissional para um cuidado efetivo e seguro. **Revista Interface**, Botucatu/SP, v. 20, n. 56, p. 185-197, mar. 2016. Disponível em: http://www.scielo.br/scielo.php?script=sci_arttext&-pid=S141432832016000100185&lng=en&nrm=iso. Acesso em: 31 maio 2017.

RIBEIRO, Eliana Cláudia de Otero. MOTTA, José Inácio Jardim. Educação permanente como estratégia na reorganização dos serviços de saúde. **Revista Saúde em Debate,** v. 12, p. 39-44, jul. 1996. Boletim Eletrônico. Disponível em: https:// pantheon.ufrj.br/handle/11422/3767. Acesso em: 14 abr. 2023.

RIBEIRO, Eliana Claudia de Otero. Educação permanente em saúde. *In:* MARINS, J. J. N. (org.). **Educação Médica em transformação:** instrumentos para a construção de novas realidades. São Paulo: Hucitec, 2004. Disponível em: http://www. scielo.br/scielo.php?script=sci_arttext&pid=S0100-55022010000300006. Acesso em: 23 set. 2016.

ROSSIT, Rosana Aparecida Salvador; VILANOVA, Gabriele Carlomagno; FREITAS, Maria Aparecida de Oliveira. Formação docente para o ensino, aprendizagem e avaliação de competências: desafios e possibilidades. *In:* CONGRESSO INTERNACIONAL DA REDE UNIDA, 12., 2016, Campo Grande/MS. **Anais** [...]. Campo Grande/MS, 2016. Disponível em: htpp/: www.conferencia2016.redeunida.org. br/ocs/index.php/congresso/.../presentations?...R.. Acesso em: 3 abr. 2018.

ROTHER, Edna Terezinha. Revisão Sistemática x Revisão Narrativa. **Acta Paulista de Enfermagem,** São Paulo/SP, v. 20, n. 2, p. 5-6, jun. 2007. Disponível em: http://www.redalyc.org/articulo.oa?id=307026613004 Acesso em: 20 mar. 2016.

RODRIGUES, M. A. Integração docente-assistencial: abordagem conceitual. **Revista da Escola de Enfermagem da USP,** São Paulo-SP, v. 27, n. 1, p. 15-25, 1993. Disponível em https://www.revistas.usp.br/reeusp/article/download/136576/132328. Acesso em: 22 mar. 2017.

ROMAN, Arlete Regina; FRIEDLANDER, Maria Romana. Revisão Integrativa de Pesquisa Aplicada à Enfermagem [Integrative research review applied to nursing]. **Revista Cogitare Enfermagem**, Curitiba/PR, Biblioteca Digital da UFPR, v. 3, n. 2, p. 109-112, jul./dez. 1998. Disponível em: https://revistas.ufpr.br/cogitare/ article/view/44358/26850 Acesso em: 30 abr. 2017.

SAMPAIO, Rosana F.; MANCINI, RC. Estudos de Revisão Sistemática: um guia para síntese criteriosa da evidência científica. **Rev. Brasileira de fisioterapia**, São Carlos/SP, v. 11, n. 1, p. 83-89, jan/fev. 2007. Disponível em: http://www. scielo.br/pdf/rbfis/v11n1/12.pdf. Acesso em: 3 mar. 2016.

SANTOS, Marco Antônio Merechia; CUTOLO, Luiz Roberto Agea. A Interdisciplinaridade e o Trabalho em Equipe no Programa de Saúde da Família. **ACM** - Arquivos Catarinenses de Medicina, v. 32, n. 4, 2003. Disponível em www.acm. org.br/revista/pdf/artigos/153.pdf. Acesso em: 23 maio 2017.

SCHEFFER, Mario. O capital estrangeiro e a privatização do sistema de saúde brasileiro. **Cad. Saúde Pública**, v. 31, n. 4, p. 663-666, 2015. Disponível em https://

www.scielo.br/j/csp/a/Lf3dqmSckwT5XcSp77Yqy7w/?format=pdf&lang=pt. Acesso em: 14 abr. 2023.

SCHERER, Magda Duarte dos Anjos; MARIANO, Selma Regina Andrade; RAMOS, Flávia Regina Souza. Rupturas e resoluções no modelo de atenção à saúde: reflexões sobre a estratégia saúde da família com base nas categorias kuhnianas. **Revista Interface - Comunicação, Saúde, Educação,** Botucatu, v. 9, n. 16. set./fev. 2005. Disponível em: http://dx.doi.org/10.1590/S1414-32832005000100005. Acesso em: 4 maio 2015.

SILVA, Cesar Cavalcanti da; SILVA, Ana Tereza Medeiros Cavalcanti; BRAGA, João Euclides Fernandes. Revisitando a Formação de Recursos Humanos de Saúde no Brasil. **Revista Brasileira de Ciências da Saúde,** v. 13, n. 3, p. 23-30, 2009. Disponível em: http://periodicos.ufpb.br/index.php/rbcs/article/view/4150. Acesso em: 20 mar. 2017.

SILVA, Adriana Alves da. **Entre a formação e a conformação:** a educação profissional em saúde no século XXI. 2012. Dissertação (Mestrado Profissional em Educação Profissional em Saúde) – Escola Politécnica de Saúde Joaquim Venâncio, Fundação Oswaldo Cruz, Rio de Janeiro, 2012. Disponível em: http://www.arca. fiocruz.br/handle/icict/8724. Acesso em: 22 jul. 2015.

SILVA, Jaqueline Alcântara Marcelino da; PEDUZZI, Marina. Educação no Trabalho na Atenção Primária à Saúde: interfaces entre a educação permanente em saúde e o agir comunicativo. **Revista Saúde Soc.,** São Paulo, v. 20, n. 4, p.1018-1032, 2011. Disponível em: http://www.scielo.br/pdf/sausoc/v20n4/18.pdf. Acesso em: 30 jul. 2017.

SILVA, Jaqueline Alcântara Marcelino da; PEDUZZI, Marina; ORCHARDS, Carole; LEONELLO, Valéria Marli. Educação interprofissional e prática colaborativa na Atenção Primária à Saúde. **Revista da Escola de Enfermagem da USP,** São Paulo/SP, n. 49, Esp. 2, p. 16-24, 2015. Disponível em: http://www.scielo.br/pdf/ reeusp/v49nspe2/1980-220X-reeusp-49-spe2-0016.pdf. Acesso em: 9 maio 2017.

SOUZA, Marcela Tavares de; SILVA, Michelly Dias da; CARVALHO, Rachel de. Revisão integrativa: o que é e como fazer. **Hospital Israelita Albert Einstein,** São Paulo/SP, v. 8, n. 1, p. 102-106, 2010. Disponível em: http://www.scielo.br/ scielo.php?pid=S1679-45082010000100102&script=sci_arttext&tlng=pt. Acesso em: 25 abr. 2017.

TARDIF, Maurice. **Saberes Docentes e Formação Profissional.** Petrópolis/RJ: Editora Vozes, 2002.

TEIXEIRA, Carmem Fontes, PAIM, Jairnilson Silva VILASBÔAS, Ana Luiza. *SUS*: Modelos Assistenciais e Vigilância da Saúde. Texto elaborado para a Oficina de Vigilância em Saúde do IV Congresso Brasileiro de Epidemiologia. IESUS, VII (2), Abr/Jun, 1998. Disponível em: http://scielo.iec.pa.gov.br/pdf/iesus/v7n2/v7n2a02.pdf. Acesso em: 30 nov. 2014.

TEIXEIRA, Carmen Fontes. Graduação em Saúde Coletiva: antecipando a formação do Sanitarista. **Interface,** Botucatu/SP, v. 7, n. 13, p. 163-166, ago. 2003. Disponível em: http://www.scielo.br/scielo.php?pid=S1414=32832003000200019-&script-sci_abstract&tlng=pt. Acesso em: 12 maio 2018.

TOASSI, R. F. C.; LEWGOY, A. Inovação na formação interdisciplinar em saúde: a experiência intercurricular da Universidade Federal do Rio Grande do Sul na Unidade de Saúde da Família Divisa, Distritos Glória/Cruzeiro/Cristal. *In:* FERLA, A.; ROCHA, C.; SANTOS, L (org). **Cadernos da saúde coletiva.** Integração ensino-serviço: caminhos possíveis. Porto Alegre/RS: Rede UNIDA, 2013. v. 2, p. 89-91. Disponível em: http://www.otics.org.br/estacoes-de-observacao/saude-ufrgs/news. Acesso em: 3 abr. 2018.

TOASSI, R. F. C; LEWGOY, A. Práticas Integradas em Saúde I: uma experiência inovadora de integração intercurricular e interdisciplinar. Comunicação, Saúde e educação. **Revista Interface,** Botucatu/SP, v. 20, n. 57, p. 449-61, jun. 2016. Disponível em: https://www.scielosp.org/article/ssm/content/raw/?resource_ssm_path=/media/assets/icse/v20n57/1807-5762-icse-1807-576220150123.pdf. Acesso em: 2 maio 2018.

TORREZ, Milta Neide F.B.; BARROS, Lília Romero de; GOULART, Valéria Morgana Penzin. A educação profissional de nível técnico e a estratégia saúde da família: renova-se o desafio. **Revista Brasileira de enfermagem**, Brasília/DF, v. 53, n. s/n, p. 61-69, 2000. Disponível em: http://www.scielo.br/scielo.php?script=sci_arttext&pid=S0034-71672000000700008. Acesso em: 4 abr. 2016.

UFBA. **Universidade Federal da Bahia/Instituto de Saúde Coletiva (UFB/ISC).** Projeto Curso de Graduação em Saúde Coletiva, 2008. Disponível em http://www.isc.ufba.br/wp-content/uploads/projeto_graduacao_saude_coletiva_ISC_UFBA_v10_21nov08.pdf. Acesso em: 20 maio 2017.

UNESCO. **Organização das Nações Unidas para Educação, a Ciência e a Cultura. Conferência Mundial sobre la Educacion Superior.** La educación superior en el siglo XXI: visión y acción. Paris/França,1998. Disponível em: https://unesdoc.unesco.org/ark:/48223/pf0000130295?posInSet=1&queryId=N- -EXPLORE-b159f761-488d-493a-8148-e4f19652cf85. Acesso em: 23 abr. 2017.

UNESCO. **Reformas e innovaciones en la educación superior en algunos países de América Latina y el Caribe, entre los años 1998 y 2003**. Documento elaborado para Seminário Internacional "Evaluación y Acreditación de la Educación Superior en América Latina y el Caribe". Caracas: Unesco-IESALC. 2003. Disponível em https://issuu.com/publisenplades/docs/memoria-del-seminario- -internacional-evaluacion-y-_. Acesso em: 23 abr. 2017.

UFRGS. Universidade Federal do Rio Grande do Sul. **Pró-Reitoria de Graduação**. Coordenadoria de Saúde. Disponível em: http://www.ufrgs.br/coorsaude/disciplina-integradora/historico. Acesso em: 2 maio 2018.

UFRGS. Faculdade de Odontologia. **Comissão de Graduação de Odontologia. Plano de Ensino 'Práticas Integradas em Saúde** I. Universidade do Rio Grande do Sul (UFRS). Porto Alegre/RS, 2013. Disponível em: http://www.ufrgs.br/coorsaude/disciplina-integradora/semestre-de-realizacao/plano-de-ensino-2012-2. Acesso em: 3 maio 2018.

UNESP. Universidade Estadual Paulista. Faculdade de Medicina de Botucatu. Conselho de Curso de Graduação em Enfermagem. **Projeto Político-Pedagógico do Curso de Graduação em Enfermagem da Faculdade de Medicina de Botucatu**: Reestruturação. Botucatu/SP, 2003. Disponível em http://fmb.unesp.br/Home/Graduacao/projeto-pedagogico-enfermagem.pdf. Acesso em: 20 maio 2018.

WHO. World Health Organization. **A universal truth:** no health without a workforce. Global Health Workforce Alliance. World Health Organization, 2014. Disponível em: https://goo.gl/qh8uvB. Acesso em: 30 abr. 2017.

WHO. World Health Organization. **Health workforce 2030:** towards a global strategy on human resources for health. Geneva, 2015. Disponível em: https://www.who.int/hrh/documents/15-295Strategy_Report-04_24_2015.pdf?ua=1. Acesso em: 23 maio 2018.

LEGISLAÇÃO (Leis, Decretos, Pareceres e Resoluções)

BRASIL. Ministério da Educação e Cultura (MEC). Secretaria de Ensino Superior. **Programa de. Integração Docente-Assistencial** – IDA. (Cadernos de Ciências da Saúde; n.3). Brasília/DF, 1981. 32 p. Disponível em: https://www.scielosp.org/article/ ssm/content/raw/?resource_ssm_path=/...pdf. Acesso em: 24 mar. 2018.

BRASIL. Ministério da Saúde (MS). Conselho Nacional de Saúde. **Relatório Final da VIII Conferência de Saúde (CNS) realizada em 17 a 21 de março de 1986.** Disponível em: http://conselho.saude.gov.br/biblioteca/Relatorios/relatorio_8. pdf. Acesso em: 30 mar. 2015.

BRASIL. Ministério da Saúde (MS). Conselho Nacional de Saúde (CNS). **Relatório Final da X Conferência Nacional de Recursos Humanos em Saúde (CNRHS) realizada em 17 a 21 de março de 1986.** Disponível em: http://bvsms.saude.gov. br/bvs/publicacoes/10conferencia.pdf. Acesso em: 30 jun. 2015.

BRASIL. **Constituição da República Federativa do Brasil:** Texto Constitucional promulgado em 05 de outubro de 1988, com as alterações adotadas pelas Emendas Constitucionais nºs 1/92 a 56/2007 e pelas Emendas Constitucionais de Revisão nºs1 a 6/94. – Brasília: Senado Federal Subsecretaria de Edições Técnicas, 2008. Disponível em http://www.planalto.gov.br/ccivil_03/constituicao/constituicao. htm. Acesso em: 23 maio 2017

BRASIL. **Lei nº 8080/90 – Lei Orgânica da Saúde.** Dispõe sobre as condições para a promoção, proteção e recuperação da saúde, a organização e o funcionamento dos serviços correspondentes e dá outras providências. Disponível em: http:// www.senado.gov.br/sf/. Acesso em: 26 maio 2017.

BRASIL. **Lei nº 8.142 de 28/12/ 1990.** Lei Orgânica da Saúde. Dispõe sobre a participação da comunidade na gestão do Sistema Único de Saúde (SUS} e sobre as transferências intergovernamentais de recursos financeiros na área da saúde e dá outras providências. Disponível em: http://www.senado.gov.br/sf/. Acesso em: 26 maio 2017.

BRASIL. Ministério da Educação (MEC). **Lei nº 9394/96. Lei de Diretrizes e Bases da Educação Nacional - LDB.** Texto compilado. Estabelece as diretrizes e bases da educação nacional. Brasília/DF, 1996. Disponível em: www.planalto. gov.br/ccivil_03/leis/L9394.htm. Acesso em: 30 ago. 2017.

BRASIL. Ministério da Saúde. Conselho Nacional de Saúde (CNS). **Resolução nº 287 de 08.10.1998 - Altera Resolução 218/98.** Relaciona 14 (quatorze) categorias profissionais de saúde de nível superior para fins de atuação no CNS. Disponível em: http://conselho.saude.gov.br/resolucoes/reso_98.htm. Acesso em: 29 maio 2017.

BRASIL. Ministério da Saúde (MS). Secretaria de Políticas de Saúde. **Projeto de Promoção da Saúde.** As Cartas da Promoção da Saúde. Brasília/DF, 2002. Primeira Conferência Internacional sobre Cuidados Primários de Saúde. Declaração de Alma Ata. Setembro de 1978. (URSS). Disponível em: http://bvsms.saude.gov.br/bvs/publicacoes/cartas_promocao.pdf. Acesso em: 12 abr. 2018.

BRASIL. Ministério da saúde (MS) e Ministério da Educação (MEC). **Portaria Interministerial nº. 610, de 26 de março de 2002. DO 61, 1/4/02.** Institui o Programa Nacional de Incentivo às Mudanças Curriculares para as Escolas Médicas (Promed). Brasília/DF, 2002. Disponível em: www.sna.saude.gov.br/legisla/legisla/.../MS_MEC_Pinterministerial610_02_informes.doc. Acesso em: 30 mar. 2018.

BRASIL. Ministério da Saúde (MS). Conselho Nacional de Saúde (CNS). **Resolução nº 330, de 04 de novembro de 2003.** Aplica "NOB/RH-SUS" como Política Nacional de Gestão do Trabalho e da Educação em Saúde no âmbito do SUS. Disponível em: http://conselho.saude.gov.br/resolucoes/reso_03.htm. Acesso em: 22 mar. 2018.

BRASIL. Ministério da Saúde (MS). Secretaria de Gestão do Trabalho e da Educação na Saúde (SGTES). **Departamento de Gestão da Educação na Saúde (DEGES).** EducarSUS: notas sobre o desempenho do Departamento de Gestão da Educação na Saúde, período de janeiro 2003 a janeiro de 2004. 1.ed. 44 p.: il. – (Série C. Projetos, Programas e Relatórios). Brasília/DF, 2004.

BRASIL. **Portaria/MS nº 198 de 13 de fevereiro de 2004.** Dispõe sobre a Política Nacional de Educação Permanente em Saúde *(PNEPS)*. Disponível em: http://dtr2001.saude.gov.br/sas/PORTARIAS/Port2004/GM/GM-198.htm. Acesso em: 28 maio 2017.

BRASIL. Ministério da Saúde (MS). Secretaria de Gestão do Trabalho e da Educação na Saúde. Departamento de Gestão da Educação na Saúde (SGTES/Deges). **Cartilha AprenderSUS:** o SUS e os cursos de graduação da área da saúde. Série B. Textos Básicos de Saúde, 20 p.: il. Color. Brasília/DF, 2004. Disponível em: http://bvsms.saude.gov.br/bvs/publicacoes/cartilha_aprender_sus.pdf. Acesso em: 20 mar. 2018.

BRASIL. Ministério da Saúde (MS). **Secretaria de Gestão do Trabalho e da Educação na Saúde.** Política de educação e desenvolvimento para o SUS: caminhos para a educação permanente em saúde - polos de educação permanente em saúde. Brasília/DF, 2004. Disponível em: www.bvsms.saude.gov.br/bvs/publicações/politica2_vpdf.pdf. Acesso em: 29 maio 2017.

BRASIL. **Portaria Interministerial MS/MEC nº 2.101, de 3 de novembro de 2005.** Institui o Programa Nacional de Reorientação da Formação Profissional em Saúde - Pró-Saúde - para os cursos de graduação em Medicina, Enfermagem e Odontologia. Disponível em: https://www.portaldaeducacao.com.br>Home>Artigos>Odontologia. Acesso em: 30 maio 2017.

BRASIL. Ministério de Saúde (MS) e Ministério da Educação (MEC). **Lei Interministerial nº 11.129, de 30 de junho de 2005.** Institui a Residência em Área Profissional de Saúde e cria a Comissão Nacional de Residência Multiprofissional em Saúde (CNRMS). Brasília/DF, 2005. Disponível em: http://portal.mec.gov.br/index.php?option=com_content&view=article&id=12500%3Alegislacao-especifica&catid=247%3Aresidencia-medica&Itemid=813. Acesso em: 28 mar. 2017.

BRASIL. Ministério da Saúde (MS) e Ministério da Educação (MEC). **Portaria Interministerial nº 2.117 de 3 de novembro de 2005.** Institui no âmbito dos Ministérios da Saúde e da Educação, a Residência Multiprofissional em Saúde e dá outras providências. Disponível em: http://www.fonosp.org.br/publicar/publicacoes/multiprofissional.pdf. Acesso em: 23 mar. 2017.

BRASIL. Ministério da Saúde (MS). Secretaria de Gestão do Trabalho e da Educação na Saúde (SGTES). **Gestão do trabalho e da regulação profissional em saúde.** Agenda positiva do Departamento de Gestão e da Regulação do Trabalho em Saúde (DEGERTS). Série B. Textos Básicos de Saúde, 64p. Brasília/DF, 2005. Disponível em: http://bvsms.saude.gov.br/bvs/publicacoes/agenda_positiva.pdf. Acesso em: 4 mar. 2018.

BRASIL. Ministério da Saúde (MS). **Portaria nº 2.261 de 22.09. 2006. Institui o Programa de Qualificação e Estruturação da Gestão do Trabalho e da Educação no SUS** *(ProgeSUS).* Disponível em: http://bvsms.saude.gov.br/bvs/saudelegis/gm/2006/prt2261_22_09_2006_rep_comp.html. Acesso em: 20 mar. 2017.

BRASIL. Ministério da Saúde (MS). Secretaria de Gestão do Trabalho e da Educação na Saúde. Departamento de Gestão da Educação na Saúde. **Residência Multiprofissional em Saúde:** Experiências, avanços e desafios 414p. Brasília/

FORMAÇÃO PROFISSIONAL EM SAÚDE

DF, 2006. Disponível em: http://bvsms.saude.gov.br/bvs/publicacoes/residen-cia_multiprofissional.pdf. Acesso em: 28 set. 2017.

BRASIL. **Portaria/MS nº 1996 de 20 de agosto de 2007.** Dispõe sobre novas diretrizes e estratégias para a implementação da Política Nacional de Educação Permanente em Saúde (PNEPS). Disponível em: http://bvsms.saude.gov.br/bvs/saudelegis/gm/2007/prt1996_20_08_2007.html. Acesso em: 28 maio 2017.

BRASIL. **Portaria Interministerial MS/MEC nº 3.019, de 26 de novembro de 2007.** Dispõe sobre o Programa Nacional de Reorientação da Formação Profissional em Saúde (Pró-Saúde) – para os cursos de graduação da área da saúde. Disponível em: http://www.bvsms.saude.gov.br/bvs/saudelegis/gm/2007/pri3019_26_11_2007.htm. Acesso em: 25 maio 2017.

BRASIL. **Portaria Interministerial MS/MEC nº 1.802, de 26 de agosto de 2008 - Institui o Programa de Educação pelo Trabalho para a Saúde - PET - Saúde.** Disponível em: http://bvsms.saude.gov.br/bvs/saudelegis/gm/2008/pri1802_26_08_2008.html. Acesso em: 23 abr. 2017.

BRASIL. Ministério de Saúde (MS) e Ministério da Educação (MEC). **Portaria Interministerial MEC/MS nº 1.077, de 12 de novembro de 2009.** Diário Oficial da União; Poder Executivo, Brasília, DF, 13 novembro de 2009. Seção I, p.7. Revoga a Portaria Interministerial MEC/MS nº 45, de 12.01.2007 alterada pela Portaria Interministerial MEC/MS nº 1.224, de 03.10.2012. Disponível em: http://portal.mec.gov.br/index.php?option=com_docman&view=download&alias=15462-por--1077-12nov-2009&Itemid=30192. Acesso em: 23 abr. 2017.

BRASIL. **Portaria Interministerial nº 1.077/2009.** Dispõe sobre a Residência Multiprofissional em Saúde e a Residência em Área Profissional da Saúde e institui o Programa Nacional de Bolsas para Residências Multiprofissionais e em Área Profissional da Saúde e a Comissão Nacional de Residência Multiprofissional em Saúde. Alterada pela Portaria Interministerial MEC/MS nº 1.224, de 03.10.2012. Disponível em: http://portal.mec.gov.br/index.php?option=com_docman&-view=download&alias=15462-por-1077-12nov-2009&Itemid=30192. Acesso em: 23 abr. 2017.

BRASIL. Ministério da Saúde (MS). **Conselho Nacional de Secretarias Municipais de Saúde.** O SUS de A à Z. Garantindo saúde nos municípios. 3ª edição. (Série F. Comunicação e Educação em Saúde).480p. Brasília/DF, 2009a. Disponível em: http://bvsms.saude.gov.br/bvs/publicacoes/Manual_sus_screen.pdf. Acesso em: 10 abr. 2018.

BRASIL. Ministério da Saúde (MS). **Documento que considera as referências sobre a educação na saúde e sobre a Política Nacional de Educação em Saúde** (PNEPS). Brasília/DF, 2009b. Disponível em: http://www.saude.gov.br/bvs. Acesso em: 25 de mar. 2017.

BRASIL. Ministério de Saúde (MS) e Ministério da Educação (MEC). **Portaria Interministerial MS/MEC nº 421, de 3 de março de 2010.** Institui o Programa de Educação pelo Trabalho para a Saúde (PET Saúde) e dá outras providências. Disponível em: http://bvsms.saude.gov.br/bvs/saudelegis/gm/2010/pri0421_03_03_2010.html. Acesso em: 23 mar. 2017.

BRASIL. Ministério da Educação (MEC). **Secretaria de Educação Superior/ Fundação Coordenação de Aperfeiçoamento de Pessoal de Nível Superior (CAPES) e o Fundo Nacional de Desenvolvimento da Educação (FNDE) EDITAL MEC/CAPES/FNDE nº 24 de 2010.** Seleção pública de propostas de projetos de iniciação à docência voltados ao Programa Institucional de Iniciação à Docência - PIBID Disponível em: https://www.capes.gov.br/images/stories/download/editais/Edital_PIBID.pdf. Acesso em: 20 jul. 2017.

BRASIL. Conselho Nacional de Secretários de Saúde (CONASS). **A Gestão do Trabalho e da Educação na Saúde.** (Coleção Para Entender a Gestão do SUS. 120p). Brasília/DF, 2011. Disponível em: http://bvsms.saude.gov.br/bvs/publicacoes/para_entender_gestao_sus_v.9.pdf. Acesso em: 3 set. 2018.

BRASIL. Ministério da Educação (MEC). Secretaria de Educação Superior/ Comissão Nacional de Residência Multiprofissional. Resolução CNRMS nº 2, de 13 de abril de 2012. **Diário Oficial da União**; Poder Executivo, Brasília, DF, 16 abril 2012. Seção I, p.24-25. Dispõe sobre Diretrizes Gerais para os Programas de Residência Multiprofissional e em Profissional de Saúde. Disponível em: http://www.portal.mec.gov.br/docman/marco-2014-pdf/15448-resol-cnrms-n2-13abril-2012. Acesso em: 30 set. 2014.

BRASIL. Ministério da Saúde (MS) e Ministério da Educação (MEC). **Portaria Interministerial nº 16, de 22 de dezembro de 2014.** Altera a Portaria Interministerial nº 1.077/MEC/MS, de 12 de novembro de 2009, a Portaria Interministerial nº 1.320/MEC/MS, de 11 de novembro de 2010 e revoga a Portaria Interministerial nº 1.224/MEC/MS, de 3 de outubro de 2012, para atualizar o processo de designação dos membros da Comissão Nacional de Residência Multiprofissional em Saúde (CNRMS) e para incluir áreas profissionais para a realização de Programas de Residência Multiprofissional e em Área Profissional da Saúde. Disponível em:

ftp://ftp.saude.sp.gov.br/ftpsessp/bibliote/informe_eletronico/2014/iels.dez.14/Iels244/U_PT-INTERM-MEC-MS-16_221214.pdf. Acesso em: 15 abr. 2018.

BRASIL. Presidência da República. **Casa Civil. Lei nº 12.871, de 22 de outubro de 2013.** Conversão da Medida Provisória nº 621, de 2013. Institui o Programa Mais Médicos, altera as Leis nº 8.745, de 9 de dezembro de 1993, e nº 6.932, de 7 de julho de 1981, e dá outras providências. Disponível em: http://www.planalto.gov.br/ccivil_03/_ato2011-2014/2013/lei/l12871.htm. Acesso em: 30 abr. 2017.

BRASIL. Ministério da Educação (MEC). **Conselho Nacional de Educação. Resolução nº 3 de junho de 2014.** Institui Diretrizes Curriculares Nacionais do Curso de Graduação em Medicina e dá outras Providências. Disponível em: http://www.fmb.unesp.br/Home/Graduacao/resolucao-dcn-2014.pdf. Acesso em: 30 mar. 2018.

BRASIL. Ministério da Saúde (MS). **Portaria nº 278 GM/MS, de 27 de fevereiro de 2014.** Institui diretrizes para implementação da Política de Educação Permanente em Saúde, no âmbito do Ministério da Saúde (MS). Disponível em: http://bvsms.saude.gov.br/bvs/saudelegis/gm/2014/prt0278_27_02_2014.html. Acesso em: 28 ago. 2014.

BRASIL. Ministério da Saúde (MS). Secretaria-Executiva. Subsecretaria de Assuntos Administrativos. **Educação Permanente em Saúde: um movimento instituinte de novas práticas no Ministério da Saúde:** Agenda 2014/Ministério da Saúde, Secretaria-Executiva, Subsecretaria de Assuntos Administrativos. 1. ed. 1. Reimpressão. Brasília/DF, 2014. 120p: il.. Disponível em: http://bvsms.saude.gov.br/bvs/publicacoes/educacao_permanente_saude_ms. Acesso em: 20 jun. 2017.

BRASIL. Ministério da Saúde (MS) e Ministério de Educação (MEC). **Portaria Interministerial MEC/MS nº 51 de 08 de setembro de 2015.** Dispõe sobre a convalidação de certificados dos egressos dos Programas de Residência em Área Profissional da Saúde nas modalidades multiprofissional e uniprofissional, com turmas iniciadas anteriormente a 30 de junho de 2005. Disponível em: http://www.lex.com.br/legis_27020470_PORTARIA_CONJUNTA_N_51_DE_8_DE_SETEMBRO_DE_2015.aspx. Acesso em: 25 fev. 2017.

BRASIL. Ministério da Saúde. Portaria nº 3.194, de 28 de novembro de 2017. Dispõe sobre o Programa para o Fortalecimento das Práticas de Educação Permanente em Saúde no Sistema Único de Saúde - PRO EPS-SUS. **Diário Oficial da União**, 29 nov. 1990.

BRASIL. Ministério da Saúde (MS). Conselho Nacional de Saúde (CNS). **Resolução nº 569/2017.** Dispõe sobre a Incorporação de Princípios Gerais a serem adotados nas DCN dos Cursos de Saúde e aprova o Parecer Técnico *nº* 300/2017, destinado ao desenvolvimento dos currículos e das atividades didático-pedagógicas, e que deverão compor o perfil dos egressos desses cursos. Disponível em: http://conselho.saude.gov.br/resolucoes/2017/Reso569.pdf.. Acesso em: 10 fev. 2018.

BRASIL. **Portal do Ministério da Saúde (MS).** Trabalho, Educação e Qualificação. Dimensionamento da força de Trabalho em Saúde. Versão online, 2018. Disponível em: http://portalms.saude.gov.br/trabalho-educacao-e-qualificacao/gestao-e-regulacao-do-trabalho-em-saude/gestao-do-trabalho-em-saude/dimensionamento-da-forca-de-trabalho-no-sus. Acesso em: 29 ago. 2018

BRASIL. Ministério da Saúde. **Termo de referência para as Oficinas Regionais PNEPS.** SGTES/DEGES/Ministério da Saúde: Brasília, DF, 2017.

BRASIL. Ministério da Saúde. **Relatório Consolidado sobre o processo de implementação da Política Nacional de Educação permanente em Saúde (PNEPS).** SGTES/DEGES/Ministério da Saúde: Brasília, DF, 2018.

BRASIL. Ministério da Saúde. **Laboratório de Inovação em Educação na Saúde com ênfase em Educação Permanente.** Ministério da Saúde/Organização Panamericana da Saúde/Organização Mundial Saúde no Brasil: Brasília, DF, 2018.

BRASIL. Ministério da Saúde. **Política Nacional de Educação Permanente em Saúde**: o que se tem produzido para o seu fortalecimento? Ministério da Saúde: Brasília, DF, 2018.